Dr. med. vet. Barbara Rakow

Homöopathie für Hunde

Krankheiten erkennen und sanft behandeln
Chronische Beschwerden lindern

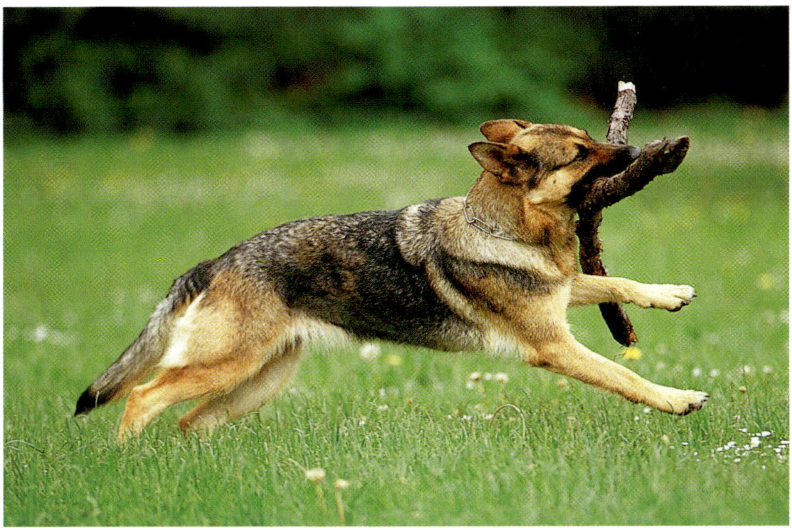

KOSMOS

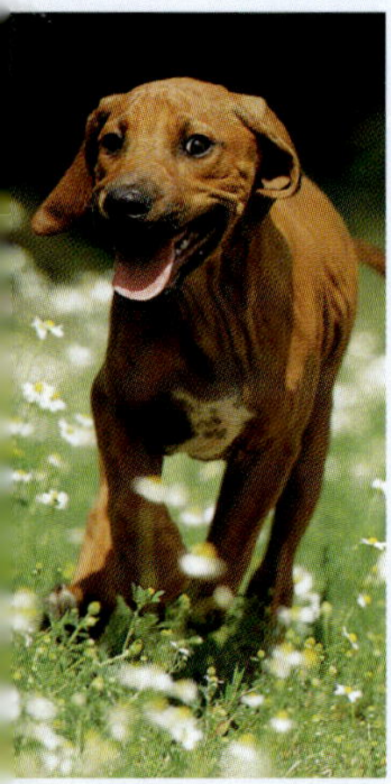

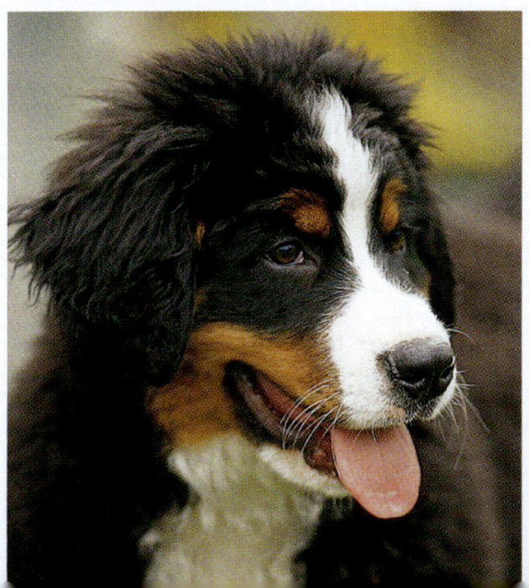

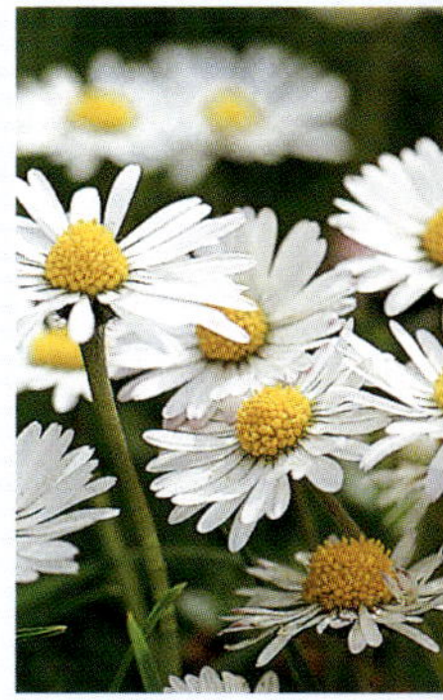

Die Kraft der Homöopathie

Vor über 200 Jahren wurde die Homöopathie von ihrem Begründer, Samuel Hahnemann, entdeckt. Von Anfang an gab es leidenschaftlich überzeugte Vertreter der Homöopathie und ebenso leidenschaftliche Gegner, die sowohl das Therapieprinzip der kleinen Dosen als auch die Grundgedanken Hahnemanns zu Krankheit und Gesundheit strikt ablehnten. Trotz des enormen Fortschritts in der Human- und Tiermedizin, trotz vieler neuer Erkenntnisse über Krankheiten, ihre Ursachen und Erreger, trotz moderner Möglichkeiten von Diagnostik, Chirurgie und vielen neuen Wirkstoffen der konventionellen Medizin hat die Homöopathie als Therapiemethode seit über 200 Jahren ihre Faszination bewahrt. Die Erfolge bei der praktischen Anwendung homöopathischer Arzneien in der täglichen Praxis bei verschiedensten Erkrankungen, wie Atemwegserkrankungen, Durchfall, Erbrechen, Verletzungen, sind eine Bestätigung dieser Therapieform. Darüber hinaus sind die Grundgedanken Hahnemanns zu Krankheit und Gesundheit, zu dem, was Hahnemann „Lebenskraft" nannte, und seine Ausführungen zur Bedeutung schädlicher Einflüsse der Umwelt und Umgebung in der heutigen Zeit mindestens so aktuell wie damals. Erst jetzt scheinen wir die wirkliche Bedeutung von Hahnemanns „Heilsystem" in ihrer ganzen Konsequenz für die Erfassung vor allem der so genannten chronischen Krankheiten, die wir auch beim Tier zunehmend beobachten, zu erkennen und zu begreifen.
Für viele Tierbesitzer und Tierärzte steht der Wunsch, die Tiere mit möglichst nebenwirkungsfreien Arzneien zu behandeln, im Vordergrund. Die Erkenntnis und Erfahrung, dass im Krankheitsfall die Aktivierung der Eigenregulations- und Abwehrmechanismen Mensch und Tier nicht nur ohne Nebenwirkungen, sondern auch dauerhafter gesund und dafür weniger krankheitsanfällig werden lässt, ist angesichts von Allergien aller Art, immer wiederkehrenden Infekten, z.B. von Magen und Darm, und der enormen Zunahme von Hauterkrankungen von größter Aktualität und daher wieder in den Vordergrund getreten.

Zu diesem Buch

Dieses Buch ist für Tierbesitzer von Haus- und Familienhund, Hobbytier oder Leistungshund, für Züchter, Tierheime, für alle, die Umgang mit

Hunden haben und sich für die Homöopathie als Therapiemöglichkeit interessieren.

Hier finden Sie:

- einen ersten Einstieg in die Grundlagen der Homöopathie mit Anleitung zu Dosierung und Verabreichung homöopathischer Arzneien;
- Darstellungen wichtiger Erkrankungen beim Hund, Möglichkeiten und Grenzen der homöopathischen Therapie, Hinweise für die zur Arzneimittelwahl wichtigen Symptome und eine Darstellung wichtiger homöopathischer Arzneien mit ihrer Symptomatik;
- Eine Übersicht wichtiger Konstitutionsmittel bei Hunden;
- Hinweise für die homöopathische Anamnese bei chronischen Krankheiten.

Für alle Erkrankungen gilt: Voraussetzung ist die Diagnose einer Erkrankung aus klinischer Sicht. Nur ein Tierarzt kann sagen, ob die von Ihnen beobachteten Krankheitssymptome, z.B. Durchfall, Hinweis für eine Magen-Darm-Erkrankung sind, ob es sich um eine Infektion handelt, ob eine Vergiftung (Intoxikation) vorliegt, ob andere Organerkrankungen wie der Bauchspeicheldrüse (Pankreas), Leber oder Niere das Symptom Durchfall (Diarrhoe) verursacht haben oder was sonst noch vorliegen könnte.

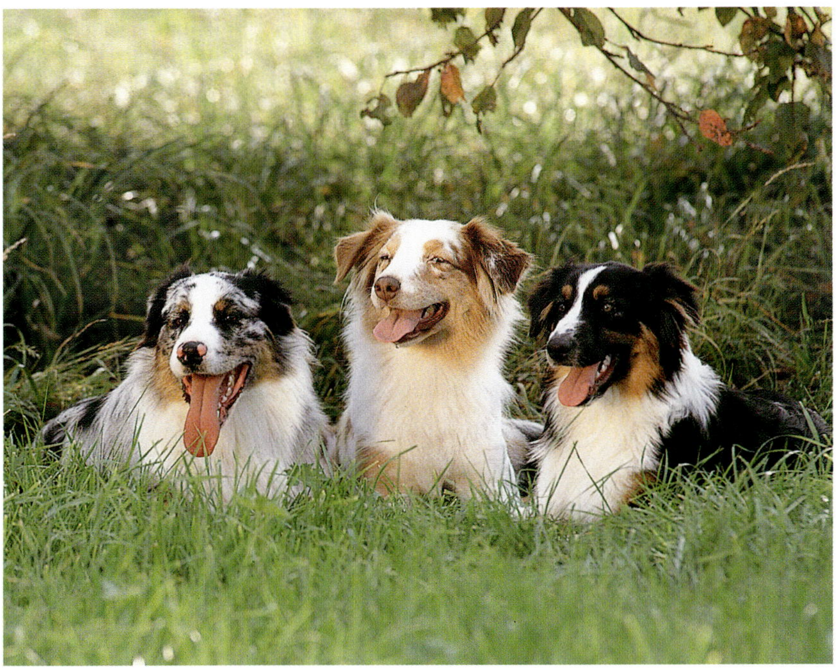

Homöopathie hat sich nicht nur in der Humanmedizin bewährt. Sie wird inzwischen auch sehr erfolgreich bei den vierbeinigen Patienten eingesetzt.

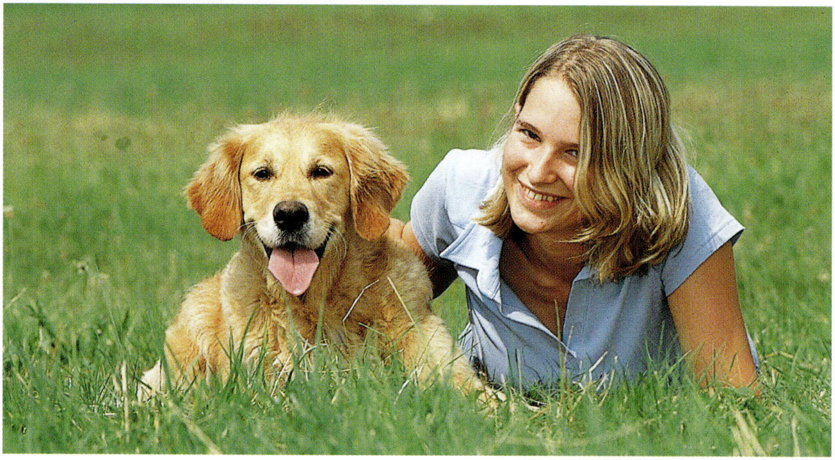

Klinische Untersuchung, Diagnose und die genaue Beobachtung des Hundes sind die Voraussetzung für eine erfolgreiche homöopathische Therapie.

Auch die Homöopathie kann heute auf Laboruntersuchungen, Röntgen, Ultraschall, Endoskopie usw. nicht verzichten!

Erst nach einer klinischen Untersuchung und Diagnose kann man eine Aussage machen,

- ob homöopathische Arzneien für das betreffende Tier angezeigt oder möglich sind oder
- ob, z.B. bei einer starken Beeinträchtigung der Bauchspeicheldrüse (Pankreasinsuffizienz), die fehlenden Enzyme ersetzt werden müssen,
- ob Darmparasiten wie Spulwürmer, Bandwürmer usw. mit konventionellen Arzneimitteln behandelt werden müssen oder eine Immunerkrankung eventuell ein konventionelles Arzneimittel verlangt oder gar chirurgisch eingegriffen werden muss.

Viele „leichtere" Krankheitssymptome und Erkrankungen lassen sich sehr gut mit homöopathischen Arzneien behandeln. Im Zweifelsfall sollten Sie jedoch einen Tierarzt um Rat fragen. Homöopathisch ausgebildete Tierärzte können die individuellen Symptome eines kranken Tieres unter Berücksichtigung des klinischen Bildes zur Arzneiwahl entsprechend werten.

Bei chronischen, schon länger bestehenden, immer wiederkehrenden Erkrankungen oder wenn Ihr Hund unter ständig wechselnden Erkrankungen leidet, wenn z.B. Magen-Darm-Symptome mit Hautveränderungen wechseln, Harnwegserkrankungen mit Beschwerden des Bewegungsapparates wechseln, ist eine so genannte homöopathische Anamnese erforderlich, die ein in der Homöotherapie erfahrerener Therapeut, am besten einen Tierarzt oder eine Tierärztin mit Zusatzausbildung, erfolgreich durchführen kann.

Grundgedanken der Homöopathie

Grundprinzipien der Homöopathie

Samuel Hahnemann (1755–1843), ein Arzt und Apotheker, erlebte in seinem berühmten Chinarindenversuch, dass eine kleine Dosis der Chinarinde bei ihm ein ähnliches Wechselfieber erzeugte, wie er es von seinen Malariaanfällen her kannte.
Er erkannte darin ein Heilprinzip: Kleinste Dosen dieser Chinarinde sind in der Lage, solche Fieberschübe zu heilen.
In jahrelangen Forschungen und Versuchen fand er seine Erkenntnisse bestätigt und formulierte daraus das wichtigste Grundprinzip der Homöopathie, die „Simileregel" oder „Ähnlichkeitsregel", die Folgendes beschreibt:

Gut zu wissen

Die Simile- oder Ähnlichkeitsregel

Eine kleine Dosis einer Arznei ist in der Lage, am kranken Menschen ähnliche Symptome zu heilen wie die, die sie am gesunden Menschen erzeugen kann.

Die Simile- oder Ähnlichkeitsregel

Bei einer homöopathischen Therapie bekommt ein Hund mit Erbrechen und Durchfall z.B. Nux vomica, die aufbereitete Brechnuss, die für sich in der Lage ist, ähnliche Magen-Darm-Symptome zu verursachen, wie wir sie bei dem kranken Hund beobachten. Hahnemann nannte diese Therapieform „Homöopathie".

Gut zu wissen

Bedeutung des Wortes Homöopathie

Das Wort leitet sich aus dem Griechischen „homoios" = ähnlich und „pathos" = Leiden ab.

Die Homöopathie hat damit einen anderen Therapieansatz als die konventionelle Medizin: In der konventionellen Medizin, auch Allopathie genannt (allos = anders), setzt man Arzneimittel ein, die sich *gegen* die Krankheitssymptome richten: Bei Durchfall gibt man stopfende Mittel, bei Fieber fiebersenkende, gegen Bakterien Antibiotika usw. Daneben gibt es aber auch die „Substitution", bei der fehlende Substanzen ersetzt werden, z.B.

Calcium bei Calciummangel (Eklampsie der säugenden Hündin), Schilddrüsenhormone bei Unterfunktion der Schilddrüse, Bauchspeicheldrüsenenzyme bei Pankreasinsuffizienz, Insulin bei Diabetes.
Infusionen können bei Schockzuständen und starkem Flüssigkeitsverlust z.B. durch Erbrechen, Durchfall, Blutverlust und bei Organversagen von Leber und Niere Leben rettend sein.

Gut zu wissen

Die wichtigsten Grundprinzipien der Homöopathie

Die wichtigsten Grundprinzipien der Homöopathie sind:
die Simileregel
die Arzneimittelprüfung
die Potenzierung
die Individualisierung

Arzneimittelprüfung/ Arzneimittelbild

Um die Symptome, die Arzneien hervorrufen können, zu finden, führte Hahnemann so genannte „Arzneimittelprüfungen" durch: Der Prüfling nimmt eine kleine Dosis einer Arznei, z.B. Arnica, über einen längeren Zeitraum ein und schreibt alle Symptome, die er an sich bemerkt, genau auf. Arzneimittelprüfungen werden auch heute noch an klinisch gesunden Menschen in so genannten „Doppelblindstudien" durchgeführt. Dabei weiß weder der Prüfer noch der Prüfling, ob und welche Arznei er einnimmt. Es wird immer eine „Placebogruppe" mitgeführt, die ein Mittel ohne Wirksubstanz (in der Regel Milchzucker) einnimmt. In einem komplizierten Verfahren werden die auftretenden Symptome ausgewertet. Man erhält bei einer solchen Prüfung sehr differenzierte Angaben, z.B. über den Verlauf eines Fiebers, über die Art von Bauchschmerzen, über Durst, Schwäche, Verschlimmerung zu einer bestimmten Tageszeit, durch Wärme oder Kälte, ob Ruhe, Unruhe oder Ähnliches auftreten. Alle Symptome zusammen ergeben das *Arzneimittelbild*. Dabei unterscheiden sich die Symptome eines Magen-Darm-Mittels Nux vomica von denen des Mittels Arsenicum album. Jede Arznei hat ihre eigenen, charakteristischen Symptome. Sie können in klinischen Symptomen wie Durchfall, Erbrechen usw. zwar ähnlich sein, aber die Art des Durchfalls wie Farbe, Konsistenz, Geruch oder die Auslösung durch falsche Nahrung, verdorbene Nahrung, zu fette Nahrung usw. sind unterschiedlich.

Modalitäten und Verhaltenssymptome

Wichtig sind auch die so genannten *Modalitäten*. Das sind Umstände, die Besserung oder Verschlimmerung z.B. von Bauchschmerzen, aber auch Gelenkschmerzen, Husten usw. bewirken. Hier können z.B. Wärme oder

Kälte, Druck, Berührung, warmes Zimmer oder frische Luft und vieles mehr Besserung oder Verschlimmerung zeigen. Besonders große Bedeutung haben die *Verhaltenssymptome:* z.B. Angst – äußert sie sich mit: Zittern, Verkriechen, Hecheln, Fliehen → wohin, usw. oder Angst in welcher Situation: Alleinsein, Gewitter, Geräusche, vor fremden Menschen, Hunden, Gegenständen usw. Aggression: gegen Artgenossen, fremde Menschen, wie äußert sie sich → bellen, Zähne fletschen, Angriff usw. Nach der Ähnlichkeitsregel werden dann die am Tier gefundenen Symptome mit den bekannten Symptomen der Arzneien verglichen, und die ähnlichste Arznei, das Simile, wird dem Tier verabreicht und zur Heilung führen.

Arzneimittelbild beim Tier

Da die Tiere uns ihre Empfindungen und Symptome nicht direkt mitteilen können, waren und sind Arzneimittelprüfungen bei Tieren nicht erfolgreich.

Dennoch kennen wir inzwischen sehr differenzierte *Arzneisymptome* und *Arzneimittelbilder* auch für unsere Tiere. Es gibt sogar differenzierte Arzneimittelbilder für die verschiedenen Tierarten, z.B. Hund, Pferd, Rind usw., und man kennt inzwischen auch innerhalb einer Tierart differenzierte Symptome:

Die Bewertung der Schmerzäußerung eines Bernhardiners ist etwas anders als die eines Yorkshire-Terriers oder Golden Retrievers oder Boxers.

Wie hat man die Symptome gefunden? Es gibt neben der Arzneimittelprüfung noch weitere Quellen für Symptome eines homöopathischen Arzneimittelbildes. Dazu gehören:

- Die akute und chronische Toxikologie (Lehre von den Vergiftungen): Diese liefern z.B. die Fiebersymptome von Belladonna, der Tollkirsche, die sich von den Fiebersymptomen von Lachesis, einer Viper, unterscheiden, die durch ihren Biss schwere Infektionen und Fieber verursacht.

Liebesbedürftigkeit, Schreckhaftigkeit oder Berührungsempfindlichkeit sind wichtige Verhaltenssymptome (siehe Kapitel Anamnese S. 25).

Jede Tierart hat ihre eignenen Arzneimittelbilder. Auch zwischen den Rassen gibt es Unterschiede.

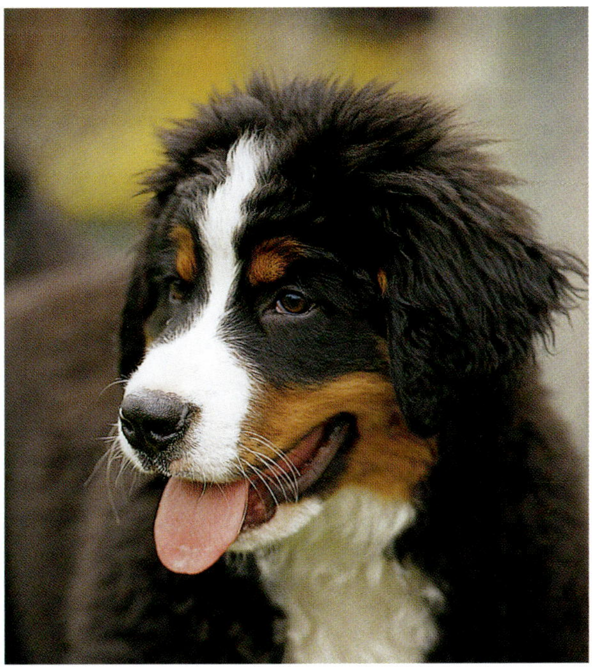

Symptome der chronischen Vergiftung waren z.B. wichtig für das Arzneimittelbild von Arsenicum album, dem Weißen Arsenik oder Plumbum metallicum, dem Blei. Weiterhin gehören Symptome der Veränderung einer Arznei an den Enzymsystemen, der Physiologie und Pathophysiologie, zum Arzneimittelbild. Sie erklären uns die Bauchkrämpfe von Nux vomica, die sich von denen eines anderen Durchfallmittels unterscheiden.

› Ein weiteres Kriterium ist die Übertragung von Symptomen der Arznei beim Menschen auf das Tier: Hier ist es wichtig, tierartliche Unterschiede zu berücksichtigen: Ein Pferd kann nicht erbrechen, hat einen etwas anderen Verdauungstrakt als der Mensch. Hunde äußern Aggression oder Angst anders als Menschen. Man muss vorsichtig bei der Übertragung von Symptomen wie z.B. Eifersucht oder Zorn sein, um nichts Falsches in den Hund hineinzuinterpretieren. Auch die Unterscheidung von ausstrahlenden oder schießenden Schmerzen ist beim Hund nicht so ohne Weiteres möglich. Dennoch ist die Übertragung der Symptome vom Menschen auf das Tier eine wichtige Basis für die homöopathische Therapie.

› Ganz wichtig für das homöopathische Arzneimittelbild ist schließlich die Beobachtung der Arzneiwirkung am kranken Tier: Wenn wir immer wieder beobachten, dass die Arznei Nux vomica bei Tieren mit Durchfall

Auch anatomische Unterschiede müssen berücksichtigt werden. Pferde können beispielsweise nicht erbrechen und drücken ihren Schmerz durch Wälzen aus.

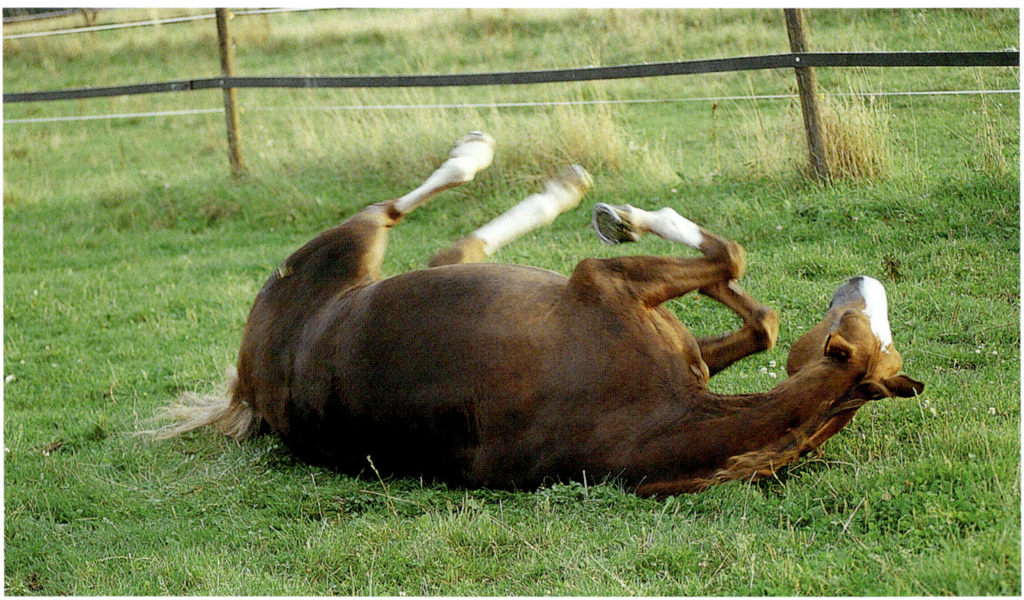

Gut zu wissen

Potenzierung von flüssigen Arzneizubereitungen

Pflanzenextrakte werden nach genauen Regeln mit Alkohol einer bestimmten Stärke hergestellt und man erhält die so genannte Urtinktur. Nun wird ein Teil der Urtinktur mit 9 Teilen eines vorgeschriebenen Alkohols versetzt und 10-mal in genau vorgeschriebenen Schüttelschlägen potenziert. Diese erste Potenzierungsstufe bezeichnet man mit D1: z.B. 1 Teil Arnica-Urtinktur + 9 Teile Alkohol ergibt Arnica D1. Nun nimmt man einen Teil von Arnica D1 und verschüttelt ihn wieder mit 9 Teilen Alkohol. Die dann entstandene „Verdünnung", besser Potenzierung, bezeichnet man als D2, z.B. Arnica D2. So wird immer weiter potenziert.

besonders gut wirkt, wenn sie als Folge der Aufnahme von zu viel oder nicht artgerechter Nahrung (Süßigkeiten, Gewürztes, Kompost oder Ähnliches) ist, wenn die Bauchschmerzen sich in einem aufgekrümmten Rücken und Berührungsempfindlichkeit zeigen, dann gehen diese Symptome in das Arzneimittelbild beim Tier ein.
Die Beobachtung und Bestätigung am kranken Tier hat in den letzten Jahren am meisten zur weiteren Differenzierung der Arzneimittelbilder beim Tier beigetragen.

Ungewollte Arzneimittelsymptome

Ungewollte Arzneiprüfungssymptome können beim Tier auftreten, wenn eine Arznei zu lange oder zu häufig verabreicht wurde: Nach zu langer Sulfurgabe kann z.B. Schuppenbildung oder Rötung des Anus oder morgendlicher Durchfall auftreten, für den es sonst keine Erklärung gibt. Es gibt Arzneien und Tiere, bei denen es relativ leicht zu solchen Symptomen kommt, andere scheinen völlig unempfindlich zu sein. Die Angaben zu Dosierung und Häufigkeit der Arzneigabe sollten beachtet werden!

Potenzierung

Hahnemann erkannte sehr schnell, dass seine Arzneien viel besser wirkten, wenn er eine möglichst kleine Dosis anwandte.
Er entwickelte ein Verfahren, in dem die Arzneien nach festen Regeln verdünnt und gleichzeitig durch Schüttelschläge in ihrer Wirkung verstärkt, also *potenziert* wurden. Dieses Potenzierungsverfahren hat auch heute noch Gültigkeit und ist für die Herstellung von homöopathischen Arzneien im „Deutschen Homöopathischen Arzneibuch" (HAB) gesetzlich fixiert.
Arnica D6 enthält den ursprünglichen Wirkstoffgehalt in einer Konzentration von 1 : 1 000 000.

Die Placebowirkung ist eine Scheinwirkung, die nur auf psychologischer Einbildung beruht.

Etwa ab der D23 erreicht man Verdünnungsstufen in der Größenordnung der Loschmidt'schen Zahl, das heißt, es ist kein Molekül der Ausgangssubstanz mehr nachweisbar. Dennoch ist gerade die Wirkung von höheren (D30) oder sehr hohen Potenzen (D200, D1000) beeindruckend. Der Nachweis dieses Wirkungsmechanismus ist noch immer nicht gelungen. Man geht davon aus, dass die Information der Wirksubstanz in dem Träger (hier Alkohol) vorhanden ist. Die geringen, nicht nachweisbaren Dosen sind ein wichtiges Argument der Gegner der Homöopathie. Gerade die Behandlungserfolge bei Tieren konnten jedoch die Placebowirkung widerlegen. Unsere Tiere wissen nicht, ob und welche Arznei sie bekommen, und können daher nicht „aus Einbildung" gesund werden.

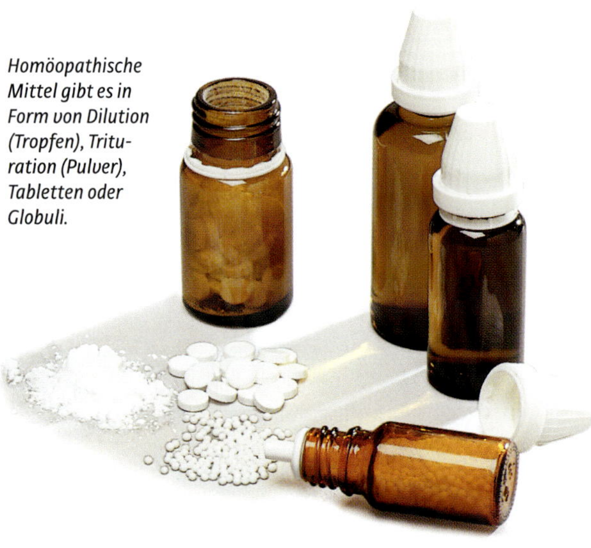

Homöopathische Mittel gibt es in Form von Dilution (Tropfen), Trituration (Pulver), Tabletten oder Globuli.

Verreibung mit Milchzucker

Eine weitere Möglichkeit, homöopathische Arzneien zu potenzieren, ist die Verreibung mit Milchzucker. Sie wurde notwendig, um feste Ausgangsstoffe, die sich nicht in Alkohol lösen lassen, aufzubereiten. Außerdem ist es eine wichtige Möglichkeit, homöopathische Arzneien auch ohne Alkoholgehalt herzustellen. Bei der Verreibung wird ein Teil der Ausgangssubstanz mit 9 Teilen Milchzucker nach genauen Regeln bis zu mehreren Stunden verrieben (heute in der Regel maschinell). Man erhält damit die D1 usw.

C-Potenzen

Hahnemann entwickelte später die so genannten C = Centesimal-Potenzen. Bei ihnen wird im Verhältnis 1 : 100 potenziert: 1 Teil der Ausgangssubstanz, z.B. Arnica-Urtinktur, wird mit 99 Teilen Alkohol versetzt und ebenfalls 10-mal geschüttelt. Man erhält daraus Arnica C1. Dann wird ein Teil der C1 mit 99 Teilen Alkohol versetzt usw.

LM-Potenzen

Die so genannten LM-Potenzen oder Quinquagintamillesimal-Potenzen hat Hahnemann am Ende seines Lebens entwickelt.

Hierbei wird nach einem komplizierten Verfahren im Verhältnis 1 : 50 000 potenziert.

LM-Potenzen wirken besonders mild und nachhaltig und werden da eingesetzt, wo man die Reaktionslage eines Tieres als empfindlich einschätzt. LM-Potenzen haben sich in den letzten Jahren auch beim Hund sehr bewährt. In Deutschland sind die D-Potenzen am gebräuchlichsten. Man unterscheidet *tiefe, mittlere und hohe* Potenzen: Zu den tiefen Potenzen rechnet man etwa die Potenzstufen D1–D8, zu den mittleren Potenzen etwa die Stufen D9–D20, etwa ab D21 spricht man von Hochpotenzen. Die Grenzen sind nicht ganz streng zu ziehen und werden auch von den einzelnen Autoren unterschiedlich angegeben.

Individualisierung

In der Homöopathie ist die individuelle Reaktion des kranken Menschen oder Tieres entsprechend der Simileregel die Basis für die Wahl der homöopathischen Arznei. Daraus ergibt sich, dass die erfolgreiche homöopathische Therapie abhängig von den individuellen Symptomen des kranken Tieres auf seine Krankheit und in seiner Krankheit ist. Bei einer Magen-Darm-Störung geht es nicht nur darum, zu erfassen, ob das Tier mit Durchfall reagiert und ob die Erkrankung akut aufgetreten ist oder schon länger andauert. Die in den Arzneimittelprüfungen gefundenen, sehr differenzierten Symptome spiegeln die individuellen Reaktionen: Der Kot kann hell oder dunkel sein, wässrig oder breiig, mit oder ohne Schleim. Das Tier kann Schmerzen in unterschiedlicher Weise zeigen. Der Durchfall kann nach Aufnahme von falsch zusammengesetztem oder verdorbenem Futter aufgetreten sein oder auch nach Schreck und Aufregung. Auch die zuvor schon genannten Modalitäten und sonstige individuelle Reaktionen wie Verkriechen oder Nähe suchen, Mattigkeit oder Ruhelosigkeit sind eine wichtige Voraussetzung für die richtige Arzneimittelwahl.
Es kommt bei der Differenzierung von infrage kommenden Arzneien immer auf die individuellen – Hahnemann nannte sie die „charakteristischen, auffallenden und absonderlichen“ – Symptome an. Die Berücksichtigung der individuellen Symptome und Reaktionen auf eine Krankheit sind ein wichtiges Charakteristikum homöopathischer Therapie.

Die individuelle Reakion des kranken Tieres, die individuellen Symptome sind ausschlaggebend für die Arzneiwahl.

Grenzen der Homöopathie

Homöopathie ist eine spezifische Regulationstherapie. Sie aktiviert die körpereigenen Abwehrkräfte und Regulationssysteme.
Grenzen der Homöopathie sind da, wo die Regulationsmechanismen so stark geschädigt sind, z.B. bei schwerer Leber- oder Nierendegeneration, dass eine Aktivierung nicht mehr möglich ist.

Grenzen der Homöopathie sind Erkrankungen, bei denen chirurgisch eingegriffen werden muss:
Ein gebrochenes Bein muss geplattet werden, ein Fremdkörper, der den Darm verschließt, muss operativ entfernt werden. Ist bei einer Hündin während der Geburt ein Welpe zu groß, muss ein Kaiserschnitt gemacht werden.
Grenzen der Homöopathie ergeben sich, wo Substanz fehlt und ergänzt werden muss: z.B. Calciummangel nach der Geburt, Insulinmangel bei Zuckerkrankheit (Diabetes) usw.
Grenzen können auch durch Vorbehandlung gegeben sein:
Cortison und viele Schmerzmittel, auch Antibiotika über längere Zeit, können die Ansprechbarkeit auf homöopathische Arzneien blockieren.

Herkunft, Anwendung und Dosierung

Herkunft homöopathischer Arzneien

Man kennt inzwischen über 3 000 verschiedene homöopathische Arzneien. Die weitaus größte Zahl (ca. 80 %) kommen aus dem Pflanzenreich! Hierzu gehören z.B.:

- Arnica montana, Berg-Wohlverleih
- Belladonna, die Tollkirsche,
- Hypericum perforatum, das Johanniskraut,
- Nux vomica, die Brechnuss.

Aus dem Tierreich kommen Arzneimittel wie

- Lachesis, das Gift einer Viper,
- Apis mellifica aus der Biene,
- Sepia, der Tintenfisch,
- Spongia aus dem Badeschwamm.

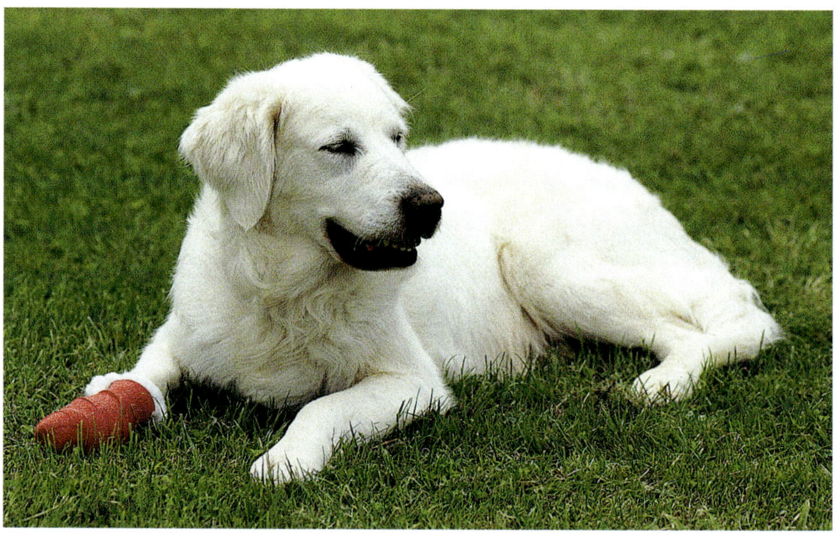

Eine verletzte Pfote muss unter Umständen chirurgisch versorgt und verbunden werden. Homöopathische Mittel können die Heilung unterstützen.

Gut zu wissen

Herkunft homöopathischer Arzneien:

Die Mittel werden
> aus dem *Pflanzenreich,*
> aus dem *Tierreich,*
> aus *Mineralien und*
> *aus abgetöteten Krankheitserregern gewonnen.*

Mineralischer Herkunft sind Arzneimittel wie
> Calcium carbonicum aus dem Austernschalenkalk,
> Phosphor aus dem Phosphor,
> Sulfur aus dem Schwefel oder
> Silicea aus der Kieselsäure.

Daneben gibt es noch die so genannten Nosoden, das sind Arzneien, die aus abgetöteten Krankheitserregern oder deren Produkten hergestellt werden. Hierzu gehören z.B.
> Staphylococcinum, das aus Staphylokokken (bestimmte Eiterbakterien) hergestellt wird,
> Psorinum aus Krätzebläschen oder
> Pyrogenium aus verfaultem Rindfleisch.

Nosoden haben in den letzten Jahren an Bedeutung gewonnen. Tuberkulinum, Medorrhinum und Luesinum werden z.B. bei chronischen Krankheiten eingesetzt. Nosoden haben jedoch Anwendungsbereiche, die über den Rahmen dieses Buches hinausgehen.

Arzneiformen

Alle genannten homöopathischen Arzneien verschiedenster Herkunft werden nach den im HAB genau vorgeschriebenen Regeln hergestellt und potenziert. Zur Verabreichung für Tier oder Mensch gibt es verschiedene Zubereitungsformen:

Dilution = Alkoholische Verschüttelung, flüssige Arzneiform

Trituration = Verreibung mit Milchzucker, die Pulverform

Tabletten: Sie werden aus der Verreibung durch Pressen hergestellt.

Globuli = „Kügelchen“, die aus Rohrzucker hergestellt und dann mit der entsprechenden Potenz einer speziell für diesen Zweck hergestellten Dilutionsreihe besprüht oder benetzt werden.

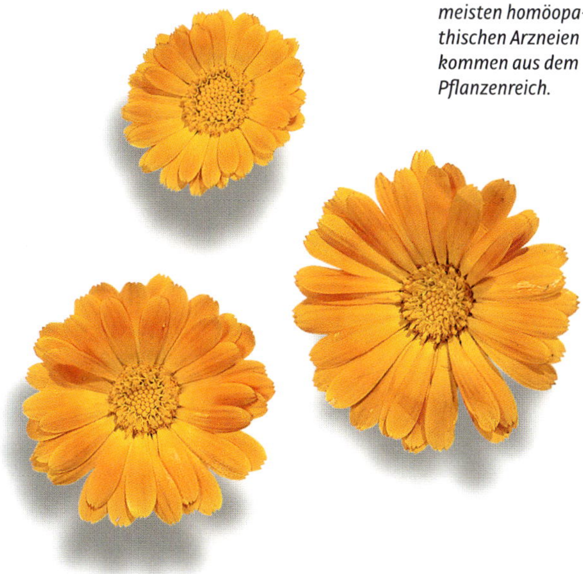

Die weitaus meisten homöopathischen Arzneien kommen aus dem Pflanzenreich.

Welche Arzneiform für das jeweilige Tier am einfachsten zu verabreichen ist, ist individuell unterschiedlich. Fast alle Arzneien gibt es in den oben genannten Zubereitungsformen, nur in Einzelfällen können bestimmte Arzneien in tieferen Potenzen nur in bestimmten Arzneiformen hergestellt werden: z.B. Phosphor Globuli und Tabletten erst ab D10, Aurum metallicum erst ab der D6 als Dilution. Das homöopathische Arzneibuch kennt noch weitere Zubereitungsformen wie Ampullen zur Injektion, Externa wie Tinkturen oder Salben für die äußerliche Anwendung.

Dosierung

Sehr kleine Hunde oder Welpen erhalten nur ein viertel oder die halbe Dosis von dem unten Angegebenen. Hunde sehr großer Rassen erhalten eine etwas höhere Dosis (10 Tropfen Dilution oder 8 Globuli).

Gut zu wissen

Die Dosierung

Die Dosierung ist für alle homöopathischen Arzneimittel gleich. Für einen mittelgroßen Hund gilt folgende Dosis:

5–8 Tropfen Dilution
1 Messerspitze Trituration
1 Tablette oder
5 Globuli

Bei sehr tiefen Potenzen (D1, D2) in bestimmten Fällen 2 Tabletten. Substanzielle Unterschiede im Gehalt spielen bei tieferen Potenzen bis ca. D15 eine gewisse Rolle, daher werden hierfür auch Dosierungsunterschiede entsprechend der Größe der Tiere angegeben.
Hochpotenzen ab D30 wirken ausschließlich im energetischen Bereich. Hier ist der Schwerpunkt der Wirkung nicht mehr so dosisabhängig. Viele Autoren geben daher für Hochpotenzen eine einheitliche, größenunabhängige Dosis von 5 Tropfen oder 5 Globuli für alle Hunderassen an.

Potenzwahl

Welche Potenz einer Arznei soll im Krankheitsfall gegeben werden? Diese Frage wird auch heute noch recht häufig diskutiert. Die persönliche Erfahrung des Therapeuten spielt dabei eine wichtige Rolle.

Gut zu wissen

Faustregel für die Potenzwahl

Als Faustregel gilt:

- *akute Erkrankungen:eher tiefe Potenzen, oder auch hohe Potenzen*
- *subakute Erkrankungen und funktionelle Störungen wie Erkrankungen von Herz, Leber oder Niere: eher mittlere Potenzen*
- *chronische Erkrankungen: eher höhere oder hohe Potenzen*

Gut zu wissen

Empfehlungen zur Anwendung homöopathischer Arzneimittel

- *perakute Erkrankungen, z.B. Blutung, Schock nach Unfall, kolikartige, starke Schmerzen:*
  Arzneigabe alle 5–10–20–30–60 Minuten
- *akute Erkrankungen: z.B. akutes Fieber, Durchfall, Entzündung:*
  Arzneigabe 2–3–4 x täglich
- *subakute Erkrankungen: z.B. Herz-, Leber- oder Nierenerkrankungen ohne lebensbedrohliche Symptome:*
  Arzneigabe 1–2–3 x täglich.
- *Chronische Erkrankungen bestimmter Organe, z.B. Herz, Leber, Niere, Arthrosen:*
  Arzneigabe 1–2 x täglich
- *Chronische Erkrankungen, z.B. Hauterkrankungen:*
  nach Hochpotenzen Wiederholung der Arzneigabe nur alle 3–6–12 Wochen.
- *Verhaltensprobleme: z.B. Ängstlichkeit, Schreckhaftigkeit, Eifersucht u.a.:*
  Es gibt sehr gute Erfahrungen mit homöopathischen Arzneimitteln in D30, die 1 x täglich gegeben werden, bis eine Besserung eintritt. Danach wird das Mittel nur noch 1–2 x pro Woche gegeben beziehungsweise abgesetzt.

Der Anfänger wird sich am besten an die Erfahrungen anderer und an die Angaben in der Literatur halten. Wichtig ist es, das Simile, also die richtige homöopathische Arznei zu finden. Die Potenz des Mittels ist von sekundärer Bedeutung.

Für akute Erkrankungen, die in diesem Buch vorrangig beschrieben werden, sind in der Regel die für den Hund bewährten D-Potenzen angegeben. Es können jedoch für ein krankes Tier mit seiner individuellen Reaktion durchaus auch andere Potenzen angezeigt sein. Die Häufigkeit der Arznei ist u.U. ebenfalls individuell an die Reaktionslage eines Tieres anzupassen.

Häufigkeit der Arzneigabe

Die Häufigkeit der Arzneigabe richtet sich nach der Erkrankung und der individuellen Reaktionslage des Tieres. Die angegebenen Empfehlungen sind daher nur als grobe Richtlinie zu sehen. Grundsätzlich gilt, dass mit deutlicher Besserung die homöopathische Arznei abgesetzt oder die Dosis verringert werden soll. Bei einem Durchfall z.B., wenn der Kot nicht mehr wässrig, sondern breiig geworden ist.

Noch verbleibende Symptome, z.B. Blähungen oder Schmerzempfindlichkeit beim Abtasten, geben einen Hinweis, dass die Arzneigabe weiterhin angezeigt ist.

Zum Verabreichen von Dilutionen wird die Lefze nur leicht angehoben und die Arznei mit einer Einmalspritze in die Lefzentasche geträufelt.

Bei chronischen Erkrankungen und Gabe einer Hochpotenz ist es sehr wichtig, die Wirkung abzuwarten und die Arzneigabe erst dann zu wiederholen, wenn sich wieder Symptome zeigen, die zu der Arznei passen. Dies sollte im Einzelfall besser der Therapeut entscheiden.
Ausnahme: Bei organischen Veränderungen von Herz, Leber oder Niere kann das Mittel auch bei Besserung der Symptome nicht abgesetzt werden, wenn bereits organische Veränderungen vorhanden waren: Ein erweitertes Herz, eine nicht schließende Herzklappe werden sich auch unter einem homöopathischen Arzneimittel nicht vollständig regenerieren oder ausheilen können. Diese Erkrankungen bedürfen daher längerfristiger Behandlung.
Dies gilt auch für fortgeschrittene Arthrosen. Der Therapeut kann am besten entscheiden, ob ein Mittel weiterhin angezeigt ist oder abgesetzt werden kann.

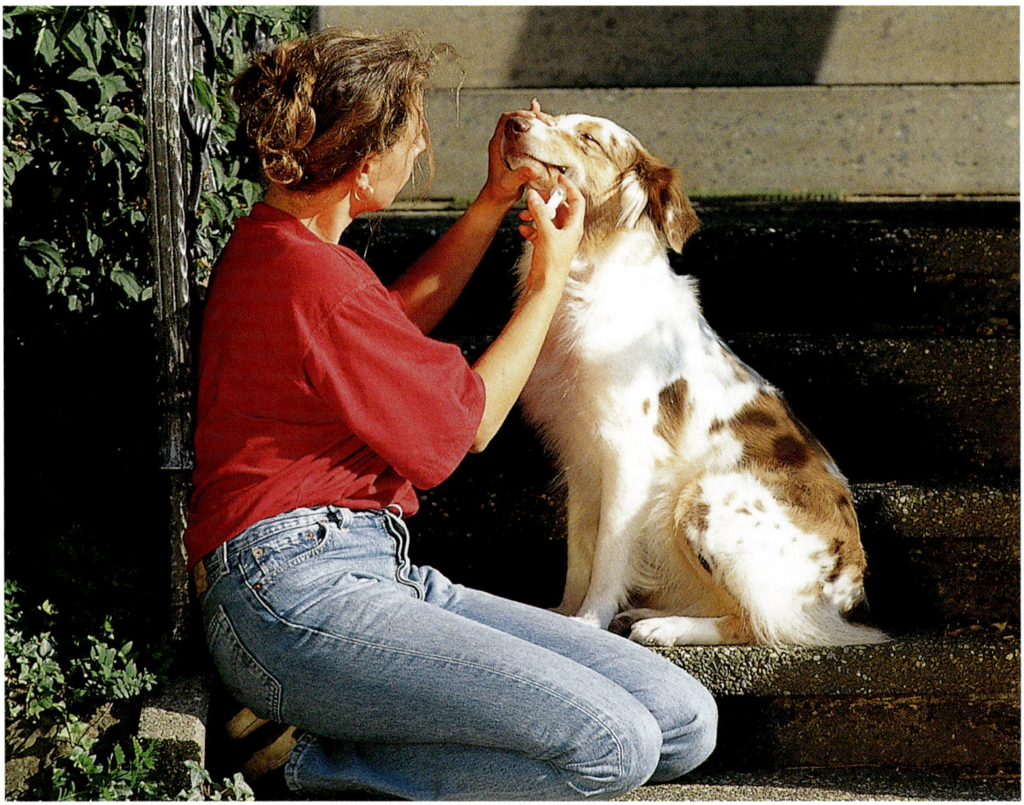

Verabreichung der Arznei

Homöopathische Arzneien wirken am besten, wenn sie direkt über die Mundschleimhaut aufgenommen werden. Sie sollten daher **nicht** mit Wurst oder Fleisch verabreicht werden. Dies gilt vor allem für Hochpotenzen und LM-Potenzen.

Die Arznei sollte möglichst vor der Mahlzeit oder zwischen den Mahlzeiten gegeben werden. Man kann die Mittel aber auch etwas nach der Mahlzeit geben. Hochpotenzen sollten möglichst zwischen den Mahlzeiten verabreicht werden.

Welche Arzneiform vom jeweiligen Hund am besten genommen beziehungsweise am einfachsten zu verabreichen ist, kann individuell unterschiedlich sein.

Tabletten, Globuli und Trituration schmecken durch den Gehalt an Milchzucker beziehungsweise Rohrzucker eher süß und werden daher häufig besser akzeptiert. Die Dilution hat durch ihren Alkoholgehalt einen intensiveren Geschmack, es ist daher besser, sie vor Verabreichung mit etwas Wasser zu verdünnen.

Eine für Tierbesitzer und Hund akzeptable Lösung ist sehr wichtig, um die Wirkung der homöopathischen Arznei auch zu garantieren. Es gibt unterschiedlichste „Tricks".

Tricks zur Verabreichung

Bewährte Möglichkeiten sind:

Dilutionen

Da das direkte Einträufeln seitlich in die Lefzentasche wegen des alkoholischen Geschmacks nicht so gut akzeptiert wird, kann man auf einen kleinen Plastiklöffel etwas Wasser geben, die Tropfen Dilution hinzufügen, zieht dann den Inhalt in eine Einmalspritze auf und träufelt ihn seitlich in die Lefzentasche. Man muss dazu nur die Lefze an einer Seite etwas hochziehen, der Fang muss **nicht** geöffnet werden! Tiefere Potenzen kann man auch mit etwas Joghurt verabreichen oder auf ein Stück Brot oder Knäckebrot träufeln und dann dem Hund geben. Manche Hunde lecken die Tropfen auch von der Hand. Eine Gabe einfach in den Futternapf oder mit Dosenfutter oder Fleisch sollte vermieden werden!

Tabletten, Trituration, Globuli

Sie schmecken süß und werden daher von vielen Hunden gern direkt als „Leckerli" aufgenommen oder von der Hand geleckt. Man kann aber auch Tabletten, Trituration oder Globuli auf einem Plastiklöffel mit etwas Wasser auflösen und dann direkt oder in eine Einmalspritze aufgezogen seitlich in die Lefzentasche geben. Globuli lässt man ca. 5 Minuten stehen, da sie so lange brauchen, um sich aufzulösen. Auch eine Verabreichung mit Joghurt, Quark oder etwas Honig ist ebenfalls möglich.

Reaktion auf die Arzneigabe

Die Antworten zu diesen Fragen können nur allgemeine Hinweise sein, denn die Schwere einer Erkrankung, die Dauer, vor allem auch die individuelle Abwehrlage des kranken Hundes müssen berücksichtigt werden und lassen sich nicht in ein allgemeines Schema pressen.

Gut zu wissen

Beurteilung der Reaktionen

Wenn wir eine homöopathische Arznei gegeben haben, ist es ganz wichtig, die Reaktion auf die Arznei beurteilen zu können. Dazu gehören Fragen wie:

- *In welcher Zeit sollte eine Besserung eintreten?*
- *Welche Symptome sollten zuerst verschwinden?*
- *Wie ist zu beurteilen, wenn andere Symptome auftreten?*
- *Was ist sonst noch zu beachten?*
- *Kann es zu einer Verschlimmerung kommen?*

Heilungszeit

Grundsätzlich kann man sagen:
Eine akute Erkrankung, die erst wenige Tage besteht, sollte auch innerhalb von 12 bis 24 Stunden eine Besserung des Allgemeinzustandes und der Symptome zeigen. Bei Erkrankungen, die schon mehrere Wochen bestehen, werden wir auch erst nach einigen Tagen eine Besserung erwarten können.
Hauterkrankungen, die schon mehrere Wochen oder gar Monate bestehen, werden auch Wochen zur Ausheilung brauchen.

Rückgang der Symptome

Welche Symptome sollten zuerst verschwinden?
Es gibt in der Homöopathie die Beobachtung und die Regel, dass eine Besserung von innen nach außen ein sicherer Hinweis für eine Heilung ist. Dies können wir auch bei den Tieren beobachten: Zuerst bessert sich das Allgemeinbefinden. Unser Durchfallhund ist nicht mehr so matt, der Welpe, der hinuntergefallen ist und ein Bein verstaucht hat, reagiert wieder mit Schwanzwedeln auf seinen Besitzer, der Hund mit der akuten Blasenentzündung nimmt wieder Nahrung auf, der Hund mit Fieber und Virushusten möchte sein Futter oder seine „Gassi-Runde". **Danach** bessern sich die jeweiligen Krankheitssymptome wie Durchfall, Schmerzen, Husten usw.
Auch das Ingangkommen von „Ausscheidungen" ist ein erwünschtes Ziel homöopathischer Therapie, vor allem, wenn es mit einer Besserung des Allgemeinbefindens einhergeht:
Der Durchfallhund setzt nochmals eine Menge stinkenden oder vergorenen

Kotes ab, danach geht es ihm deutlich besser. Bei dem Hund mit Gehörgangsentzündung kommt die ersten beiden Tage nach der Mittelgabe deutlich mehr Sekret, der Hund hat aber keine oder kaum noch Beschwerden mit Kopfschütteln oder Juckreiz.

Andere Symptome

Wie ist zu beurteilen, wenn andere Symptome auftreten?

Wenn nach einem Durchfall z.B. einige Tage noch Schleim im Kot zu sehen ist, kann dies ein Hinweis für einen Heilungsprozess sein, aber auch auf eine sich entwickelnde Dickdarmentzündung (Colitis) hindeuten. Dies muss ein Therapeut (Tierarzt) entscheiden.

Wenn nach einer Erkrankung Veränderungen im Verhalten zu beobachten sind oder andere Krankheitssymptome ganz anderer Organsysteme auftreten, so kann es sich um eine so genannte „Rückspulung" handeln, die im Verlauf einer so genannten chronischen Kur ein Zeichen für eine beginnende Heilung sein kann.

Wenn der Hund nach einer Gehörgangentzündung auf dem Kompost gefressen hat, können Durchfall oder Erbrechen auftreten. Diese Symptome stehen dann jedoch in keinem ursächlichen Zusammenhang. Die Möglichkeiten der Arzneireaktion sind leider sehr vielfältig, im Einzelfall sollten Sie Ihren Tierarzt fragen.

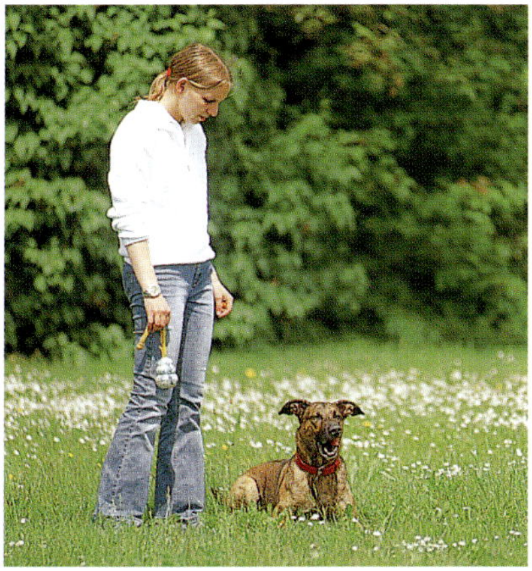

Das erste Anzeichen einer Heilung ist das bessere Allgemeinbefinden. Der Hund zeigt wieder Lebensfreude.

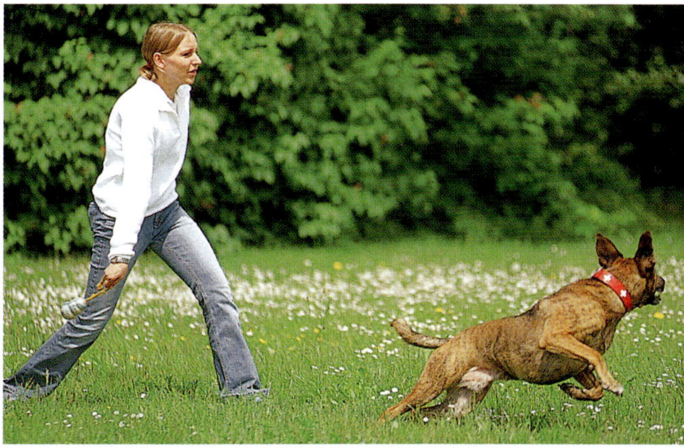

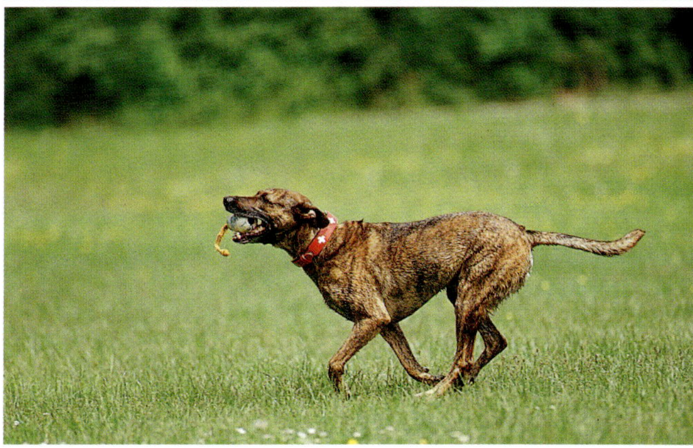

Homöopathische Erstreaktion

Was ist sonst zu beachten, kann es zu Verschlimmerungen kommen?

In der Literatur wird immer wieder die homöopathische „Erstverschlimmerung" beschrieben. Wir sprechen heute lieber von einer „Erstreaktion":

› S. chronische Krankheiten S. 23

Durch eine homöopathische Arznei kann eine Reaktion ausgelöst werden, bei der sich kurzzeitig einzelne Symptome verstärken: z.B. kann vergorener Kot ausgeschieden werden, bei Bronchitis kann für einen halben bis einen Tag etwas Schleim ausgehustet werden, bei einer Gehörgangentzündung kann mehr Sekret kommen. Diese „Reaktionen" sind in keinster Weise lebensbedrohlich. Sie verschwinden in der Regel nach wenigen Stunden oder Tagen. Wichtig dabei ist, dass das Allgemeinbefinden des Tieres gut oder besser ist als zuvor.

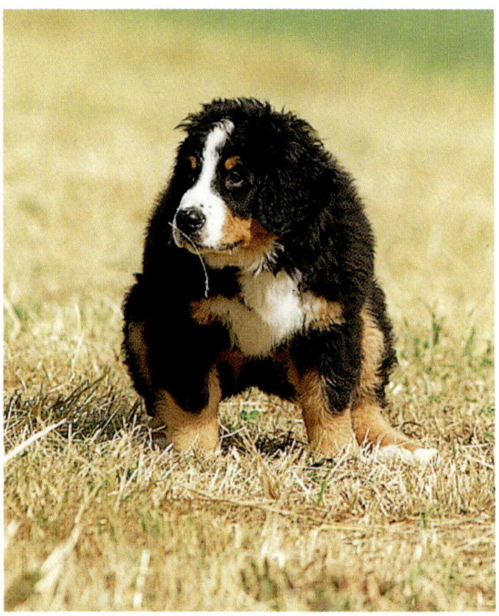

Bei der homöopathischen Erstreaktion verstärken sich einzelne Symptome zunächst, bevor es besser wird. Ein Durchfallhund entleert sich noch einmal, doch dann fühlt er sich deutlich wohler.

Davon zu unterscheiden ist ein Fortschreiten von Krankheitssymptomen, wenn eine homöopathische Arznei nicht anspricht oder die Veränderungen z.B. an Leber oder Niere so weitgehend sind, dass eine Ansprechbarkeit für Homöopathika doch nicht mehr gegeben ist. Hier sind dann möglicherweise Grenzen der Homöopathie erreicht.

Nach Hochpotenzgaben kann es ebenfalls zur Erstreaktionen und leichten „Verschlimmerungen" kommen. Sie zeigen an, dass der Organismus reagiert, aber der Arzneireiz eventuell etwas stark war. Daher gehört die Gabe von Hochpotenzen in die Hand eines erfahrenen Therapeuten, da nur er beurteilen kann, ob es sich wirklich um eine Erstreaktion handelt, ob eine andere Ursache vorliegt, ob abgewartet werden kann oder ob eventuell ein Ausleitungs- oder Folgemittel gegeben werden muss.

Es gibt immer wieder Tiere, die sehr empfindlich auf homöopathische Arzneimittel reagieren. Hier kann man zum einen die Dosis verringern, z.B. nur ein bis zwei statt fünf Tropfen geben, zum anderen kann man das Mittel in einer halben Tasse Wasser auflösen und nur teelöffelweise verabreichen. Man kann eine andere Potenz wählen, sehr bewährt haben sich bei diesen Tieren LM-Potenzen, die man jedoch weniger häufig gibt (eventuell nur ein- bis zweimal pro Woche).

Chronische Krankheiten

Chronische Krankheiten aus homöopathischer Sicht

Leidet Ihr Hund schon längere Zeit, also seit mehreren Wochen oder gar Monaten an einer Hauterkrankung, an immer wiederkehrenden Schüben von Durchfall oder Erbrechen, Blasenentzündungen oder sonstigen Erkrankungen, so könnte es sich um eine chronisch werdende oder bereits chronisch gewordene Erkrankung handeln. Auch wenn Ihr Hund ständig an verschiedenen Krankheitssymptomen leidet, z.B. Magen-Darm-Symptome wechseln mit Ekzem oder Juckreiz oder Analbeutelerkrankungen, Blasen- oder Nierensymptome wechseln mit Beschwerden am Bewegungsapparat. Hat Ihr Hund mal Durchfall, dann eine Gehörgangentzündung, dann ist die Hündin scheinträchtig, dann hat sie Juckreiz und ein Ekzem? In all diesen Fällen liegt eine chronische Erkrankung vor.
Hahnemann sah den Begriff „chronisch“ nicht nur im Sinn von „lang dauernd“, sondern er erkannte bei seinen Kranken darin eine tief greifende Störung der Lebenskraft, wir würden heute sagen des Gesamtorganismus. Er erkannte sehr schnell, dass bei diesen Patienten eine Arzneiwahl nur nach den gerade akuten Symptomen zwar Erleichterung und Besserung brachte, diese aber nur von kurzer Dauer waren. Dann traten die alten Symptome wieder auf oder andere Organsysteme erkrankten.
Hahnemann arbeitete viele Jahre an der Erforschung dieser „chronischen Krankheiten“ und fasste sie in einem Buch zusammen. Hahnemann und auch spätere Homöopathen wie Kent, Burnett, Allen und andere konnten bestimmte „Reaktionsweisen“ erkennen, die sie auch benannten.
Hahnemann nannte seine chronischen Krankheiten auch Miasmen (miasma = Befleckung) und unterschied Psora, Sykose und syphilitisches Miasma. Andere Homöopathen erkannten die Tuberkulinie, von heutigen Homöopathen werden zum Teil weitere Miasmen genannt, die sich in der Praxis jedoch noch nicht lange genug bestätigen konnten.
Soll ein Hund mit einer chronischen Krankheit homöopathisch behandelt werden, so muss ein Mittel gefunden werden, das den Hund in seiner Gesamtheit, seinen körperlichen Symptomen, seinem Körperbau, seinem Verhalten, mit allen Krankheiten und Beschwerden erfasst.

Auch wenn die Erkrankung eines Hundes nicht mehr heilbar ist, können homöopathische Arzneien palliativ-unterstützend die Lebensqualität erhalten.

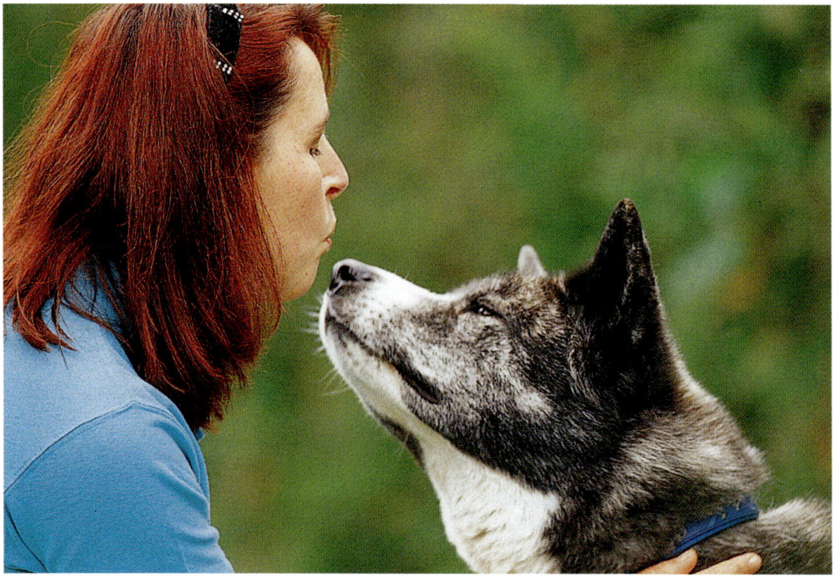

Nur ein so genanntes tief greifendes Mittel ist in der Lage, länger dauernde oder immer wiederkehrende Erkrankungen und Beschwerden zu heilen.

Grenzen der Therapierbarkeit

Es ist auch homöopathisch nicht einfach, solche Erkrankungen wirklich zu heilen. Vorbehandlung mit konventionellen Arzneimitteln wie Antibiotika, Cortison, Schmerzmitteln usw. können die Ansprechbarkeit auf homöopathische Arzneimittel beeinträchtigen oder blockieren. Dann muss ein so genanntes „Reaktionsmittel" oder „Ausleitungsmittel" erst einmal den Organismus von diesen Stoffen befreien beziehungsweise ermöglichen, dass sich die körpereigenen Enzymsysteme aktivieren lassen.

Es gibt bei chronischen Erkrankungen leider gar nicht so selten Grenzen der Therapierbarkeit: Wenn die organischen Veränderungen der Haut, der Organe, des Bewegungsapparates zu weit fortgeschritten sind, ist eine wirkliche Heilung nicht mehr möglich. Auch kann durch die lange Dauer einer Erkrankung und die Vorbehandlung die Eigenregulationsfähigkeit eines Organismus so stark geschädigt sein, dass sie sich nicht mehr vollständig aktivieren lässt. Homöopathie ist eine Regulationstherapie, sie ist nur da erfolgreich, wo sich die Eigenregulation noch aktivieren lässt.

Trotzdem kann die Homöopathie die Beschwerden bei diesen Hunden lindern und die Symptome auf ein erträgliches Maß reduzieren. Diese so genannte „Palliation" ist zwar nicht das Ziel einer Therapie, aber wir müssen manchmal damit zufrieden sein. Die Tiere können oft noch eine Reihe von Jahren ohne konventionelle Arzneimittel und bei gutem Allgemeinbefinden leben. Ihre Lebensqualität kann erhalten werden.
Um im Einzelfall abschätzen zu können, ob eine chronische Krankheit vorliegt, ob ein umfassendes Mittel individuell gefunden werden kann oder nur eine Palliation möglich ist, ist eine homöopathische Anamnese, die Aufnahme aller Symptome und der Verhaltenssymptome, unbedingt erforderlich. Sie gehört in die Hand eines erfahrenen Homöopathen, am besten eines Tierarztes mit Zusatzausbildung.

Homöopathische Anamnese

Der Spontanbericht

Im „Spontanbericht" schildern Sie die aktuellen Symptome Ihres Hundes, deretwegen Sie zur Anamnese kommen: z.B. dass Ihr Hund ein juckendes Ekzem hat oder seit längerer Zeit an Blähungen, immer wiederkehrendem Durchfall und schleimigem Kot leidet.

Dabei soll der aktuelle Stand der Erkrankung, so wie er sich Ihnen darstellt, geschildert werden: Bei einer Hauterkrankung z.B., ob und wie stark der Juckreiz zurzeit ist, wo die Hautveränderungen sind, wie sie aussehen, z.B. schuppig, krustig, nässend, wie ausgedehnt sie sind und ob sich die Symptome in der letzten Zeit verschlechtert oder verändert haben oder etwas besser geworden sind. Es kann hier schon zum Ausdruck kommen, ob Ihr Hund vorbehandelt ist, ob Laboruntersuchungen schon gemacht wurden und welche Medikamente Sie zuletzt gegeben haben oder zurzeit noch geben.
Je nach Erkrankung und den Gegebenheiten wird Ihr Therapeut nachfragen, um sich einen ersten Eindruck und einen Überblick über die Erkrankung und die Symptome Ihres Hundes zu verschaffen.

Wenn bei einer chronischen Krankheit eine vollständige Heilung nicht mehr möglich sein sollte, können homöopathische Arzneien häufig Linderung bringen und helfen, die Lebensqualität zu erhalten.

Der Vorbericht

Die Frage nach dem Beginn der Symptome leitet oft über zu einem weiteren Punkt der Anamnese: der so genannte „Vorbericht" oder die Krankheitsgeschichte Ihres Hundes. Gemeint sind alle Vorkrankheiten Ihres Hundes, manche Homöopathen sprechen auch von der „krankhaften Biographie".
Hierzu gehören Fragen wie:
Wann haben Sie Ihren Hund bekommen? → Als Welpe, als Junghund, aus dem Tierheim usw.

Hat er sich bei Ihnen relativ schnell und unkompliziert eingelebt? Oder gab es gleich am Anfang Probleme? Hierzu kann gehören, ob ein Hund den neuen Besitzer gleich akzeptiert hat oder es längere Zeit gedauert hat (z.B. bei Übernahme aus dem Tierheim usw.). Hat der Hund gleich Nahrung aufgenommen?
Hatte er zu Beginn gesundheitliche Probleme? Z.B. Verdauungsstörungen wie Durchfall oder Erbrechen, Wurm-

TIPP

Von Kopf bis Fuß

Damit Sie bei der homöopathischen Anamnese nichts vergessen oder übersehen, gibt es einen einfachen Trick: Stellen Sie sich Ihren Hund von Kopf bis Fuß vor und überlegen Sie, ob und wo es ernsthafte Probleme gibt oder gab:

***Verdauung:** Kopf, Mundhöhle, eventuell Zähne, Magen, Darm*
***Atemwege:** Nase, Rachen, Bronchien, Lunge*
***Harnwege:** Harnröhre, Blase, Niere*
***Sonstige innere Organe:** Leber, Bauchspeicheldrüse, Milz, Herz, Kreislauf*
***Körperöffnungen:** Augen, Ohren, Lefzen, After, Duftdrüsen (Analdrüsen)*
***Haut:** Ekzeme, Warzen, haarlose Stellen, sonstige so genannte „Neubildungen", z.B. Fettgeschwulste, verstopfte Talgdrüsen, auffällige Liegeschwielen, sonstige Verdickungen der Haut, hartnäckiger Befall von Ektoparasiten wie Flöhen, Läusen, Haarlingen, Milben → welche?, Pilzen (Mykosen), Immunerkrankungen, Allergien, sonstige Veränderungen*
Bewegungsapparat:
Hatte Ihr Hund als Junghund Wachstumsstörungen, musste operiert werden? Zeigt Ihr Hund Lahmheiten, gibt es Veränderungen oder Erkrankungen an der Hüfte, Wirbelsäule, sonstigen Gelenken? Hatte er ernsthaftere Verletzungen an Knochen oder Gelenken? Mussten sie operiert werden? Wie sind sie verheilt?
Männliche Geschlechtsorgane:
Penis, Vorhaut (Präputium), Hoden, Prostata, Sexualität, Kastration
Weibliche Geschlechtsorgane:
Scheide (Vagina): z.B. Ausfluss, Entzündung, Gebärmutter (Uterus), Gesäuge (Mamma): z.B. Scheinträchtigkeit, Tumore, Zysten usw., Läufigkeit: 1. Läufigkeit, Dauer und Stärke (Intensität) der Blutung, Abstand zwischen den Läufigkeiten, hatte die Hündin schon mal Junge, ist sie kastriert?
Trächtigkeit, Geburt, Säugezeit, Fruchtbarkeitsprobleme
Gibt es Hinweise auf Schilddrüsenprobleme, Nebennierenrinde, Hypophyse?

befall, Ektoparasitenbefall wie Flöhe oder Milben, Erkältungen, Ekzemstellen, Lahmheiten usw.
Dann ist für den Therapeuten von Interesse, ob weitere Erkrankungen am Anfang oder später aufgetreten sind. Diese Fragen sind für die Gesamterfassung Ihres Hundes sehr wichtig. Es ist gut, wenn Sie sich schon zu Hause überlegen, was Ihr Hund wann gehabt hat. Es geht dabei nicht um jede Kleinigkeit, jeden kleinen Kratzer oder jede kleinste, kurzzeitige Darmverstimmung. Wichtig sind ernsthaftere Erkrankungen: Wann sind sie aufgetreten, wie schnell sind sie verheilt, wie intensiv musste behandelt werden, wurde eventuell operiert?

Was sonst noch wichtig ist

Hatte Ihr Hund ernsthaftere Verletzungen: z.B. aus großer Höhe gefallen, ernsthafter gebissen, angefahren? Musste operiert werden, wie sind die Wunden verheilt?
Hatte Ihr Hund einmal eine Vergiftung? Wie ernsthaft war sie?
Gab es außerdem noch gesundheitliche Probleme?
Hat Ihr Hund auf Impfungen auffällig reagiert, z.B. mit Mattigkeit, Schwellungen an der Impfstelle, sonstigen Symptomen?
Waren Sie mit Ihrem Hund im Ausland, besonders in südlichen Ländern? Oder stammt Ihr Hund aus südlichen Ländern?

Welche Laboruntersuchungen, Röntgenaufnahmen, Ultraschalluntersuchungen usw. wurden schon gemacht? Es ist gut, wenn Sie Blutwerte in Kopie dabei haben, eventuell auch Röntgenaufnahmen, soweit sie für die aktuelle Erkrankung von Bedeutung sind.

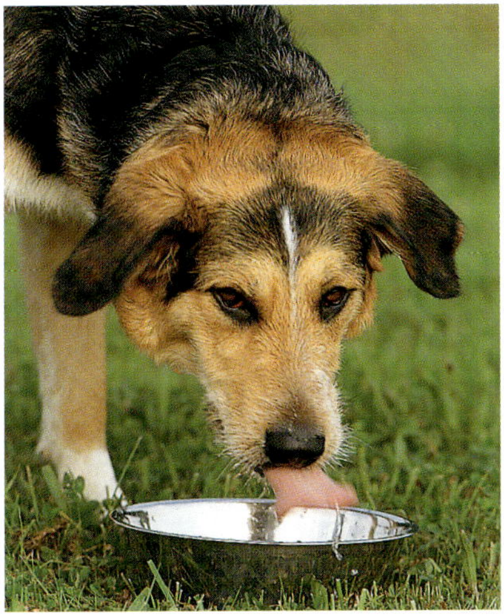

Wichtige Frage: Wieviel trinkt der Hund? Öfter kleine Mengen oder große auf einmal?

Die Aufnahme des Vorberichtes gehört zur klinischen Untersuchung auch in der konventionellen Medizin. Sie ist keineswegs eine Besonderheit der Homöopathie. In der Homöotherapie werden jedoch die „Vorkrankheiten“ in anderer Weise bewertet und in das Gesamtbild des Patienten auch für die Arzneimittelwahl einbezogen. Sie sind ein erster Hinweis über den Gesundheitszustand des Patienten, über seine Fähigkeit, mit der Umwelt fertig zu werden, seine Heiltendenz oder auch Krankheitsanfälligkeit.

Allgemeinsymptome

Ein weiterer wichtiger Punkt ist die Frage nach den so genannten „Allgemeinsymptomen“, das sind Symptome, die das Tier insgesamt betreffen. Hierzu gehören z.B. Appetit und Durst: Nimmt Ihr Hund sein Futter mit Appetit auf oder ist er mäkelig, trinkt er eher viel oder wenig, hat sich das Trinkverhalten in der letzten Zeit verändert, trinkt er jetzt mehr oder weniger?

Weitere „Allgemeinsymptome“ sind: Schlaf, Sexualität, aber auch Abneigung und Verlangen oder Unverträglichkeiten. Hierbei kann es Unterschiede zwischen Junghund und erwachsenem Hund geben:

Das Verhalten anderen Hunden gegenüber ist eine von vielen Fragen in der Anamnese.

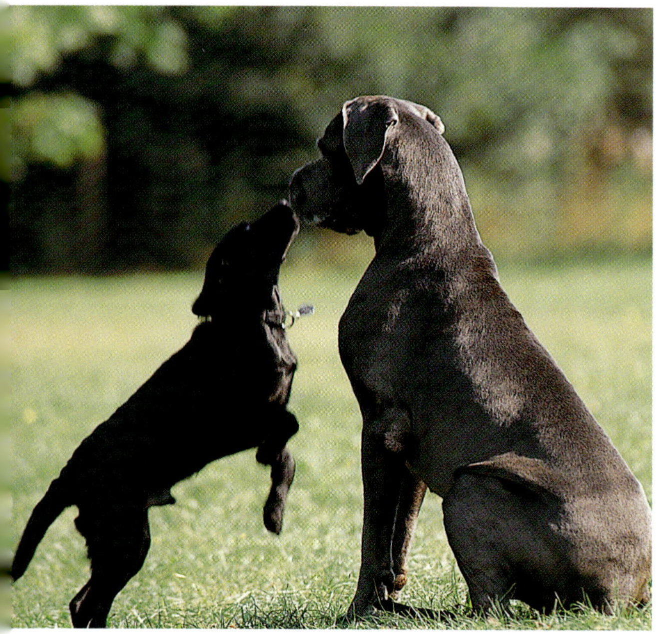

- Hat der Hund als Welpe oder in letzter Zeit noch etwas aufgenommen wie Erde, Sand, Holz, Steine oder Gras?
- Würde Ihr Hund Kot fressen, wenn ja, welchen (von Hund, Katze, sonstigen Tierarten, Menschenkot, eigenen Kot)?
- Hat der Hund – meist als Welpe – Papier oder Taschentücher gefressen?
- Zeigt oder zeigte Ihr Hund Wändelecken, Metalllecken, Händelecken? Würde der Hund eher Salzig oder Süß nehmen? → Es heißt nicht, dass Ihr Hund das bekommen sollte, sondern es geht darum, ob er es nehmen würde!
- Oft schließt sich hier auch die Frage an, was Ihr Hund als Futter bekommt: Trockenfutter, Dosenfutter, Selbstgekochtes, welche Leckerlis, Kaustangen, Ochsenziemer, Essensreste, Wurst, sonstiges, Futterzusätze?

Je nach Erkrankung, bei Hauterkrankungen und Verdauungsproblemen, ist es sehr wichtig, dass Sie eventuell die genaue Futterzusammensetzung oder die Beschreibung mitbringen, damit Ihr Tierarzt/In entscheiden kann, ob das Futter so bleiben kann oder einen Einfluss auf die Erkrankung haben kann.

Weitere Allgemeinsymptome sind:

- Einfluss von Wärme, Kälte oder Nässe:

Legt Ihr Hund sich eher warm, eher kalt? Ist es Ihm egal, ob es regnet oder nicht?

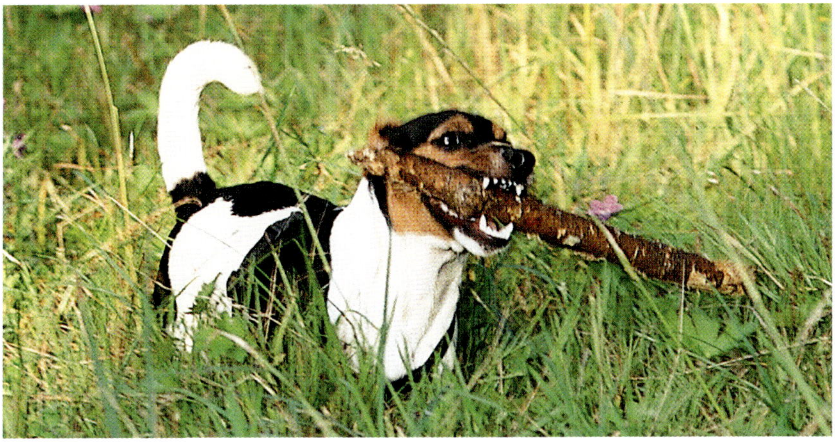

Viele Hunde haben eine Vorliebe für bestimmte Stoffe: Die einen zerfleddern Papiertaschentücher, die anderen sammeln Steine und wieder andere lieben Holz.

Verhalten

Ein weiterer, ganz wichtiger Punkt ist das Verhalten Ihres Hundes. Die Verhaltenssymptome sind oft ausschlaggebend für die Wahl der homöopathischen Arznei oder wichtig zur Differenzierung von mehreren infrage kommenden Arzneien.

Es ist wichtig, dass Sie die Symptome möglichst spontan und objektiv darstellen. Daher sind im Folgenden auch nur die Schwerpunkte aufgezählt. Es muss dem jeweiligen Therapeuten überlassen bleiben, sich ein Bild von Ihrem Hund zu machen. Wichtig ist:

› Ist Ihr Hund Familienhund, Leistungshund oder Zuchthund?

› Halten Sie ihn im Haus oder draußen?

› Haben Sie noch weitere Tiere?

Verhältnis Ihres Hundes zu Ihnen:

› Ist er eher anhänglich oder zurückhaltend?

› Erziehung leicht oder schwer?

› Wie reagiert er auf Schimpfen?

› Kann er eifersüchtig sein, wenn Sie mit anderen Menschen oder Hunden Kontakt aufnehmen, wie äußert sich das?

› Lässt er sich bürsten? Zecken oder Kletten entfernen?

› Wie verhält er sich zu fremden Menschen?

Wenn Sie Besuch bekommen? Draußen?

› Wie verhält er sich zu fremden Hunden?

› Kann er Kontakt aufnehmen?

Wie, mit wem? Mit wem nicht?

› Kann Ihr Hund allein bleiben?

Wenn nicht, was macht er dann?

› Wie ist Ihr Hund in fremder Umgebung? Eher neugierig, eher zurückhaltend oder ängstlich?

› Wie reagiert Ihr Hund auf Geräusche?

Im Haus: Klirren, Klackern, Staubsauger, Telefon

Draußen: Lastwagen, sonstige Geräusche

- Hat er Angst vor Gewitter, wie äußert sich die Angst?
- Hat Ihr Hund insgesamt Ängste? Wovor? Seit wann? Wie äußern sich diese?
- Zeigt Ihr Hund Aggressionen? Gegen wen: andere Menschen, andere Hunde, Sonstiges?
- Geht Ihr Hund ins Wasser?
- Geht er um Pfützen herum oder durch die Pfützen?
- Ist es ihm egal, ob er schmutzig ist, oder putzt er sich selbst?
- Was zeigt Ihr Hund an Verhalten, was andere Hunde nicht zeigen?

Die genannten Fragen sind eine Auswahl, im Einzelfall können weitere Aspekte von Bedeutung sein. Außerdem wird der Therapeut eine eigene klinische Untersuchung Ihres Hundes vornehmen, um sich selbst ein Bild von ihm zu machen.

Es sind viele Angaben nötig, bis der Homöopath sich ein Bild über den Hund gemacht hat. Der Appetit ist ein wichtiger Punkt.

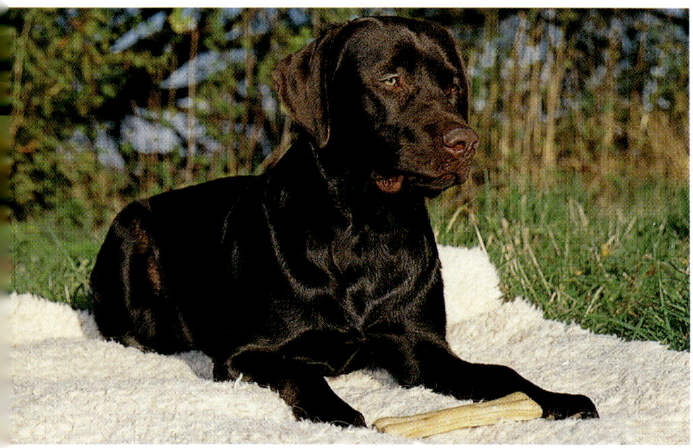

Auswertung der Anamnese

Eine homöopathische Anamnese kann je nach Vorkrankheiten und Symptomen bis zu einer Stunde und länger dauern.

Es kann sein, dass der Therapeut Ihnen schon gleich nach der Anamnese sagen kann, welches Mittel Ihr Hund braucht oder wie ein Therapieplan aussehen wird. Sehr oft wird er entweder noch weitere Laboruntersuchungen zur Abklärung einleiten oder die aufgenommenen Symptome ordnen und auswerten.

In der Fachsprache spricht man von Rubrizieren (wichtige Symptome erfassen) und Hierarchisieren (Wertung der Symptome).

Die wichtigen Symptome werden nun mit den homöopathischen Arzneien entsprechend der „Simileregel“ verglichen. Hierzu gibt es verschiedene Hilfsmittel: Zum Beispiel die „Arzneimittellehren“, das sind Sammlungen von homöopathischen Arzneien und ihren Symptomen.

„Repertorien“ sind Sammlungen von Symptomen, die dann die dazugehörigen Arzneien nach einem bestimmten Schlüssel und so genannten „Wertigkeiten“ enthalten.

Welchen Weg zur Arzneiwahl ein Homöopath wählt, muss individuell für den Patienten entschieden werden und richtet sich auch etwas nach den persönlichen Schwerpunkten des Therapeuten.

Verletzungen

Klinische Grundlagen und Symptome

Verletzungen aller Art kommen bei Hunden relativ häufig vor. Sie können klein und harmlos sein, aber auch lebensbedrohlich.

Ursachen

Schnittverletzungen durch Glas, scharfe Kanten, spitze Steine, Bissverletzungen, Stich- und Risswunden durch Stacheldrahtzäune, Pflöcke, Quetschwunden an schmalen Rinnen, engen Gitterrosten, an Bäumen usw., stumpfe Traumen durch Hinunterfallen, Ecke oder Baum „mitnehmen", Unfall, Schleudern usw.

Art der Verletzung

Man unterscheidet nach den betroffenen Geweben: Haut, Unterhaut, Faszie (schützt die Muskeln), Muskeln, Bänder, Sehnen, Gelenke, Knochen. Wichtig sind auch Umfang und Größe der Verletzungen.
Nur ein Tierarzt kann letztlich entscheiden, wie tief eine Wunde ist und ob ein chirurgisches Vorgehen nötig ist. Man kann grob sagen, dass Hautverletzungen über 1 cm Länge meist chirurgisch versorgt werden müssen.
Heimtückisch sind Biss- und Stichverletzungen: Von außen ist nur ein kleines Loch in der Haut zu sehen, aber darunter ist eine große Wundtasche, die sich leicht entzünden kann. Auch muss man immer bedenken, dass die Zähne, die Bissverletzungen hervorrufen, nicht steril sind und daher besonders kleine Verletzungen, die nicht oder kaum geblutet haben, anfällig für eine Wundinfektion sind.
Manchmal werden auch mit dem Biss Haare in die Wunde unter die Haut gedrückt. Diese entzünden sich ebenfalls sehr leicht und können zu erheblichen Eiterungen führen.
Mit homöopathischen Arzneien kann man nicht nur die Wundheilung sehr schön unterstützen, die Tiere haben auch weniger Schmerzen und sind schneller bei gutem Allgemeinbefinden.
Bei starken Allgemeinstörungen, wenn ein Hund auch nach einigen Minuten gar nicht auftritt, Wunden stark bluten oder ein Hund erbricht, muss unbedingt ein Tierarzt untersuchen, wie schwer die Verletzung ist und ob eine Schockbehandlung mit Infusion, Röntgen, Blutuntersuchung oder chirurgisches Eingreifen notwendig sind.

Die beschriebenen Mittel können dann auch unterstützend zusätzlich zur konventionellen Medizin eingesetzt werden. Eine chirurgische Wundversorgung muss möglichst innerhalb der ersten vier bis sechs Stunden erfolgen, da sonst eine Naht nur noch heilt, wenn eine so genannte „Auffrischung" aller Wundränder und der darunter liegenden Gewebe durchgeführt wird.

Äußerliche Behandlung bei akuten Verletzungen

Wichtig ist das vorsichtige Aufsuchen und Freischeren der verletzten Hautstellen. Dann wird oft schon klar, ob möglichst bald ein Tierarzt aufgesucht werden muss.

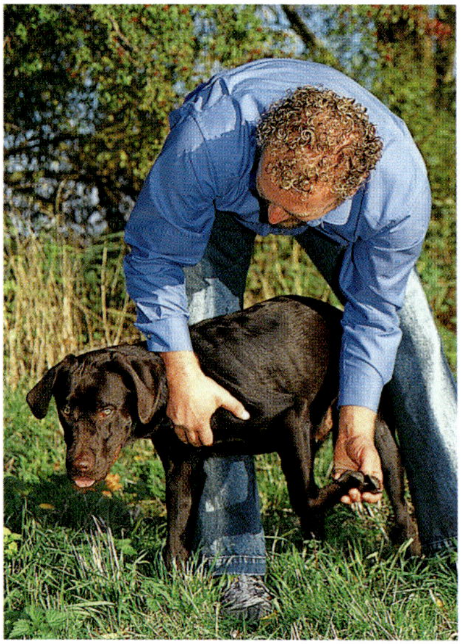

Die genaue Unterschung gibt Aufschluss, ob und wo eine Verletzung vorliegt.

Wundreinigung, äußerliche Wundbehandlung

Äußerlich hat sich die Reinigung und Desinfektion mit verdünnter Calendula-extern®-Tinktur bewährt (5 Tropfen auf einen Esslöffel oder Eierbecher oder 10 Tropfen auf eine halbe Tasse Wasser). Calendula extern reinigt, desinfiziert und regt die Wundheilung an. Arnica-extern®-Tinktur: wird entsprechend wie Calendula extern® angewandt und eignet sich mehr für flächige Blutergüsse, die sich als Rötung oder bläuliche Verfärbung zeigen. Nach der Tinktur kann man – sofern nicht eine chirurgische Versorgung nötig ist – die Wunde oder die Wundränder mit Calendula-Salbe behandeln. Auch hier fördert die Calendula-Salbe die Wundheilung, besonders auch bei infizierten oder rissigen Wunden. Arnica-Salbe nimmt man mehr bei Blutergüssen und Prellungen.

Hypericumöl (Johanniskrautöl)

Hypericumöl ist ein ganz mildes, heilungsförderndes und schmerzstillendes Wundöl, das von den Hunden gut toleriert wird. Es hat sich besonders bei oberflächlichen Schürfwunden bewährt, auch wenn sich nach einigen Tagen schon Krusten gebildet haben, die rissig werden und Juckreiz verursachen. Hypericum ist auch angezeigt bei Verletzungen am Schwanz und für Ränder von kleinen Stich- oder Bisswunden, die sehr schmerzhaft sind.

Gut zu wissen

Homöopathischer Therapieansatz

Wichtige Symptome

› Wichtig ist zu erkennen, ob eine Verletzung eher oberflächlich oder eher tief ist, ob Blutergüsse in der Tiefe zusätzlich oder überhaupt entstanden sind.

› Wie sieht die Wunde aus: Sind die Wundränder mehr glatt oder rissig, sind sie sauber oder verschmutzt, haben sie geblutet oder nicht?

› Wie schmerzhaft ist die Wunde? Tut es sehr weh oder verhält sich der Hund eher unbeeinträchtigt? Oder wie schmerzempfindlich ist der Hund?

› Müsste die Wunde genäht werden?

› Sind Allgemeinstörungen wie Kreislaufschock, Blutverlust zu berücksichtigen?

› Legt der Hund sich eher hin und verhält sich ruhig oder läuft er unruhig umher oder dreht er sich dauernd?

› Legt der Hund sich auf die gesunde oder auf die kranke Seite?

› Legt er sich eher warm oder kalt oder will er zugedeckt werden?

› Sucht der Hund die Hilfe des Menschen oder zieht er sich lieber zurück?

› Ist er auch „psychisch" geschockt?

Homöopathische Arzneien bei Verletzungen

Arnica

Arnica montana, der Berg-Wohlverleih

Arnica ist das wichtigste Wundheilmittel für akute Verletzungen.

Frische Wunden, frische Blutergüsse, Quetschungen von Haut und Muskulatur, aber auch frische Prellungen passen gut zu Arnica. Die Hunde haben Schmerzen, wissen nicht recht, wie sie liegen sollen, und drehen sich öfter. Sie wollen nicht angefasst werden und können auch zuschnappen! Auch am Tag nach dem Trauma haben die Hunde Schmerzen und wollen zunächst nicht aufstehen.

Arnica unterstützt die Wundheilung, besonders bei so genannten Weichteilschwellungen und Blutergüssen. Es ist erstaunlich, wie schnell sich die Hunde erholen und wie problemlos die Wundheilung verläuft.

Hunde, die Arnica brauchen, haben nicht nur einen körperlichen, sondern auch einen „psychischen" Schock: Sie sind nach dem Trauma schmerzarm, dann entwickeln sich die Schmerzen. Die Hunde erscheinen matt, erschöpft und sie haben oft Angst: Angst vor Autos, vor anderen Hunden, vor allem, was so ähnlich wie die Ursache ist. Arnica hilft auch, den „psychischen" Schock zu überwinden.

Verschlimmerung: Berührung, Bewegung.

Dosierung
Arnica montana (Berg-Wohlverleih)
Arnica D4 oder D6, zunächst 2–3 x im Abstand von 30 Minuten, dann 3 x täglich 1 Tablette oder 5–8 Tropfen Dilution oder 5–8 Globuli für 1–4 Tage.
Sehr bewährt, vor allem bei körperlichen und „psychischem" Schockzustand: Arnica D30 oder C30, 2 x im Abstand von einer Stunde, dann 2 x täglich für 1–2 Tage.

Bellis perennis

Bellis perennis, Gänseblümchen
Bellis perennis ist eine wichtige Arznei für einen Bluterguss (Hämatom) nach Verletzungen und Quetschungen, der sehr hart und schmerzhaft ist. Blutergüsse, die schon einige Tage oder ein bis zwei Wochen bestehen und nicht ausheilen wollen.

Bellis perennis, das Gänseblümchen, ist eine wichtige Arznei für harte und schmerzhafte Blutergüsse.

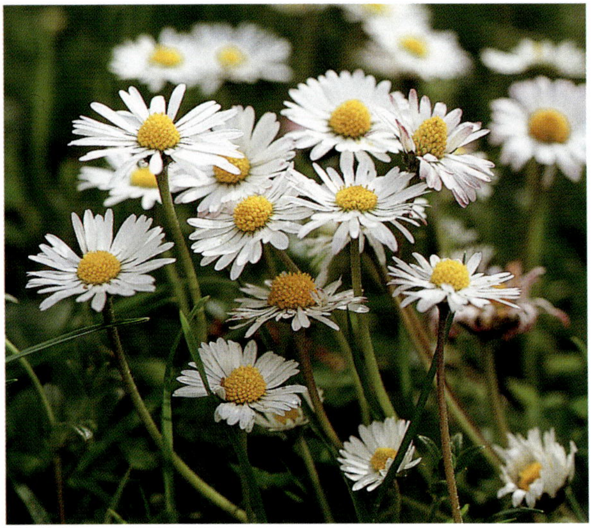

Dosierung
Bellis perennis, Gänseblümchen
Bellis perennis D4, 2–3x täglich 1 Tablette oder 5–8 Tropfen oder 5–8 Globuli, meist für 5–10 Tage.
Bellis perennis D30 oder C30, 1 x täglich für 5–7 Tage.

Hamamelis

Hamamelis virginica, Virginische Zaubernuss
Hamamelis ist eine wichtige Arznei für Blutergüsse, die schon ein bis zwei Tage alt sind. Die Hautstellen sind dunkelrot oder bläulich verfärbt. Schmerzhaftigkeit und Berührungsempfindlichkeit sind nicht so ausgeprägt wie bei Arnica.

Dosierung
Hamamelis virginica, Virginische Zaubernuss
Hamamelis D3 oder D4, 2–3 x täglich 1 Tablette oder 5–8 Tropfen Dilution oder 5–8 Globuli.

Hypericum

Hypericum perforatum, Johanniskraut
Hypericum ist eine bewährte Arznei für Verletzungen und Quetschungen von Nerven, besonders an den Gliedmaßenenden, den Pfoten und Zehen, aber auch Quetschungen der Schwanzspitze oder Ohrspitzen gehören dazu. Die Wunden sind nicht so groß, aber sehr schmerzempfindlich. Sind sie an den Pfoten, treten die

Hunde kaum auf. Andere Ursachen wie eine Fraktur oder ein Sehnenriss müssen ausgeschlossen sein! Hypericum ist auch bei einem Trauma an der Wirbelsäule angezeigt, wenn es dort zu Quetschungen der austretenden Nerven und entsprechenden Innervierungsstörungen kommt.

Dosierung
Hypericum perforatum, Johanniskraut
Hypericum D6, 2–3 x täglich 1 Tablette oder 5–8 Tropfen Dilution oder 5–8 Globuli.

Staphisagria

Delphinum staphisagria, Stephanskraut
Staphisagria ist ein Mittel zur Unterstützung der Wundheilung und bei Wundschmerzen für glatte Schnittwunden, dazu zählen auch Operationswunden. Die Arznei ist besonders bei sehr schmerzempfindlichen Hunden angezeigt. Sie lecken die Wunde gleich, lassen ungern Verbände anlegen oder reißen sie gleich wieder ab. Sie quietschen und jammern, wenn man nur in die Nähe der Wunde kommt. Auch wenn die Wundheilung komplikationslos verläuft, leiden diese Hunde scheinbar mehr als andere. Staphisagria fördert die Wundheilung und lindert auch die Schmerzen. Die Hunde erscheinen ausgeglichener.
Modalitäten:
Besserung: Ruhiges Liegen.
Verschlimmerung: Kälte, Aufregung.

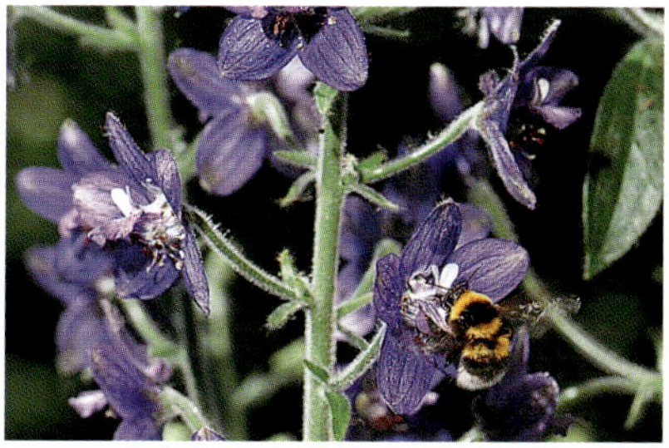

Aus dem Stephanskraut wird Staphisagria gewonnen, eine Arznei, die die Wundheilung unterstützt.

Dosierung
Delphinum staphisagria, Stephanskraut
Staphisagria D6, 2 x täglich 1 Tablette oder 5–8 Tropfen Dilution oder 5–8 Globuli für 4–7 Tage, Staphisagria D30, 1 x täglich, eventuell auch 2 x täglich, für 3–4 Tage.

Symphytum

Symphytum officinale, Beinwell
Symphytum ist die wichtigste Arznei zur Unterstützung der Heilung eines Knochenbruchs (Fraktur). Symphytum fördert die Kallusbildung, das ist das Reparaturgewebe zwischen den Frakturenden, aber auch die Ausheilung im Bereich Knochenhaut, der Band- und Sehnenansätze im Bereich der Fraktur. Auch Zubildungen/Überbeine (Exostosen) nach Knochen- bzw. Knochenhautprellungen verlieren mit Symphytum ihre Schmerzhaftigkeit und bilden sich langsam zurück.

Symphytum ist auch bewährt bei Panostitis, Ausheilung nach Operation des Proc. coronoideus oder ähnlichen Veränderungen siehe Seite 57.

Dosierung
Symphytum officinale, Beinwell
Symphytum D8, 2 x täglich 1 Tablette, 5–8 Tropfen Dilution oder 5–8 Globuli.

Insektenstiche, Zeckenbisse

Klinische Grundlagen und Symptome

Hautreaktionen mit Schwellung oder auch Entzündung durch Insektenstiche oder Zeckenbisse kommen immer wieder vor. Die Hunde lecken oder beißen dann daran, und so kann eine kleine Hautreaktion zu einem ausgedehnten Ekzem, einem so genannten Hot spot führen. Homöopathische Arzneien können hier die Beschwerden wie Juckreiz und Schmerzen lindern und die Abheilung unterstützen. Allergische Reaktionen auf Bienen- oder Wespenstiche, besonders im Kopfbereich, die innerhalb von Minuten oder einer halben Stunde zu starker Anschwellung, eventuell auch Erbrechen oder Atemnot führen, gehören bei sensiblen Hunden unbedingt sofort in tierärztliche Behandlung!
Die Abklärung, ob durch den Zeckenbiss eine Erkrankung, in erster Linie Borreliose, übertragen worden ist, kann nur ein Tierarzt über eine Blutuntersuchung durchführen. Man kann auch die Zecke aufheben und von einem Labor untersuchen lassen. Dies empfiehlt sich nur in seltenen Fällen, wo es gleich zu einer deutlichen Rötung und Schwellung gekommen ist.

Blutuntersuchungen, frühstens 3–4 Wochen nach dem Zeckenbiss, geben Aufschluss, ob sich der Hund mit Borelliose infiziert hat.

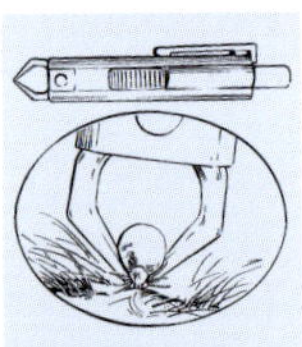

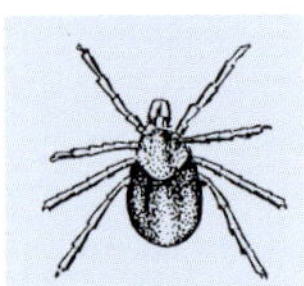

Zecken können Krankheiten wie Borreliose und Ehrlichiose übertragen. Hat sich die Zecke festgesetzt, sollte sie mit einer Zeckenzange entfernt werden.

Begleitende Maßnahmen

Man sollte bei einem Bienen- oder Wespenstich den Stachel – sofern er noch steckt – nach Möglichkeit vorsichtig mit einer Pinzette entfernen. Man kann die gestochene Stelle, soweit es der Hund zulässt, auch kühlen, mit durch ein Tuch abgepolstertem Kühlaggregat oder Eiswürfeln, oder man kann auch mit sehr kaltem Wasser Umschläge machen.
Auch Quarkumschläge können Linderung verschaffen.
Man kann, sofern zur Hand, Calciumtabletten verabreichen, auch etwas Hüttenkäse oder Quark hilft.
Fest sitzende Zecken können am besten mit einer speziellen Zeckenzange entfernt werden. Dazu wird die Zeckenzange möglichst nah an der Haut des Hundes am Kopf der Zecke angesetzt – ohne den Zeckenkörper zu quetschen – und vorsichtig herausgedreht. Ist der Kopf abgerissen oder hat der Hund den Zeckenkopf selbst abgebissen, so kann man äußerlich Calendula-Salbe oder sehr gut auch das milde Hypericumöl (Johanniskrautöl) auftragen. Etwa verklebte Haare der Umgebung müssen weggeschnitten werden.

Gut zu wissen

Homöopathischer Therapieansatz

Wichtige Symptome

Was muss man wissen, um eine Arznei zu finden?

Wichtig ist das genaue Aussehen der lokalen Reaktion:

- *Wie groß ist die Schwellung?*
- *Ist die Schwellung oder Reaktion eher blass, rot oder bläulich?*
- *Ist die Stelle eher hart oder weich?*
- *Ist sie schmerzempfindlich oder nicht, hat der Hund Juckreiz und schon geleckt?*
- *Ist das Allgemeinbefinden beeinträchtigt: Erbrechen, Mattigkeit, Fieber?*

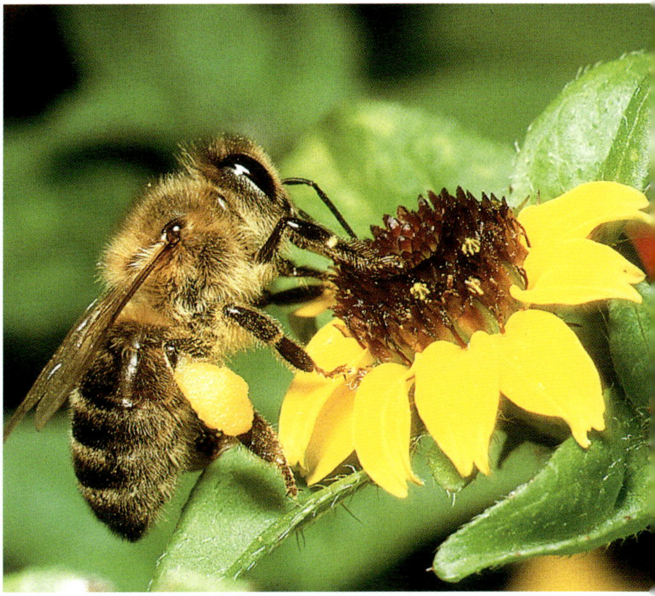

Apis mellifica, die Honigbiene, lindert Schmerzen und Schwellung nach Insektenstichen.

Homöopathische Arzneien

Apis mellifica

Apis mellifica, Honigbiene

Apis ist die Arznei für die mehr allergische Hautreaktion „wie von einem Bienenstich“: blassrote, schmerzempfindliche Schwellung oder auch kleine Quaddeln. Die Schwellung ist vermehrt warm, Kühlen tut gut! Apis lindert die Schmerzen und hilft die Schwellung schneller abzubauen.

Modalitäten:

Besserung: Kühlen, fester Druck.

Verschlimmerung: Berührung, Wärme.

Dosierung

Apis mellifica, Honigbiene

Apis D4 oder D6, gleich nach dem Stich 2–3 x im Abstand von einer halben Stunde, sonst 2–3 x täglich 1 Tablette oder 5–8 Tropfen Dilution oder 5–8 Globuli.

Sehr gut wirkt auch Apis D30, zu Beginn 2 x im Abstand von 1 Stunde, dann 1–2 x täglich für 2–3 Tage.

Ledum

Ledum palustre, Sumpfporst

Ledum ist eine Arznei für Zeckenbisse, bei denen nur eine kleine Rötung oder eher eine bläuliche Verfärbung auftritt, die sich auffallend hart anfühlt. Die Schmerzhaftigkeit ist relativ gering.

Ledum palustre, der Sumpfporst, unterstützt die Ausheilung von verhärteten Zeckenbissen.

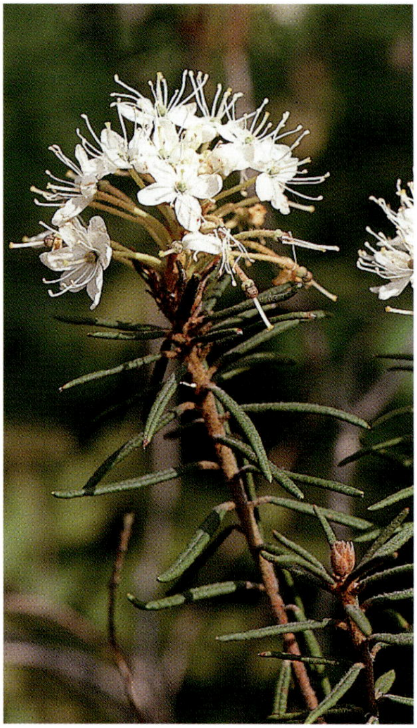

Stark juckende, entzündete Insektenstiche heilen schneller mit Staphisagria, dem Stephanskraut.

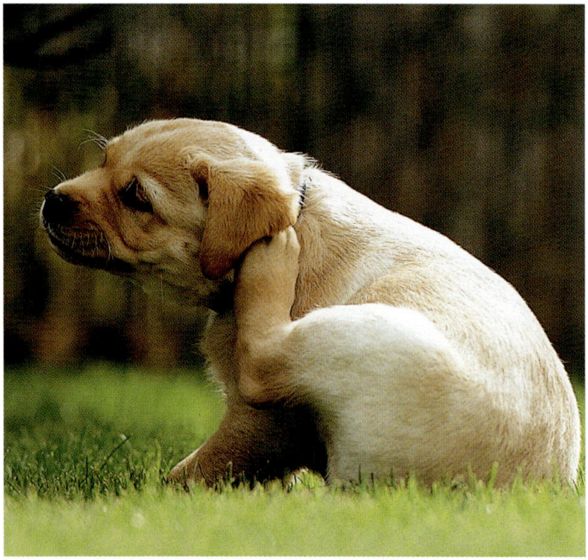

Ledum unterstützt die Ausheilung. Bei wirklichen Infektionen durch Insektenstiche oder Zeckenbisse, die mit Fieber und Schwäche einhergehen, wenn die Hunde keine Nahrung aufnehmen, müssen sie vom Tierarzt untersucht werden!

Dosierung
Ledum palustre, Sumpfporst
Ledum D4, 2 x täglich 1 Tablette, 5–8 Tropfen Dilution oder 5–8 Globuli.

Staphisagria
Delphinum staphisagria, Stephanskraut
Staphisagria ist angezeigt, wenn der Insektenstich oder Zeckenbiss nur wenig angeschwollen ist, sich aber entzündet hat und enormen Juckreiz verursacht. Es bildet sich teilweise eine kleine Kruste, die dann wieder weggeleckt wird. Es sind meist sehr schmerzempfindliche Tiere, zu denen Staphisagria passt.
Modalitäten:
Besserung: Ruhe, ruhiges Liegen.
Verschlimmerung: Aufregung, Kälte.

Dosierung
Delphinum staphisagria, Stephanskraut
Staphisagria D6, 2–3 x täglich 1 Tablette oder 5–8 Tropfen Dilution oder 5–8 Globuli für 3–5 Tage.
Stehen Juckreiz und Schmerzempfindlichkeit im Vordergrund, hilft auch Staphisagria D30 sehr gut, 2 x im Abstand von 24 Stunden.

Erkrankungen am Bewegungsapparat

Klinische Grundlagen – Ursachen

Erkrankungen des Bewegungsapparates gehen in der Regel mit deutlich ausgeprägten Lahmheiten oder Bewegungsstörungen einher.
Nach den betroffenen Geweben unterscheidet man Erkrankungen des
Band- und Sehnenapparates: Verrenkung/Verstauchung (Distorsion), aber auch Bänderrisse der
Knochen und Gelenke: Knochenbruch (Fraktur), Wachstumsstörungen wie die Jungtierknochenhautentzündung (Panostitis), das Ablösen von kleinen Knorpelstückchen, so genannten „Chips", vor allem im Ellbogenbereich (Proc.coronoideus) und der Schulter (Osteochondrosis dissecans) bei jungen Hunden großwüchsiger Rassen, degenerative Veränderungen an Gelenken wie Hüftgelenksdysplasie (HD), Ellbogendysplasie (ED) und Arthrosen.
Erkrankungen der Wirbelsäule, z.B. Verrenkung (Distorsion), Bandscheibenerkrankung (Diskopathie), Bandscheibenvorfall (Diskusprolaps), Cauda-equina-Syndrom (Problem im Kreuzdarmbeingelenk), Knochenzubildungen (Spondylosen).

Wichtig ist die Abklärung durch den Tierarzt, denn nur er kann feststellen, was genau vorliegt und ob eine „konservative" Therapie mit Medikamenten möglich und sinnvoll oder ob eine Operation notwendig ist.
Dies wird vor allem dann erforderlich sein, wenn es zu Gewebszerreißungen wie einem Bänderriss, Knochenbruch, Hüftluxation, akutem Bandscheibenvorfall mit sofort eingetretener Lähmung oder Ähnlichem gekommen ist.

Wichtig!

Abklärung erforderlich
Die nachfolgenden Therapieempfehlungen sind daher nur für die Fälle angezeigt, in denen eine Abklärung durch den Tierarzt bereits erfolgt und ein chirurgisches Vorgehen nicht erforderlich ist!

Ursachen für Erkrankungen des Bewegungsapparates sind meist traumatische Einwirkungen:
- Verspringen beim Spielen, Toben, plötzliches Aufspringen oder Umdrehen nach einem Geräusch, Pfiff oder durch Schreck.
- Hängenbleiben an Bodenunebenheiten, im Korb, an sonstigen Gegenständen.

- Herunterfallen aus großer Höhe.
- Unfall, angefahren durch ein Fahrzeug, Herumschleudern bei Kämpfen und Bissverletzungen, sonstige Ursachen.

Nichttraumatische Ursachen sind:

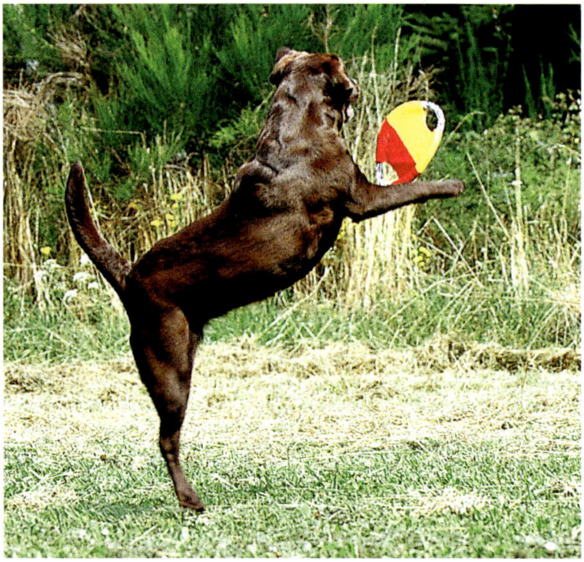

Bei kraftvollen Sprüngen, wie beim Frisbee spielen, können leicht Verletzungen am Bewegungsapparat auftreten.

- Wachstumsstörungen beziehungsweise wachstumsbedingte Erkrankungen wie Panostitis, Ablösen von Chondrosisherden an Ellbogen oder Schulter. Bei letzteren ist sehr oft eine Operation nötig und wir können homöopathisch die Ausheilung unterstützen.
- Alle degenerativen, oft altersbedingten Veränderungen wie Arthrosen, Spondylosen, Bandscheibenverkalkungen usw.
- Tiere mit veränderten Gelenken neigen leicht zu Verstauchungen (Distorsionen), sodass neben so genannten „Arthrosemitteln", die in erster Linie ein Fortschreiten der Veränderungen verhindern und eine Stabilisierung der Gelenke erreichen sollen, auch die Akutmittel für Verstauchung zum Einsatz kommen.

Begleitende Maßnahmen

Tiere mit Erkrankungen des Bewegungsapparates brauchen in der Regel Ruhe. Im ganz akuten Fall ist es besser, den Hund nur an der Leine zu führen und die Dauer zum „Geschäft-Erledigen" auf wenige Minuten zu beschränken. Bei Verstauchungen genügt es, die täglichen Spaziergänge für 5 bis 7 Tage deutlich zu verkürzen. Wir können uns leider nicht darauf verlassen, dass unser Hund schon weiß, wie viel er laufen darf: interessante Gerüche, das Bedürfnis zu spielen, lassen manchen Schmerz im Augenblick vergessen. Danach ist die Lahmheit oft wieder schlimmer. Unbedingt zu vermeiden sind alle plötzlichen, heftigen Bewegungen mit Starts und Stopps, z.B. bei Stöckchenspielen und Ballwerfen. Aber auch das Herumtoben mit anderen Hunden ist eine enorme Belastung der Gelenke und Bänder und daher in dieser Zeit zu vermeiden. Beim Laufen auf ebenem Untergrund kann hingegen weniger passieren. Besonders schwierig ist

es, junge Hunde ruhig zu halten. Haben sie keinen Auslauf, hüpfen sie in der Wohnung oder im Zwinger herum und verletzen sich dabei leichter, als wenn man sie etwas auf geradem Untergrund laufen lässt. Man kann auch versuchen, den Hund mit leichten Gehorsams- oder Konzentrationsübungen oder Suchen von Gegenständen zu beschäftigen.
Im Einzelfall richten sich die Einschränkungen nach der Schwere der Erkrankung und müssen individuell für den Hund angepasst werden.

Äußerliche Behandlung

Einreibungen von außen helfen beim Hund in der Regel wenig. Man müsste erst die Haare scheren, damit die Mittel nicht nur auf die Haare kommen, sondern auch wirklich einwirken können.
Äußerliche Behandlung mit Wärme oder Kälte kann man im Einzelfall testen: In den meisten Fällen lassen die Hunde gern eine warme Decke oder auch ein Heizkissen zu, dann tut es gut. Wenn der Hund Wärme nicht duldet, sollte man es lieber lassen.
Bei Hunden mit Arthrosen verschlimmern sich die Beschwerden durch witterungsbedingte Kälte und Nässe oft sehr deutlich. Es hilft dann sehr, wenn man darauf achtet, dass sich der Hund z.B. nicht auf kalte Fliesen oder kalten und nassen Boden legt.

Physiotherapie

Physiotherapie ist eine neue, sehr schnell aufstrebende Therapieform für Hunde. Eine gute Physiotherapie unterstützt die Heilung und Regeneration von Bändern und Muskulatur und bringt besonders nach Operationen schnellere Fortschritte. Es ist derzeit allerdings nicht so einfach, wirklich gut ausgebildete Therapeuten zu finden.

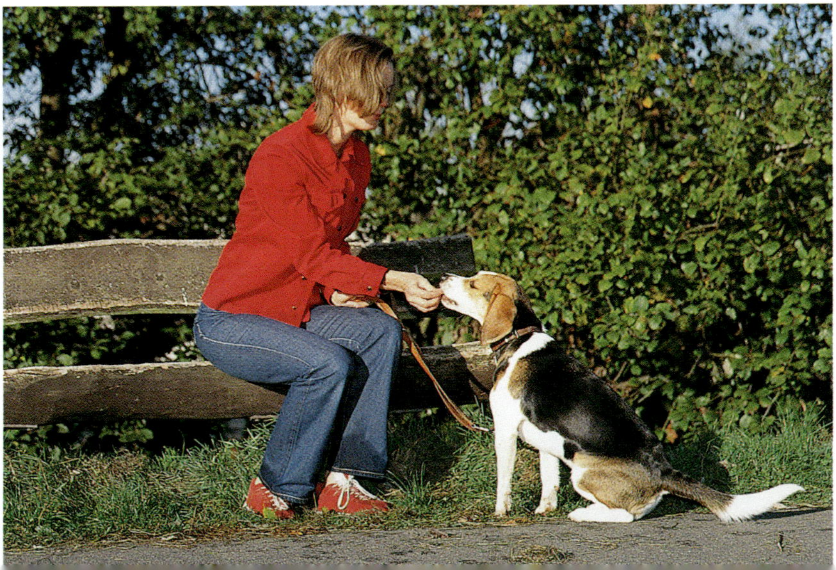

Bei Verstauchungen ist es wichtig, den Hund ruhig zu halten. Lassen Sie ihn lieber an der Leine und beschäftigen Sie ihn anderweitig.

Gut zu wissen

Homöopathischer Therapieansatz

Wichtige Symptome für die Arzneimittelwahl

Worauf man achten muss:
Homöopathische Arzneien unterstützen die Ausheilung und Regeneration von Bändern, Sehnen, Muskeln und Gelenken. Der Schmerz wird nicht einfach unterdrückt wie bei konventionellen Schmerzmitteln, sondern die Ausheilung und Regeneration des geschädigten Gewebes soll gefördert werden. Das ist wichtig, um einen Rückfall bei der nächsten ungeschickten Bewegung zu vermeiden.
Hierin liegt der Vorteil homöopathisch behandelter Hunde: Die Erkrankungen heilen besser aus, die Tiere sind weniger anfällig für Rückfälle.
Für die Wahl der homöopathischen Arzneien bei Erkrankungen des Bewegungsapparates sind die Modalitäten, das heißt alles, was sich bessernd oder verschlimmernd auf die Lahmheit auswirkt, wichtig:

Bewegung oder Ruhe

- *Geht der Hund die ersten Schritte sehr deutlich lahm und läuft sich dann ein, sodass man die Lahmheit kaum noch sieht, oder vermeidet er wirklich jede Bewegung und will weder aufstehen noch laufen?*
- *Wird die Lahmheit mit zunehmender Bewegung schlechter?*

Kälte und Nässe, Wärme

- *Haben Kälte und Nässe die Lahmheit ausgelöst oder verschlimmert? Legt der Hund sich lieber warm oder kalt? Mag er zugedeckt werden?*

Vorsicht: Fettleibige Hunde oder Hunde mit vergrößertem Herzen oder sehr dickem Fell legen sich grundsätzlich lieber kühl oder kalt. Es kann dennoch sein, dass Kälte für die Beschwerden des Bewegungsapparates eher verschlechternd und Wärme bessernd wirkt.

Schmerzhaftigkeit

- *Zeigt Ihr Hund deutliche Schmerzen mit Stöhnen, Hecheln, eventuell auch Knurren, Schreien? Zeigt er Schmerzen, wenn er sich bewegen oder wenn man ihn anfassen will?*
- *Ist Ihr Hund berührungsempfindlicher als sonst? Oder lässt er sich gern etwas streicheln oder massieren?*
- *Legt sich der Hund eher weich oder hart? Legt er sich bei einseitigen Lahmheiten eher auf die kranke oder auf die gesunde Seite?*
- *Sind die Beschwerden morgens schlimmer oder am Abend?*
- *Was ist erkrankt? Es gibt in der Homöopathie Arzneien für den Band- und Sehnenapparat mit Muskulatur, Arzneien für Gelenkreizungen, für Knochenhaut und Bandansatz, für die Knochen selbst oder Nerven. Dies muss bei der Arzneiwahl berücksichtigt werden!*

Ein Beispiel: Pudel-Mix Asta hat sich beim Springen von einer Mauer verletzt. Sie quietscht und stöhnt, wenn sie aufstehen will. Bei einer akuten Verstauchung im Kniegelenk würde sie erst Arnica, im Anschluss vielleicht Bryonia bekommen.
Ist es zu einer Verstauchung der Wirbelsäule gekommen und ein Nerv ist eingeklemmt, bräuchte sie andere Mittel. Hier käme Hypericum, das Mittel für akute Nervenquetschung, zum Einsatz.

Homöopathische Arzneien

Verstauchung/Verrenkung (Distorsion)

Eine Verstauchung wird meist durch Überdehnung von Band, Sehne oder Muskel hervorgerufen. Sie ist fast immer traumatisch bedingt. Es liegt eine kleine Verletzung von einzelnen Band- oder Sehnenfasern vor, es kann auch zu kleinen Blutungen (Hämatom) kommen.

Anacardium

Anacardium orientale, Ostindischer Elefantenlausbaum
Anacardium ist eine Arznei für sehr hartnäckige Verstauchungen, wenn die Lahmheit nicht weichen will. Eine Steifheit der Bewegung bleibt, wenn Rhus toxicodendron nicht in gewohnter Weise anspricht.

Dosierung
Anacardium orientale, Ostindischer Elefantenlausbaum
Anacardium D6, 2 x täglich 1 Tablette oder 5–8 Tropfen Dilution oder 5–8 Globuli für mindestens 2–3 Wochen.

Arnica

Arnica montana, Berg-Wohlverleih
Arnica ist das wichtigste Anfangsmittel für die ganz akute Verstauchung, die der Hund erst vor wenigen Stunden oder maximal einem Tag erlitten hat. Die Hunde haben Schmerzen, wollen sich nicht bewegen, wissen aber nicht, wie sie sich legen sollen, und verändern ständig ihre Lage, sind im Liegen unruhig. Sie sind auch berührungsempfindlich, können mit Stöhnen, Schreien oder sogar Schnappen reagieren. Das betroffene Bein wird hochgehalten. Die Hunde erscheinen auch im Verhalten beeinträchtigt und sind wie „geschockt“.

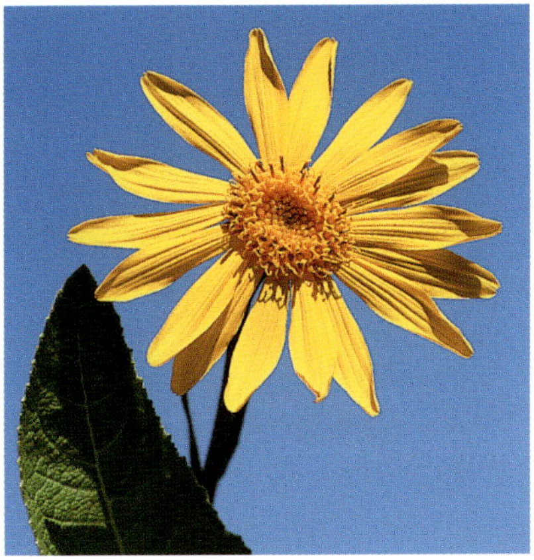

Arnica montana, der Berg-Wohlverleih, ist die wichtigste homöopathische Arznei für frische Wunden und Verletzungen.

Dosierung

Arnica montana, Berg-Wohlverleih

Arnica D4 oder D6, zuerst stündlich, dann 2–3 x täglich 1 Tablette oder 5–8 Tropfen Dilution oder 5–8 Globuli für 1–2 Tage, bei Blutergüssen auch 3–4 Tage.

Sehr gut wirkt im akuten Fall auch Arnica D30 oder Arnica C30, dann 2–3 x täglich gegeben, besonders wenn die Hunde auch insgesamt traumatisiert erscheinen.

Bryonia

Bryonia dioica, Zaunrübe

Bryonia ist das Mittel für akute Gelenksentzündung, eventuell auch mit Schwellung. Das Gelenk ist vermehrt warm. Die Modalitäten sind sehr auffällig: jede Bewegung verschlimmert. Die Hunde bleiben ganz ruhig liegen, wollen nicht aufstehen, bleiben auch liegen, wenn jemand kommt oder wedeln nur ganz matt mit dem Schwanz. Bringt man sie zum Aufstehen, so laufen sie auf drei Beinen; oft besteht der Verdacht, dass ein Bänderriss oder eine Fraktur vorliegen könnte. Sie laufen nur wenige Schritte und legen sich dann möglichst wieder hin.

Besserung durch Liegen auf der kranken Seite: Die Hunde liegen erstaunlicherweise eher auf dem erkrankten Bein, da fester Druck durch eine feste Unterlage die Beschwerden lindert.

Die Hunde können durch die Erkrankung sehr unleidlich, sogar aggressiv sein: Sie wollen nicht berührt oder gestreichelt werden, knurren und können sogar zuschnappen.

Die Tiere haben manchmal auffallenden Durst und trinken große Mengen auf einmal.

Bei akuter Verstauchung mit dickem, schmerzhaftem Gelenk und dem Bedürfnis nach Ruhe kann Bryonia dioica, die Zaunrübe, die Heilung unterstützen.

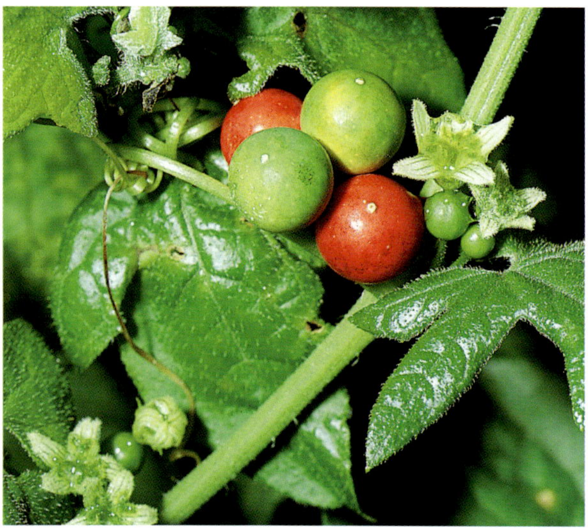

Besonderheit bei Arthrosen

Hunde mit Arthrosen zeigen einen deutlichen Aufstehschmerz, laufen sich dann aber etwas ein. Sie zeigen eine „Besserung durch Bewegung“. Trotzdem reagieren Hunde mit fortgeschrittenen Arthrosen oft besser auf Bryonia als auf Rhus toxicodendron. Man geht davon aus, dass bei Arthrosen die entzündliche Reizung im Gelenk im Vordergrund steht. Bryonia hat mehr Bezug zur Gelenkreizung, während Rhus toxicodendron eher ein Mittel für Bänder und Sehnen ist.

Dosierung

Bryonia dioica, Zaunrübe

Bryonia D4, 2–3 x täglich 1 Tablette oder 5–8 Tropfen Dilution oder 5–8 Globuli, für ca. 3–5 Tage, bei Arthrosen auch über längere Zeit.
Sind die Tiere sehr unleidlich, kann man auch Bryonia D30 oder C30 1–2 x täglich für einige Tage geben. (Bei Besserung oder Veränderung der Symptome muss das Mittel abgesetzt werden.)

Calcium fluoratum

Calciumfluorid, Flussspat

Calcium fluoratum ist eine Arznei zur Nachbehandlung von Verstauchungen, wenn Bindegewebe und Bänder schwach bleiben und gestärkt werden müssen. Es ist eine Arznei für junge und für alte Hunde, auch eine Arznei, um nach einer Operation am Bewegungsapparat Bindegewebe und Bänder zu stärken.

Dosierung

Calciumfluorid, Flussspat

Calcium fluoratum D6 oder D12, 2 x täglich 1 Tablette oder 5–8 Tropfen Dilution oder 5–8 Globuli als Kur für mindestens 4–6 Wochen.

Rhus toxicodendron

Rhus toxicodendron, Giftsumach

Rhus toxicodendron ist das wichtigste Mittel für akute und schon einige Tage/Wochen bestehende Verstauchungen, die sich bei Bewegung bessern:

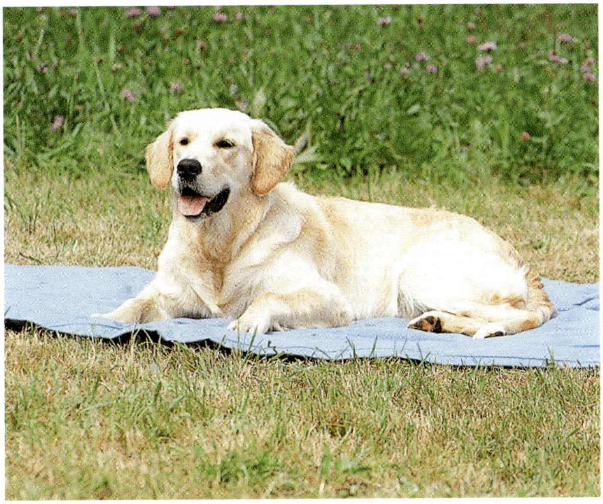

Hunde, die Rhus toxicodendron, den Giftsumach, brauchen, sind nach Ruhephasen deutlich lahm, laufen sich aber nach einigen Schritten ein.

Die Tiere stehen teilweise schwer auf, zeigen während der ersten Schritte eine deutliche Lahmheit, treten manchmal kaum auf oder knicken deutlich ein. Nach einigen Schritten haben sie sich eingelaufen und bewegen sie sich fast lahmfrei. Wenn sie allerdings länger laufen, verschlimmert sich die Lahmheit wieder. Haben die Hunde gelegen und stehen wieder auf, ist die Lahmheit wieder sehr deutlich. Da Bewegung bessert, sind manche Hunde eher unruhig und lassen sich nur ungern in der Bewegung einschränken. Rhus toxicodendron unterstützt die Ausheilung von überdehnten Bändern und Sehnen. Es fördert aber auch die Regeneration und festigt den Band- und Sehnenapparat. Das Mittel sollte daher einige Tage länger gegeben werden, als die akuten Beschwerden andauern.

Lose Kniescheiben (leichte Patellaluxation) lassen sich durch eine Gabe über 4–6 Wochen häufig deutlich festigen. Man muss allerdings auch an Mittel wie Silicea und Calcium fluoratum denken.

Rhus toxicodendron hat eine deutliche Verschlimmerung durch Kälte und Nässe. Dies betrifft alte Distorsionen, die schon länger zurückliegen, bei denen die Hunde nur bei Kälte und Nässe eine leichte Lahmheit zeigen. Rhus toxicodendron ist auch angezeigt, um den Bandapparat nach Operationen von gerissenen Bändern, z.B. Kreuzband im Knie, oder nach operierten Frakturen wieder zu kräftigen. Auch hier gibt man die Arznei über längere Zeit, ca. 3–6 Wochen.

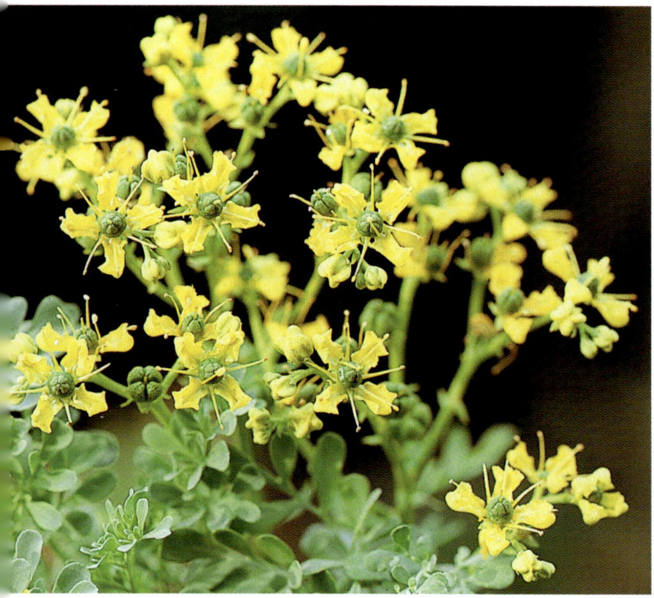

Ruta graveolens, die Garten- oder Weinraute, ist eine Arznei für Schmerzen und Entzündung am Band- oder Sehnenansatz.

Dosierung

Rhus toxicodendron, Giftsumach

Rhus toxicodendron D6 oder D12, 2 x täglich 1 Tablette oder 5–8 Tropfen Dilution oder 5–8 Globuli.

Bei akuten Distorsionen ist auch Rhus toxicodendron D30 oder C30 1 x täglich bewährt.

Ruta

Ruta graveolens, Garten- oder Weinraute

Ruta ist eine sehr interessante Arznei: Sie ist das Mittel für Verletzungen, Zerrungen an Band- und Sehnenansatz, für sehr schmerzhafte Reizungen der Knochenhaut (Periost) in diesem Bereich.

Die Lahmheit ähnelt sehr dem Bild von Rhus toxicodendron: Die Hunde treten die ersten Schritte kaum auf und laufen sich dann ein. Das Mittel zeigt ebenfalls Verschlimmerung durch Kälte und Nässe. Auffällig ist eine punktförmige Schmerzempfindlichkeit im Bereich von Bandansätzen an den Gelenken. Sie sind besonders deutlich seitlich am Ellbogengelenk oder auch darunter zu fühlen, während sich das Gelenk insgesamt relativ gut strecken und beugen lässt.

Ruta hat sich daher neben Rhus toxicodendron in den letzten Jahren sehr bewährt, und wird auch gern nach Operationen eingesetzt, wenn der Aufstehschmerz nur zögerlich weichen will.

Dosierung
Ruta graveolens, die Garten- oder Weinraute
Ruta D4, 2– 3x täglich 1 Tablette oder 5–8 Tropfen Dilution oder 5–8 Globuli

Erkrankungen der Wirbelsäule

Akute Beschwerden werden meist traumatisch durch Verspringen, Fallen, bei Unfällen, Raufereien usw. ausgelöst, aber auch ein ungeschicktes Drehen im Korb oder Hochschrecken kann akute Schmerzen verursachen. Bei Wirbelsäulenerkrankungen kommt es nicht nur zu Muskel- und Sehnenverspannungen oder sehr schmerzhaften Entzündungen,

Gut zu wissen

Wirbelsäulenerkrankungen

Schmerzen und Verspannungen der Wirbelsäule treten bei allen Rassen auf. In erster Linie sind Hunde in der zweiten Lebenshälfte anfällig für Beschwerden.
Wir unterscheiden:
- *Verstauchung (Distorsion)*
- *Bandscheibenerkrankungen (Diskopathie)*
- *Bandscheibenvorfall (Diskusprolaps)*
- *Cauda-equina-Syndrom (Kreuzdarmbeinerkrankung)*
- *Knochenzubildungen (Spondylosen)*

sondern auch zur Beeinträchtigung der Innervierung der Beine. Bereits vorhandene Einengungen an der Austrittsstelle der Nerven zwischen den Wirbeln können bei Bluterguss oder Entzündung durch akute Distorsion dazu führen, dass einzelne Nerven oder sogar das Rückenmark geschädigt sind. Dies kann sich in ganz akuten, sehr schmerzhaften Entzündungen (Neuritiden) oder Einklemmen eines Nervs oder sogar in Innervierungsschwäche oder -störung (Paraesthesie) bis zu Lähmungserscheinungen (Paralyse) äußern. Bei den Lähmungserscheinungen, meist durch Bandscheibenvorfall oder Hämatom nach Unfall beziehungsweise schwerem Trauma verursacht, unterscheidet man die mehr krampfhafte, so genannte spastische Lähmung und die schlaffe, so genannte lytische Lähmung.

Spastische Lähmung

Bei der spastischen Lähmung der Hinterhand, die meist von Veränderungen zwischen den letzten Brustwirbeln und den ersten Lendenwirbeln ausgeht, haben die Hunde noch sehr starke Schmerzen. Die Beine werden verkrampft (spastisch) nach vorn untergeschoben. Die Muskulatur der Wirbelsäule erscheint in der Regel verspannt und dadurch wie geschwollen, ist sehr hart und auch druckempfindlich.

Wenn man die Tiere vorsichtig aufstellt, ist in mindestens einem Bein noch eine Restinnervierung festzustellen. Der Hund kann sich gerade noch halten. Es kann sein, dass er Probleme hat, Harn oder Kot abzusetzen. Besonders auf den Harnabsatz muss geachtet werden, denn es kann schnell zu einem Rückstau in die Niere kommen. Der Hund muss innerhalb von 24 Stunden Urin abgesetzt haben.

Lytische Lähmung

Bei der schlaffen Lähmung werden die Beine nachgezogen oder nachgeschleift. Der Hund kann zwar nicht laufen, hat aber kaum noch Schmerzen, er hat „kein Gefühl". Bei älteren Hunden und altersbedingten Rückenmarksveränderungen kann es auch direkt zu Beeinträchtigung (Paraesthesien) der Innervierung kommen: Die Hunde laufen ataktisch mit den Hinterbeinen, knicken hinten manchmal kurz weg, besonders wenn sie schnell um die Ecke wollen oder ein kleines Hindernis im Weg ist. Dann treten sie, oft mit nur einem Hinterbein, auf die falsche Zehenseite auf. Die Lähmungserscheinungen schreiten langsam fort: Der Gang wird immer schwankender, dann kann oft auch der Kot nicht mehr gut gehalten werden oder wird im Laufen abgesetzt. Ob diese Symptome eine Folge von Spondylosen und Bandscheibenverkalkung mit fortschreitender Rückenmarksschädigung sind oder eine so genannte Rückenmarksdegeneration, ein Abbau von Rückenmark vorliegt, kann eine Rückenmarkskontrastuntersuchung oder Rückenmarkpunktion, eventuell auch eine Kernspintomographie (CT) klären. Für die Therapie macht es wenig Unterschied: Die Möglichkeiten sind in jedem Fall sehr begrenzt, auch in der konventionellen Medizin. Man gibt Vitamin-B-Komplex, Schmerzmittel, teilweise auch Cortison. Auch mit homöopathischen Arzneien kann man einmal zerstörtes Rückenmarkgewebe nicht wieder heilen. Wir können versuchen, das Fortschreiten der Veränderungen etwas aufzuhalten, damit so viel Innervierung erhalten bleibt, dass die Hunde noch laufen können und damit zurecht kommen. Homöopathisch behandelte Tiere sind oft noch lange Zeit bei sehr gutem Allgemeinbefinden und kommen mit der Erkrankung zurecht. Leider ist die Rückenmarkszerstörung jedoch irgendwann so weit fortgeschritten, dass es nicht mehr weitergeht. Dieser Zustand kann dann sehr plötzlich, innerhalb weniger Tage eintreten. Dann müssen wir den Hund erlösen.

Erkrankungen der Halswirbelsäule

Veränderungen der Halswirbelsäule können in die Vordergliedmaßen ausstrahlen und auch einseitige Lahmheiten verursachen. Ein Vorderbein wird steif weggehalten, man denkt zunächst an eine Fraktur.

Wichtig bei Beschwerden der Halswirbelsäule: Die Tiere stehen da und halten den Kopf eingezogen. Die Beschwerden verschlimmern sich, wenn der Kopf gesenkt wird, daher den Futter- und Wassernapf hochstellen!

Gut zu wissen

Begleitende Maßnahmen

Ruhe ist für Hunde mit akuten Wirbelsäulenschmerzen sehr wichtig. Jegliches Springen auf Stuhl, Sofa, ins Auto, aus dem Auto hinaus und auch Treppensteigen ist unbedingt zu vermeiden! Es kann zum Bandscheibenvorfall und damit zur Lähmung kommen, die möglicherweise nicht reparabel ist.
Vorsicht: *Bei Verdacht auf einen akuten Bandscheibenvorfall kein Rotlicht verwenden, es kann zu einer Verschlimmerung der Schmerzen kommen. Lieber mit einer leichten Decke zudecken, wenn der Hund es zulässt und als angenehm empfindet.*

Homöopathischer Therapieansatz

Es gelten die Angaben der Erkrankungen am Bewegungsapparat. Zusätzlich ist die Innervierung zu beachten, denn auch bei den homöopathischen Arzneien unterscheiden wir Mittel für eher schmerzhafte Nervenreizungen von Mitteln mit Innervierungsstörung oder Lähmung.

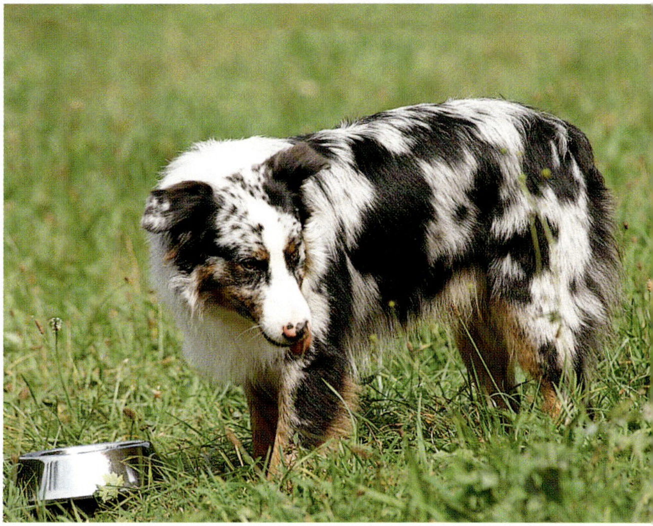

Hunde mit Halswirbelsäulenverletzungen haben Probleme. den auf dem Boden stehenden Wassernapf zu erreichen. Er sollte hoch gestellt werden.

Homöopathische Mittel

Arnica

Arnica montana, Berg-Wohlverleih
Arnica ist auch hier das Mittel für die ganz akute Distorsion der Wirbelsäule, meist durch Sturz oder Unfall, eventuell auch durch Herumschleudern bei einer Rauferei ausgelöst.

› *Wärme, Massage usw. siehe Bewegungsapparat* **Seite 43**

Bryonia

Bryonia dioica, Zaunrübe
Ähnlich wie bei der Verstauchung von Gelenken können wir auch an der Wirbelsäule einen „Bryonia-Zustand" beobachten: Die Tiere wollen sich nicht bewegen, wollen nicht aufstehen, nicht laufen. Die Muskulatur am Rücken erscheint wie verdickt, ist vermehrt warm und schmerzempfindlich.

› *Symptome und Dosierung siehe Verstauchung/Distorsion* **Seite 44**

Wichtig zur Unterscheidung von anderen Mitteln: Die Reflexe sind erhalten, die Hunde können noch stehen und laufen.
Sie haben manchmal sehr viel Durst auf große Mengen Wasser. Ein Hund, der Bryonia braucht, kann sehr unleidlich reagieren, wenn man ihn zum Aufstehen bewegen will. Vorsicht!

Dosierung
Bryonia dioica, Zaunrübe
Bryonia D4, 2–4 x täglich 1 Tablette oder 5–8 Tropfen Dilution oder 5–8 Globuli für ca 2–4 Tage. Dann sollte sich der Zustand deutlich gebessert haben.

Hypericum

Hypericum perforatum, Johanniskraut
Hypericum perforatum, das Johanniskraut, ist ein wichtiges Mittel für akute Nervenquetschung mit starken Schmerzen:
Die Hunde schreien auf oder quietschen, wenn sie sich bewegen wollen. Es scheint ein plötzlicher, schießender Schmerz aufzutreten, von dem die Hunde nicht genau wissen, woher er kommt. Sie stehen dann mit aufgekrümmtem Rücken da oder halten ein Vorderbein steif weg, wenn die Halswirbelsäule betroffen ist.
Ihr Tierarzt muss entscheiden, ob eventuell ein Bandscheibenvorfall vorliegt und gegebenenfalls operativ eingegriffen werden muss.

Dosierung
Hypericum perforatum, Johanniskraut
Hypericum D4 oder D6, 2–4x täglich 1 Tablette oder 5–8 Tropfen Dilution oder 5–8 Globuli.
Eine Wirkung sollte innerhalb von 12 Stunden eintreten, bei deutlicher Besserung wird die Arzneigabe reduziert oder abgesetzt.

Nux vomica

Strychnos nux-vomica, Brechnuss
Nux vomica ist die wichtigste Arznei für schmerzhafte Erkrankungen der Wirbelsäule beim Hund. Die Hunde schreien oder quietschen, wenn sie sich bewegen wollen. Anders als bei Hypericum sind jedoch die Angst vor dem Schmerz und die Berührungsempfindlichkeit sehr ausgeprägt: Die Hunde schreien schon, wenn sich ihnen nur jemand nähert oder eine Hand näher kommt und man den Hund noch gar nicht berührt hat. Die Hunde sind sehr unleidlich, können auch knurren und zuschnappen, wenn man sie hochheben will. Es ist besser, sie im Korb oder auf einer Decke hinauszutragen. Es liegt eine spastische Lähmung oder Beeinträchtigung vor: Die Hinterbeine werden verkrampft nach vorn gestreckt, die Rückenmuskulatur ist bretthart. Harn- oder Kotabsatz können beeinträchtigt sein. Der Bauch ist sehr schmerzempfindlich. Ganz zu Beginn der Erkrankung stehen die Hunde nur mit leicht

aufgekrümmtem Rücken und hartem, aufgeblähtem Bauch da. Man kann im ersten Moment nicht genau sagen, ob sie kolikartige Bauchschmerzen oder Wirbelsäulenschmerzen haben.
Nux vomica kann beide „Spasmen" lösen. Die Hunde sind viel schneller wieder bei besserem Allgemeinbefinden, nicht mehr so unleidlich und überempfindlich. Sie trauen sich wieder, sich zu bewegen.
Nux vomica ist mehr bei Beschwerden der Hintergliedmaßen angezeigt. Bei akuten, schmerzhaften Innervierungsstörungen an einer oder beiden Vordergliedmaßen ist Hypericum eher erfolgversprechend.

Dosierung
Strychnos nux-vomica, Brechnuss
Nux vomica D6, 2–5 x täglich 1 Tablette oder 5–8 Tropfen Dilution oder 5–8 Globuli.
Eine Besserung sollte innerhalb von 12 bis maximal 24 Stunden eintreten. Manchmal ist das Nicht-Weiter-Fortschreiten in Richtung Lähmung bei besserem Allgemeinbefinden das erste Zeichen. Bei Besserung gibt man die Arznei nur noch 2–3 x täglich. Sie sollte aber mindestens einige Tage, besser 8–10 Tage länger gegeben werden als die Symptome anhalten. Wenn es den Tieren besser geht, bewegen sie sich wieder mehr, und die Schmerzen treten wieder auf, wenn die Erkrankung noch nicht ausgeheilt ist.

Rhus toxicodendron

Rhus toxicodendron, Giftsumach
Rhus toxicodendron gilt eher als Mittel zur Nachbehandlung von Wirbelsäulenbeschwerden oder wenn nur muskuläre Verspannungen die Ursache sind. Die Hunde stehen noch etwas steif auf und laufen sich dann ein. Sie reagieren sehr empfindlich auf Kälte und Nässe, laufen dann wieder schlechter. Sorgen Sie für einen warmen Platz, denn Wärme und leichte Bewegung tut ihnen gut, und vermeiden Sie Überlastung. Rhus toxicodendron ist ein Mittel für die nasskalte Jahreszeit. Man kann damit erreichen, dass sich die Verspannungen langsam lösen, die Hunde dadurch nicht so anfällig für akute Beschwerden sind.

Dosierung
Rhus toxicodendron, Giftsumach
Rhus toxicodendron D6 oder D12, 2 x täglich 1 Tablette oder 5–8 Tropfen Dilution oder 5–8 Globuli.

Cimicifuga

Actaea racemosa, Wanzenkraut
Cimicifuga ist ein Mittel für akute Schmerzen der Halswirbelsäule. Sie bestehen schon seit 1–2 Tagen. Die Tiere schreien nicht, sie können den Kopf aber nur schwer bewegen und können den Kopf nicht gut zum Napf am Boden senken.
Sie sind mürrisch und unleidlich wegen ihrer Schmerzen.

Dosierung

Actaea racemosa, Wanzenkraut

Cimicifuga D4 oder D6, 2–3 x täglich 1 Tablette oder 5–8 Tropfen Dilution oder 5–8 Globuli. Eine Besserung sollte innerhalb von 2–3 Tagen eintreten. Meist ist ein Folgemittel (Rhus toxicodendron oder Lachnanthes) nötig.

Lachnanthes tinctoria

Lachnanthes tinctoria, Wollnarzisse

Lachnanthes ist eine wichtige Arznei für immer wiederkehrende Beschwerden der Halswirbelsäule beim Hund. Oft bestehen leichte Verkalkungen der Bandscheiben oder sonstige Abnutzungserscheinungen. Die Arznei wird vor allem zur Nachbehandlung und Vorbeugung eingesetzt und hat sich bewährt. Die Hunde haben deutlich weniger Rückfälle und Schmerzen.

Dosierung

Lachnanthes tinctoria, Wollnarzisse

Lachnanthes D3, 2x täglich1 Tablette oder 5–8 Tropfen Dilution oder 5–8 Globuli für mindestens 2–4 Wochen.

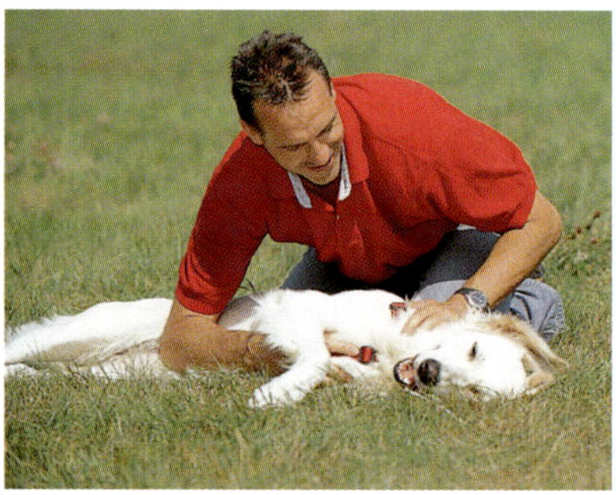

Nach der Behandlung geht es ihm deutlich besser und er genießt die Streicheleinheiten seines Herrchens.

Strychninum nitricum

Stryninum nitricum, Strychninnitrat

Strychninum nitricum ist ein Mittel für schon eingetretene Rückenmarksschädigung. Die Hunde laufen steif, ataktisch, staksig. Sie knicken öfter hinten weg. Der Stellreflex (Propriozeption) der Zehen ist verzögert, aber noch vorhanden. Die Arznei steht zwischen Nux vomica und Plumbum, das schon ausgeprägte Lähmungen hat.

Dosierung

Strychninum nitricum, Strychninnitrat

Strychninum nitricum D6, 2–3 x täglich 1 Tablette oder 5–8 Tropfen Dilution oder 5–8 Globuli.

Plumbum aceticum, Plumbum metallicum

Bleiacetat, Metallisches Blei

Plumbum ist eine Arznei für schon eingetretene deutliche Innervierungsstörungen (Paraesthesien) und Lähmungen. Der Stellreflex (Propriozeption) der Zehen ist deutlich verzögert. Die Hunde zeigen einen wackligen, schwankenden Gang, haben Mühe die Balance zu halten. Kälte und Nässe, vor allem Kälte, verschlechtern das Gangbild deutlich. Am Morgen oder die ersten Minuten laufen sie noch ganz gut, auch wenn das Wetter schön ist oder sie warm gelegen haben. Mit zunehmender Belastung wird der Gang immer schwankender, sie knicken immer häufiger ein, bleiben oft

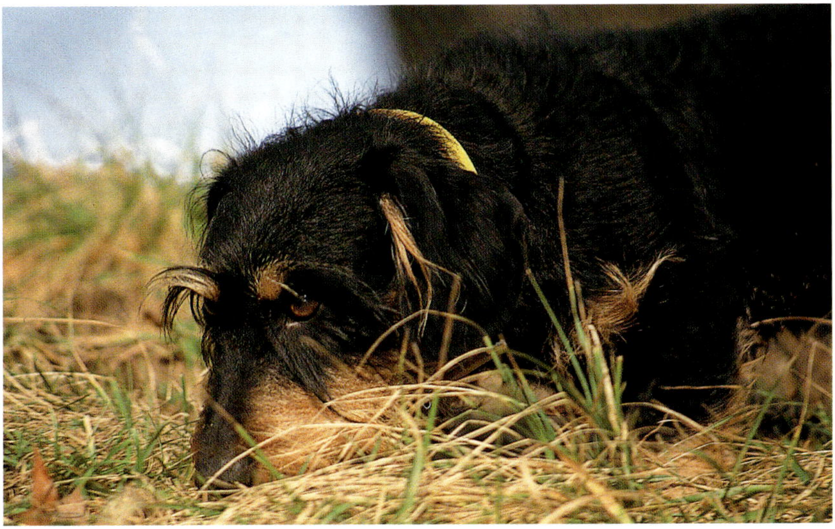

Dackel neigen aufgrund ihres langen Rückens und der kurzen Beinchen vermehrt zu Wirbelsäulenerkrankungen.

liegen und können dann erst weiterlaufen. Sie können nicht mehr ins Auto springen, Treppen nur noch schwer oder gar nicht mehr laufen. Manchmal verlieren sie kleine Kotmengen oder Urintropfen im Schlaf beziehungsweise wenn sie liegen. Die Symptome werden bei Hunden besonders deutlich, die früher sehr bewegungsfreudig waren und nun nicht einsehen wollen, dass sie nicht mehr so weit laufen können. Sie freuen sich auf jeden Spaziergang, aber machen dann schnell schlapp.
Mit Plumbum aceticum oder Plumbum metallicum kann man die stark schwankenden Beschwerden oft für einige Zeit sehr schön stabilisieren. Die Hunde können sich wieder etwas besser bewegen und länger laufen. Man muss für die Hunde mitdenken: Sie müssen sich 5- bis 10-mal so viel anstrengen, um zu laufen: 1 km Spaziergang ist dann so viel wie 5 bis 10 Kilometer. Die Länge des Spazierwegs muss angepasst werden.
Mit Plumbum können die Hunde den Harn- und Kotabsatz oft noch einige Zeit unter Kontrolle halten.

Dosierung
Plumbum aceticum, Plumbum metallicum, Bleiacetat, Metallisches Blei
Plumbum aceticum D6 Tabletten, 2 x täglich 1 Tablette.
Plumbum metallicum D8 Dilution, 2 x täglich 5–8 Tropfen oder 2 x täglich 1 Tablette oder 5–8 Globuli.
Plumbum ist eine Arznei, die – entsprechend der Erkrankung – in ihrer Wirkung eher langsam einsetzt, aber sehr nachhaltig wirkt.

Für akute Beschwerden: s. Verstauchung/Distorsion: Bryonia, Rhus toxicodendron, Ruta, Nux vomica, Hypericum und andere

Arthrosen, Spondylosen

Es sollen hier nur die Mittel ergänzt werden, die man einsetzen kann, um ein Fortschreiten der Veränderungen aufzuhalten, soweit dies möglich ist. Auch kann die Anfälligkeit für meist sehr hartnäckige akute Entzündungen und Distorsionen deutlich herabgesetzt werden.

Harpagophytum

Harpagophytum procumbens, Teufelskralle

Das Mittel ist inzwischen beim Hund für Arthrosen der großen Gelenke wie Hüfte und Schultergelenk sowie für Spondylosen und sonstige chronische Veränderungen der Wirbelsäule sehr bewährt. Die Hunde stehen steif auf, laufen sich dann etwas ein, können aber nicht mehr so lange laufen. Sie tun sich schwer beim Treppensteigen und können nicht oder kaum ins Auto springen. Hunde großer und mittelgroßer Rassen sind häufiger betroffen als kleinwüchsige Rassen. Die Hunde sind meist schon etwas älter. Man weiß inzwischen, dass Harpagophytum auch eine gute Wirkung auf Leber und Niere hat. Die Tiere sind nach längerer Einnahme insgesamt viel robuster und weniger krankheitsanfällig für Infektionen.

Die Beschwerden sind im Winter und bei Kälte und Nässe schlimmer, weshalb das Mittel bei leichteren Beschwerden vor allem im Winter gegeben werden sollte. Es ist oft erstaunlich, wie viel besser die Hunde laufen und leichter aufstehen können, ausdauernder und aktiver sind, an Lebensqualität deutlich gewinnen. Das Mittel sollte über längere Zeit gegeben werden. Mit Harpagophytum konnten einige Hunde mit Hüftgelenksdysplasie (HD) oder schweren Spondylosen noch über Jahre fit gehalten werden!

Dosierung

Harpagophytum procumbens, Teufelskralle

Harpagophytum D2 oder D4, 2 x täglich 1 Tablette oder 5–8 Tropfen Dilution oder 5–8 Globuli. Bei großen Rassen und der Potenz D2 sind Tabletten und Dilution wirkstoffreicher und daher oft wirksamer.

Bei akuteren Beschwerden, kann man Rhus toxicodendron im Wechsel mit Harpagophytum geben.

Hekla lava

Lava vom Hekla-Vulkan auf Island

Hekla lava ist auch ein sehr bewährtes Mittel für schwere Arthrosen der Gelenke. Das betrifft sowohl die Hüften als auch Knie-, Ellbogen- oder Zehengelenke. Hekla lava wird eingesetzt, um einem Fortschreiten der Arthrose und einer Verschlimmerung der Beschwerden entgegenzuwirken. Ist gleichzeitig eine Gelenksentzündung vorhanden, kann die Arznei zu Beginn auch mit Bryonia kombiniert werden.

Dosierung
Hekla lava, Lava vom Hekla-Vulkan auf Island
Hekla lava D8 oder C6, 2 x täglich 1 Tablette oder 5–8 Tropfen Dilution oder 5–8 Globuli (ab D10).

Calcium fluoratum

Calcium fluorid, Flussspat
Calcium fluoratum ist eine bewährte Arznei für Schädigungen am Gelenkknorpel, auch an der Wirbelsäule in Verbindung mit Bänder- und Bindegewebsschwäche bei alten Hunden. Sie haben einen Senkrücken oder/und treten vorn in den Gelenken deutlich durch. Manchmal hört man auch beim Aufstehen oder Laufen deutliches Gelenkknacken. Die Veränderungen sind noch nicht so weit fortgeschritten wie bei Hekla lava oder Harpagophytum. Man gibt Calcium fluoratum oft auch als Kur zur Vorbeugung, wenn schon mal Beschwerden aufgetreten sind und das Mittel zum Körperbau des Tieres passt.

Dosierung
Calcium fluorid, Flussspat
Calcium fluoratum D6 oder D12, 2 x täglich für mindestens 6 Wochen.
Kur: 6 Wochen Calcium fluoratum D6, 2 x täglich, 6 Wochen Calcium fluoratum D12, 1x täglich 1 Tablette oder 5–8 Tropfen Dilution oder 5–8 Globuli. Die Kur sollte 2 x pro Jahr gemacht werden.

Strontium carbonicum

Strontiumcarbonat
Die Arznei wird bei degenerativen Knochenprozessen wie Spondylosen oder Diskusverkalkungen eingesetzt. Die Tiere stehen schwer auf. Beim Menschen werden ziehende Schmerzen am Rücken beschrieben. Die Verspannungen der Rückenmuskulatur sind sehr hartnäckig und die zuvor beschriebenen Mittel sprechen nicht oder nur unbefriedigend an.

Dosierung
Strontium carbonicum, Strontiumcarbonat
Strontium carbonicum D6, 2 x täglich 1 Tablette oder 5–8 Tropfen Dilution oder 5–8 Globuli.

Patellaluxation, lose Kniescheiben, lose Gelenke

Ständige, hochgradige Luxationen, wie wir sie bei Zwergrassen wie Yorkshire-Terrier und Zwergpudeln, aber auch bei anderen Rassen finden, können wir auch homöopathisch nicht heilen. Es gibt homöopathische Arzneien, die die Bänderfestigkeit erhöhen und dadurch die damit verbundenen Beschwerden lindern können.
Bei leichteren Patellaluxationen konnte mit der passenden homöopathischen Arznei der Zustand oft deutlich stabilisiert werden. Dies gilt auch für lose Hüftgelenke.

Das röntgenologische Bild wird sich leider nicht verändern, aber es entstehen nicht so schnell Abnutzungserscheinungen und Arthrosen. Die Hunde haben seltener Beschwerden damit, es kommt nicht so leicht zur Distorsion, wenn sie stürmisch durch die Gegend hüpfen.

Auch die Durchtrittigkeit großer Hunderassen im Wachstum, wenn die Welpen sehr schnell gewachsen sind und zu eiweißreich ernährt wurden, gehört zu diesem Krankheitskomplex.
Der lose Bandapparat und das Bindegewebe können mit homöopathischen Mitteln gekräftigt werden.

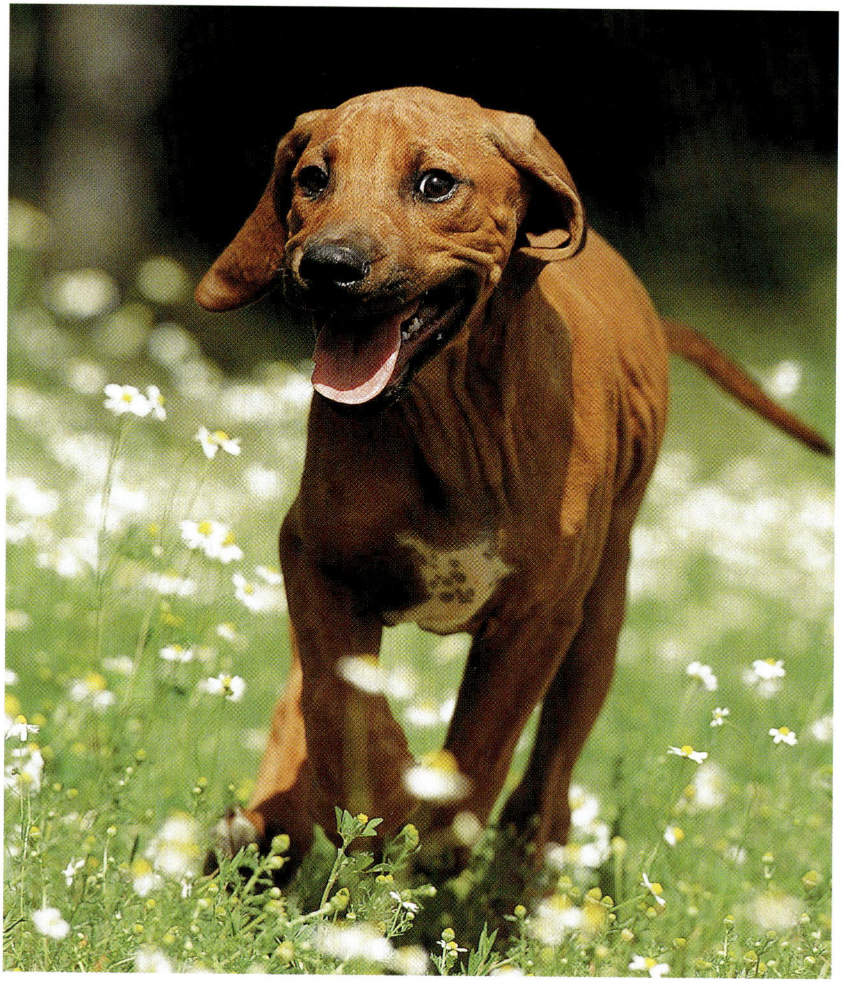

Die Gelenke eines temperamentvollen Hundes müssen vieles aushalten. Richtige Ernährung und homöopathische Arzneien sorgen für eine gesunde Entwicklung.

Rhus toxicodendron

Rhus toxicodendron, Giftsumach

Giftsumach ist ein Mittel für Band- und Sehnenapparat. Es kann zur Behandlung von Lahmheiten durch lose Bänder eingesetzt werden. Wenn man die Arznei über 2–3 Monate gibt, kann man den Bandapparat auch insgesamt festigen, besonders bei jüngeren Hunden. Dosierung siehe Distorsion S. 46.

Calcium fluoratum

Calciumfluorid, Flussspat

Calcium fluoratum ist ein wichtiges Mittel für Bänder – auch für Bindegewebsschwäche und lose Gelenke bei jungen und bei alten Hunden. Junge Hunde treten in den Gelenken vorn sehr deutlich durch, haben viel Haut und wirken schlaksig. Sie sind oft sehr stürmisch und ungeschickt in ihren Bewegungen. Der Gelenkknorpel ist noch nicht gefestigt.

Junghunde großer Rassen, die sehr schnell gewachsen sind und vorn stark durchtreten!

Dosierung

Calciumfluorid, Flussspat

Hier hat sich eine Kur über mehrere Wochen bewährt.

Calcium fluoratum D4, 2 x täglich für 3 Wochen.

Danach Calcium fluoratum D6, 2 x täglich für 3 Wochen.

Danach Calcium fluoratum D12, 1 x täglich für 3 Wochen.

Vorsicht: Bei großen Rassen muss unbedingt darauf geachtet werden, dass das Futter nicht zu eiweißreich ist!

Osteochondrose, Proc. coronoideus, isolierter Proc. anconaeus

Es ist sehr gut eine unterstützende Nachbehandlung nach OP möglich. Diese Hunde haben oft Probleme in der Ausheilung, die sehr zögerlich verläuft. Es ist sehr schwierig, die temperamentvollen jungen Hunde über längere Zeit ruhig zu halten. Die Erkrankung selbst ist auch ein Zeichen für einen gestörten Knochenstoffwechsel, daher ist auch die Ausheilung oft verzögert.

› *s. Verstauchung / Distorsion* Seite 43

Dosierung

Folgende Mittel haben sich bewährt

Nach der OP:

Arnica, dann Bryonia, später Ruta.

Bei sehr hartnäckigen Beschwerden:

Strontium carbonicum D6, 2 x täglich 1 Tablette oder 5–8 Tropfen Dilution oder 5–8 Globuli

Calcium-fluoratum-Kur, siehe Patellaluxation, lose Gelenke.

› *Calcium fluoratum-Kur, Patellaluxation, lose Gelenke* Seite 45

Acidum hydrofluoricum D6, 2 x täglich 5–8 Tropfen Dilution oder 1 Tablette (ab D10) oder 5–8 Globuli (ab D10), wenn auch die Knochenheilung sehr zögerlich ist.

Prellungen: S. Verletzungsmittel Arnica, Hamamelis, Symphytum, Bellis perennis.

Infektionskrankheiten und Fieber

Klinische Ursachen und Symptome

Es gibt in der Homöopathie so genannte Infektions- und Fiebermittel. Im Anfangsstadium von akuten Erkrankungen stehen Fieber, Schwäche, Mattigkeit und Allgemeinstörungen, die den ganzen Organismus betreffen, im Vordergrund. Die „lokale" Symptomatik wie Husten, Halsentzündung, Eiterungen oder Magen-Darm-Symptome sind noch nicht oder nur sehr schwach ausgeprägt. Für dieses erste Stadium einer akuten Infektion ist das passende Infektions- und Fiebermittel angezeigt. Wenn das Mittel sehr gut passt und rechtzeitig gegeben wird, dann wird der Hund damit geheilt und es ist keine weitere Therapie nötig. Das ist jedoch im Einzelfall nicht immer möglich. Ändern sich die Symptome, so muss – entsprechend der Ähnlichkeitsregel – auch eine andere Arznei gewählt werden. Bei Fieber über 39,8° C und/oder sehr starker Schwäche muss ein Tierarzt die Krankheitsursache abklären. Homöopathische Infektions- und Fiebermittel wirken bei durch Bakterien verursachten Infektionen ebenso wie bei Virusinfektionen, wobei die Virusinfektionen noch besser auf Homöopathika reagieren, zumal die in der konventionellen Medizin eingesetzten Antibiotika gegen Viren ja auch nicht wirksam sind und nur so genannte Sekundärinfektionen abdecken.

Bei Verdacht auf eine Infektion sollten Sie zuerst die Körpertemperatur messen.

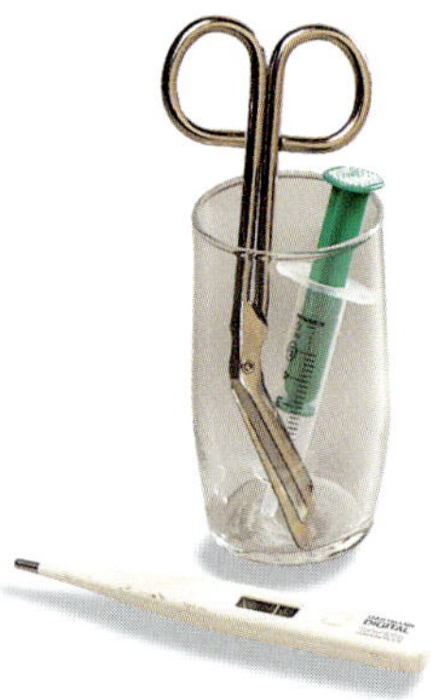

Begleitende Maßnahmen bei Infektions- und Fiebererkrankungen

Bei plötzlichen, starken Allgemeinstörungen und Mattigkeit ohne sonstige Symptome sollte man unbedingt die Körpertemperatur messen (normal: 38,0-39,0° C), um festzustellen, ob eine akute Infektion vorliegen kann. Ein kranker Hund soll Ruhe haben, nach Möglichkeit mit ins Haus genommen werden, damit man ihn besser beobachten kann und merkt, ob vielleicht doch ein Hüsteln, Atemgeräusche oder Magen-Darm-Symptome auftreten. Zittern und/oder Hecheln können auch ein Zeichen von Schmerzen sein, die sowohl im Bewegungsapparat als auch in inneren Organen (Magen-Darm, Blase-Niere usw.) ihre Ursache haben können und gegebenenfalls durch einen Tierarzt abgeklärt werden müssen!

Gut zu wissen

Homöopathischer Therapieansatz

Wichtige Symptome zur Arzneiwahl

- *Wie schnell sind die Symptome aufgetreten: innerhalb von 1–2 Stunden, von 1/2 Tag, von 1 Tag?*
- *Wie hoch ist die Körpertemperatur?*
- *Was könnte die Ursache sein: Ist der Hund nass geworden? Kalter Wind? Bissverletzung, sonstige Verletzung? Ansteckung?*
- *Wie stark ist das Allgemeinbefinden gestört: Nimmt der Hund noch Nahrung auf? Liegt er nur, kann er noch aufstehen?*
- *Reagiert er auf Rufen, begrüßt er noch? Hat er Harn und Kot abgesetzt?*
- *Fühlt er sich eher warm an oder kalt? Fühlen sich die Gliedmaßen anders an als der Körper?*
- *Wie ist die Atemfrequenz? (Normal: 10–30 pro Minute.)*
- *Zittert er? Legt sich der Hund eher warm oder eher kalt? Will er zugedeckt werden? Ist er ruhig oder unruhig? Sucht er die Nähe des Menschen oder will er in Ruhe gelassen werden? Ist er berührungsempfindlich?*

Homöopathisch sieht man Fieber als gesunde Reaktion des Organismus, um mit einem „Keim“ oder der Infektion fertig zu werden. Daher wirken die homöopathischen Arzneien nicht einfach fiebersenkend. Wir wollen die körpereigenen Abwehrkräfte unterstützen und mobilisieren, damit der Organismus mit seinem Immunsystem mit dieser Infektion fertig wird und eine gute Immunität bildet.

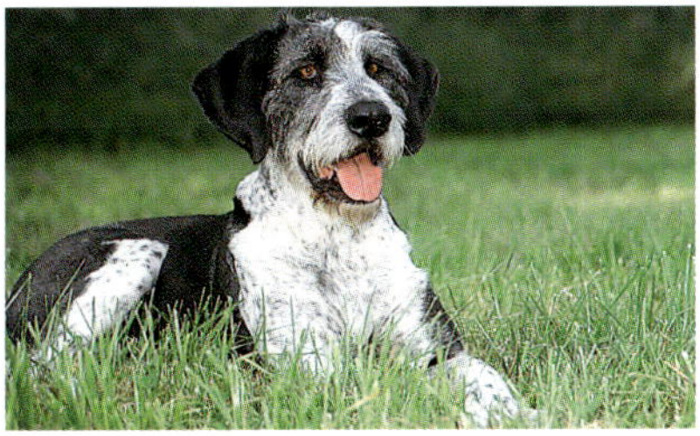

Homöopathische Arzneien

Aconitum

Aconitum napellus, Blauer Eisenhut oder Sturmhut

Aconitum gehört zu den giftigsten Heilpflanzen Europas.

Aconitum ist die Arznei für das allererste Krankheitsstadium einer ganz akuten Infektion. Die Hunde sind – meist am Nachmittag oder gegen Abend – plötzlich sehr matt, zittern, erscheinen ängstlich und schreckhaft. Die Körpertemperatur liegt weit über 40,0° C. Es ist noch nicht zu erkennen, welches Organ, Magen-Darm oder Atemwege usw., erkranken wird. Die Schleimhäute sind rot, der Puls ist hart und klopfend.

Bei akuten Infektionen können Symptome ganz plötzlich entstehen.

Meist sind es Viruserkrankungen, die so stürmisch (Sturmhut!) verlaufen. Aconitum entwickelt sich besonders durch Kälte und kalten Wind. Nach einigen Stunden lokalisiert sich die Erkrankung, dann sind die Symptome anders und das Aconitum-Stadium ist vorbei.

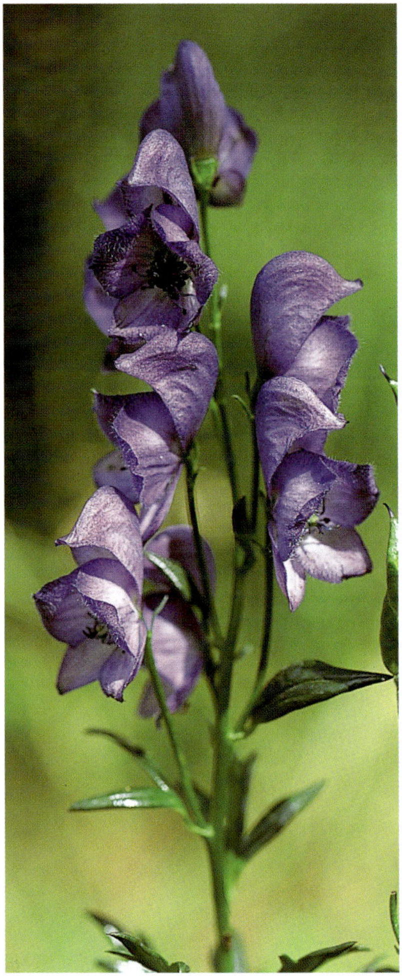

Bei ganz plötzlichem Fieber und Frösteln ist Aconitum napellus, der Blaue Eisenhut, angezeigt.

Es ist daher gar nicht so einfach, dieses allererste Krankheitsstadium rechtzeitig zu erkennen. Gibt man sofort Aconitum in halbstündigem Abstand, 2- bis 3-mal, so kann man die Infektion im Idealfall „kupieren“: Der Hund schläft dann ruhig ein und ist am nächsten Tag noch etwas ruhiger, doch anschließend ist er wieder gesund. Wenn sich andere Symptome entwickeln, wird ein Folgemittel gebraucht, das besser zu den Symptomen passt.

Modalitäten: Verschlimmerung durch kalten Wind.

Dosierung

Aconitum napellus, Blauer Eisenhut

Aconitum D4 oder D30, 2–3 x im Abstand von 1/2 Stunde 1 Tablette oder 5–8 Tropfen Dilution oder 5–8 Globuli.

Belladonna

Atropa belladonna, Tollkirsche

Belladonna ist eine Arznei für akute Infektionen, bei denen der Krankheitsherd bereits zu erkennen ist: ein entzündetes Gelenk, ein geröteter Rachen, Geräusche auf der Lunge. Die Temperatur ist innerhalb eines halben oder ganzen Tages, meist gegen Abend auf bis zu 40,0° C oder auch darüber angestiegen. Die Hunde erscheinen sehr matt und ruhig, wollen sich nicht bewegen. Sie sind aber sehr berührungsempfindlich und können,

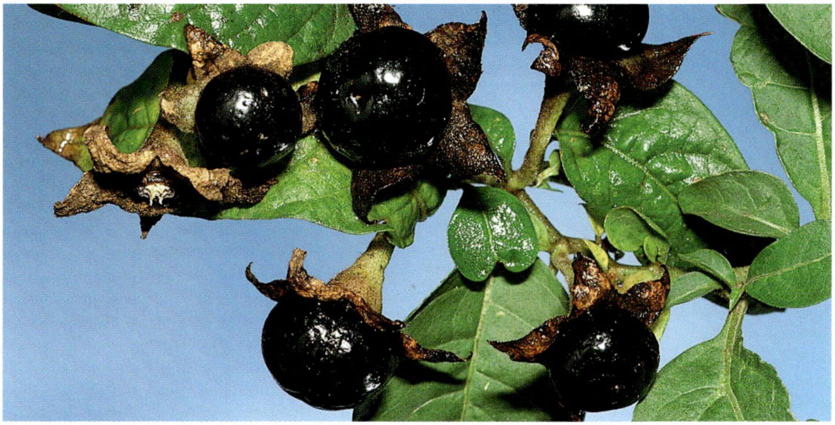

Belladonna, die Tollkirsche, ist ein wichtiges Infektions- und Fiebermittel.

wenn man sie anders legen oder streicheln will, unerwartet heftig und aggressiv reagieren. Die Schleimhäute in der Mundhöhle und die Bindehäute der Augen sind sehr rot, das Herz klopft. Ist ein Gelenk oder eine Bissstelle entzündet, so ist sie deutlich rot, heiß, geschwollen und sehr schmerzempfindlich. Eine Eiterung ist nicht oder noch nicht zu erkennen. Bei Atemwegserkrankungen ist der Rachen deutlich gerötet, die Halslymphknoten angeschwollen oder es treten schon einzelne Hustenstöße auf. Die Tiere hinterlassen Schweißabdrücke mit den Pfoten. Es wird gar keine Nahrung aufgenommen, die Aufnahme von Wasser kann unterschiedlich sein.
Eine klinische Untersuchung durch den Tierarzt ist erforderlich.
Modalitäten: Verschlimmerung durch Berührung, Geräusche. Verschlimmerung durch Kälte und Nässe.

Dosierung
Atropa belladonna, Tollkirsche
Belladonna D6 oder D30, 2 x im Abstand von 1 Stunde oder 3 x täglich 1 Tablette oder 5–8 Tropfen Dilution oder 5–8 Globuli. Wenn die Hunde nach der Arzneigabe ruhig und entspannt schlafen, ist dies ein gutes Zeichen, und man wartet mit weiteren Arzneigaben ab.

Lachesis

Lachesis mutus, Gift einer Viper
Lachesis ist beim Hund eine sehr bewährte Arznei für akute Virusinfektionen, besonders von Rachen und Bronchien, und für Biss- oder Stichverletzungen – besonders an Gliedmaßen und Pfoten, aus denen sich eine Allgemeininfektion entwickelt. Innerhalb von 6–12 Stunden erscheinen die Hunde matt, nehmen keine Nahrung auf, trinken meist auch nichts mehr oder nur sehr wenig.

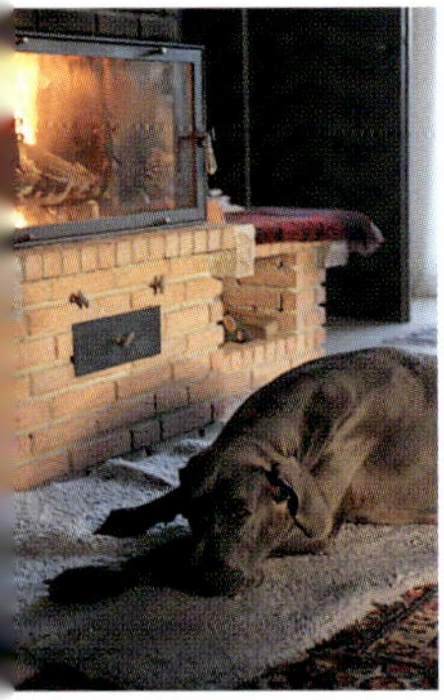

Kranke Tiere suchen oft Ruhe und Wärme.

Bissstellen, die zu einer Allgemeininfektion führen, sind eher bläulich verfärbt, gar nicht so stark geschwollen, aber sehr schmerzempfindlich. Es ist – noch – kein Eiter zu sehen. So wie der Biss der Schlange mehr Gefäße schädigt und Gewebe zerstört (Nekrose), so verlaufen Infektionen, die Lachesis brauchen, mit geringer Eiterung.
Die Temperatur ist meist über 39,5° C. Auffallend ist, dass Hunde am Abend zwar schon erste Krankheitssymptome zeigen, sich aber in der Nacht nicht erholen, sondern am Morgen deutlich schlechter erscheinen.
Atemwege: Es sind meist mehr die oberen Atemwege wie Rachen, Kehlkopf und Luftröhre betroffen:
Die Halslymphknoten sind geschwollen, typischerweise links stärker als rechts. Der Rachen ist deutlich rot, die Mandeln (Tonsillen) ebenfalls vergrößert und gerötet. Die Hunde sind heiser, krächzen nur, können nicht richtig bellen oder haben einen trockenen Reizhusten aus dem Rachen.
Im Laufe des Vormittags bessert sich der Allgemeinzustand etwas, die Hunde stehen wenigstens kurz auf, manchmal nehmen sie auch etwas weiches Futter auf. Wasser kann eigenartigerweise schlechter geschluckt werden.
Die Hunde sind sehr berührungsempfindlich am Hals und wollen sich da nicht gern anfassen lassen. Schon ganz leichter Druck auf den Kehlkopf löst Husten aus.
Modalitäten: Verschlimmerung durch Berührung am Hals, durch Kälte und Nässe, früh am Morgen.

Dosierung
Lachesis mutus, Gift einer Viper
Lachesis D8 oder D12, 2–3 x täglich 1 Tablette oder 5–8 Tropfen Dilution oder 5–8 Globuli für 1–3 Tage. Wenn sich die Symptome verändern, sind andere Mittel angezeigt.

Pyrogenium

Nosode aus verfaultem Rindfleisch
Pyrogenium ist eine Arznei für sehr aggressive Infektionen, Virusinfektionen, z.B. Virusdurchfall, Parvovirose, Wundinfektionen. Die Hunde haben Fieber und sind auffallend schwach. Charakteristisch ist der faulig stinkende Geruch der Ausscheidungen: Kot, Wundsekret usw. Pyrogenium ist für diese Infektionen ein Anfangsmittel, das hilft, den kritischen Punkt der Erkrankung zu überwinden.

Dosierung
Pyrogenium, Nosode aus verfaultem Rindfleisch
Pyrogenium D8 oder D15, 2 x täglich 1 Tablette oder 5–8 Tropfen Dilution oder 5–8 Globuli für 1–2 Tage.
Pyrogenium D30 oder C30, nur 1–2 x im Abstand von 8–12 Stunden.

Eiterungen

Klinische Ursachen und Symptome

Infizierte Wunden können mit mehr oder weniger deutlicher Eiterung einhergehen.
Ursachen: Bissverletzung, Stich, sonstige Traumen.
Lokalisation: Überall möglich.
Der Verlauf kann akut mit Fieber oder erhöhter Temperatur und starken Allgemeinstörungen einhergehen oder sich eher subakut über mehrere Tage entwickeln.
Die Schmerzen können sehr ausgeprägt oder kaum vorhanden sein. Eine infizierte Wunde kann deutliche oder kaum sichtbare Schwellung zeigen.

Begleitende Maßnahmen

Es ist wichtig, an einer infizierten Wunde ungedingt die Haare wegzuschneiden, um das Ausmaß von Schwellung und Rötung zu sehen.
Man kann die Wunde auch mit Calendula extern® verdünnt (20 Tropfen

Gut zu wissen

Homöopathischer Therapieansatz

Wichtige Symptome

Worauf muss man achten, um eine Arznei zu finden?
Auch bei Eiterungen wollen wir die Abwehrkräfte des Organismus unterstützen. Die Entzündung kann sich entweder abkapseln und bildet dann einen Abszess, der sich öffnet oder vom Tierarzt geöffnet werden muss, gespült wird und dann abheilt. Oder die Entzündung wird vom Körper selbst abgebaut – resorbiert.
Folgende Symptome sind wichtig:

- *Hat der Hund Fieber, und wenn, wie hoch?*
- *Ist die Wunde umgrenzt, geschwollen, wie stark?*
- *Wie hoch ist die Schmerzhaftigkeit?*
- *Gibt es eine Ursache? Wie lange könnte sie zurückliegen?*
- *Ist eine Verfärbung der Haut zu sehen? Eher rötlich oder bläulich?*
- *Kommt bereits Sekret? Wie ist die Farbe: gelb, grün, braun, blutig?*
- *Nimmt der Hund noch Nahrung auf?*

auf eine halbe Tasse Wasser) reinigen. Manchmal fließt dann schon etwas Eiter ab, was ein eher gutes Zeichen ist. Wenn der Körper Entzündungsprodukte nach außen transportieren kann, dann ist er sie los und sie können ihn nicht mehr belasten. Man muss allerdings vorsichtig vorgehen, denn bei Schmerzen kann Ihr Hund auch zuschnappen.
Auch hier ist in der Regel eine Abklärung durch den Tierarzt angezeigt. In der Nachbehandlung hat es sich bewährt, die Wundränder mit Calendula-Salbe (z.B. Calendumed® DHU) oder Hypericumöl zu behandeln. Sie bleiben dann geschmeidig, es bildet sich nicht so leicht „wildes Fleisch“, die Hunde haben weniger Juckreiz, wenn die Wundränder nicht einreißen.

Homöopathische Arzneien

Pyrogenium

Pyrogenium ist eine Nosode

› S. Einführung S. 15

Die Arznei wird aus verfaultem Rindfleisch hergestellt.
So wenig appetitlich die Herstellung ist, so wenig appetitlich sehen die Wunden aus, für die man Pyrogenium braucht: Die Hunde haben erhöhte Temperatur, sind matter, nehmen wenig Nahrung auf. Die Wunde eitert schon, es entleert sich ein übel stinkender (wie verfault!), meist eher bräunlicher, aber auch grünlicher Eiter.
Die Infektion hat den Organismus insgesamt erfasst. Hier kann Pyrogenium eine schnellere Ausstoßung des Eiters bewirken und die Allgemeininfektion zum Stillstand bringen.
Wichtig ist, dass die Wundöffnung groß genug ist, damit der Eiter abfließen kann.

Dosierung

Pyrogenium, Nosode aus verfaultem Rindfleisch

Pyrogenium D8 oder D15, 2–3 x täglich für 1–2 Tage, dann muss der Zustand besser sein, Folgemittel sind angezeigt.

Hepar sulfuris

Calcium sulfuratum Hahnemanni, Hepar sulfuris calcareum, Kalkschwefelleber

Hepar sulfuris ist das wichtigste Mittel für akute und auch subakute Eiterungen nach Verletzungen aller Art.
Akute Erkrankungen gehen mit Fieber beziehungsweise erhöhter Temperatur einher, die Wunde ist sehr berührungs- und schmerzempfindlich, die Hunde lassen sich dort kaum anfassen oder die Wunde säubern. Im akuten Stadium ist die Eiterung noch nicht abgekapselt, man kann eine Schwellung und eine beginnende Eiterung feststellen.
In diesen Fällen hilft Hepar sulfuris sehr schnell. Die Tiere haben weniger Schmerzen, sind wieder munterer, die Eiterung kapselt sich ab, geht von

allein auf oder kann beim Tierarzt geöffnet und gespült werden und die Wunde heilt ab.

Subakute Erkrankungen: Es gibt bei Hepar sulfuris auch einen mehr subakuten Verlauf, bei dem eine Wunde schon einige Tage eitert, man denkt, sie heilt ab, dann schwillt die Stelle wieder an, es bildet sich erneut Eiter. Hier kann man ebenfalls Hepar sulfuris geben, um eine Besserung der Abkapselung zu erreichen. Ein Tierarzt sollte zur klinischen Abklärung aufgesucht werden.

Modalitäten: Verschlimmerung durch Berührung.

Dosierung

Calcium sulfuratum Hahnemanni, Kalkschwefelleber

Akut: Hepar sulfuris D8, 2–3 x täglich, oder D30, 1–2 x täglich 1 Tablette oder 5–8 Tropfen Dilution oder 5–8 Globuli. Das Mittel wird nur 2–3 Tage gegeben. Dann heilt die Wunde ab oder es wird ein Folgemittel nach den veränderten Symptomen gebraucht.

Subakut: Hepar sulfuris D8 oder D12, 2 x täglich 1 Tablette oder 5–8 Tropfen Dilution oder 5–8 Globuli für 4–6 Tage.

Myristica

Myristica sebifera, Virola sebifera, südamerikanischer Baum

Myristica sebifera ist eine Arznei für mehr subakut verlaufende Eiterungen, die sich schlecht abkapseln. Die Schmerzen und auch die Schwellung sind nicht so deutlich. Die Eiterung hat sich über mehrere Tage entwickelt. Die Temperatur ist meist normal, die Tiere nehmen auch Nahrung auf.

Mit Myristica sebifera kann man entweder erreichen, dass sich das entzündete Gewebe besser abkapselt und doch noch eine Art Abszess bildet oder dass der Körper die Entzündungsprodukte selbst abbaut und es dadurch zu einer Heilung kommt.

Myristica kann auch ein Folgemittel von Hepar sulfuris sein.

Dosierung

Myristica sebifera, ein südamerikanischer Baum

Myristica sebifera D6, 2–3 x täglich 1 Tablette oder 5–8 Tropfen Dilution oder 5–8 Globuli, das Mittel muss meist 3–8 Tage gegeben werden.

Silicea

Silicea, Kieselsäure

Silicea ist ein sehr wichtiges Mittel, wenn eitrige Wunden nicht ausheilen wollen. Das eitrige Sekret ist abgeflossen, wurde gespült oder es hat sich resorbiert, aber die Wunde heilt nicht oder nur sehr zögerlich: Sie nässt immer noch ein wenig, es kommt aber mehr dünnflüssiges, kaum eitriges Sekret. Die Haut oder das Bindegewebe erscheinen verhärtet, es bildet sich immer wieder eine kleine Kruste,

aber die Wunde heilt schlecht ab. Auch Wunden, die zu Fisteln neigen, über mehre Tage oder Wochen immer wieder etwas Sekret absondern, sprechen sehr gut auf Silicea an. Das Mittel ist bewährt, wenn sich bei einer Wunde „wildes Fleisch" bildet. Silicea ist auch ein Konstitutionsmittel für Hunde, bei denen grundsätzlich eine schlechte Heiltendenz vorliegt.
Modalitäten: Verschlimmerung durch Kälte und Nässe.

Dosierung
Silicea, Kieselsäure
Silicea D6 oder D12, 2 x täglich 1 Tablette oder 5–8 Tropfen Dilution oder 5–8 Globuli.
Silicea D30, 1 x pro Woche für 4 Wochen als Konstitutionsmittel.

Calcium silicicum

Calcarea silicata, Calciummetasilikat
Calcium silicicum fördert die Ausheilung von schon länger bestehenden, verhärteten, alten Abszessen, z.B. nach Bissverletzungen, verhärteten, immer noch leicht nässenden OP-Wunden, sonstigen Verletzungen, von alten Talgdrüsenverhärtungen (Atheromen), von verhärteten Resten von Zysten und Ähnlichem. Die Arznei verbindet in ihrer Wirkung die Verhärtung, die dem Calcium-Bild entspricht, und die chronische Entzündung und schlechte Heiltendenz, die wir von Silicea kennen.

Bei wilden Spielen kann es schnell zu Verletzungen kommen.

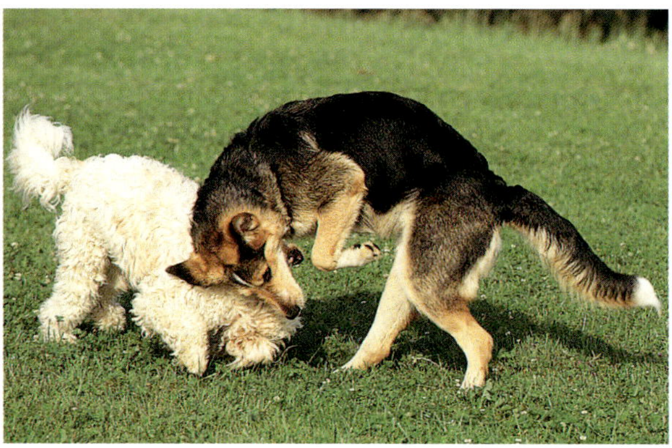

Dosierung
Calcarea silicata, Calciummetasilikat
Calcarea silicicum D4, 2 x täglich 1 Tablette oder 5–8 Tropfen Dilution oder 5–8 Globuli für 1–2–3 Wochen.

Calcium sulfuricum

Calcium sulfuricum, Gips
Calcium sulfuricum ist eine Arznei für chronisch verlaufende Eiterungen: Furunkel, die immer wiederkehren, verstopfte Talgdrüsen (Atherome), die sich immer wieder füllen, Verhärtungen nach Fremdkörpern in der Haut, die sich nicht zurückbilden und immer wieder kleine Mengen eitriges Sekret absondern.

Dosierung
Calcium sulfuricum, Gips
Calcium sulfuricum D4 oder D6, 2 x täglich 5–8 Tropfen oder 1 Tablette oder 5–8 Globuli

Atemwegserkrankungen

Klinische Grundlagen und Ursachen

Mandel- oder Rachenentzündung (Tonsillitis, Pharyngitis)
Kehlkopf – Luftröhre (Laryngitis, Tracheitis)
Bronchien – Lunge (Bronchitis, Pneumonie)

Erkrankungen der Atemwege gehen in der Regel mit Schluckbeschwerden, Hüsteln, Husten, der sehr unterschiedlich sein kann, Kurzatmigkeit oder Atemnot einher.
Sie können mit und ohne Fieber, mit oder ohne Allgemeinstörungen verlaufen.

Ursachen

- Infektionen mit Bakterien oder Viren, die die häufigste Ursache darstellen.
- Pilzinfektionen sind selten, aber auch sehr schwer zu diagnostizieren und zu behandeln.
- Parasiten wie Lungenwürmer, Dirofilarien.
- Allergien gegen Pollen, Hausstaubmilben, sonstige Stoffe.
- Atemwegsreizungen, z.B. durch Formalindämpfe oder sonstige Chemikalien.
- Blutungen in die Lunge, z.B. durch einen Unfall oder auch durch ein bestimmtes Rattengift (Dicumarol), das die Blutgerinnung hemmt.
- Herzerkrankungen, die zum Lungenödem oder Lungenemphysem führen.
- Tumore in der Lunge (oft Metastasen, z.B. von Gesäugetumoren), oder auch Tumoren zwischen den Lungenlappen (Mediastinaltumore).
- Nicht zu unterschätzen sind Fremdkörper wie Grannen von Gräsern oder Sonstiges, die meist sehr akute Symptome mit starkem, ständigem Husten, Würgen, Speicheln und großer Unruhe verursachen.

Eine Abklärung durch den Tierarzt ist erforderlich.

Die nachfolgend beschriebenen Mittel sind zur unterstützenden Behandlung bei Atemwegsinfektionen, die durch Viren oder Bakterien hervorgerufen werden, geeignet.
Der so genannte Virushusten kann sehr gut homöopathisch behandelt werden. Die Bezeichnung „Zwingerhusten“ beinhaltet streng genommen nur ganz bestimmte, sehr aggressive Influenza- und Bordetella-Viren. Die infektiösen Atemwegserkrankungen der letzten Jahre waren fast ausschließ-

lich einfache „Virushusten". Diese verursachen, je nach Erreger und Typ, eher Symptome im Rachen/Kehlkopfbereich, in der Luftröhre oder auch in der Lunge.
Im Einzelfall müssen so genannte sekundäre bakterielle Infektionen beachtet werden, die sehr hartnäckig sein können und vor allem bei Hunden mit geschwächtem Immunsystem auftreten. Bei älteren Hunden großer Rassen können Herzprobleme nach einem Virushusten auftreten. Diese müssen unbedingt erkannt und behandelt werden!
Mit homöopathischen Arzneien unterstützen wir das Immunsystem. Die Hunde husten vielleicht einige Tage länger, aber sie sind viel schneller bei gutem Allgemeinbefinden und heilen in der Regel sehr viel schneller und besser aus als die Hunde, die schon in der Virusphase mit Antibiotika und stark hustendämpfenden Medikamenten behandelt wurden. Das Risiko eines Rückfalls (Rezidivs) ist geringer.

TIPP

Schal oder Halstuch

Es hat sich auch bewährt, diesen Hunden im Winter einen Schal oder ein Halstuch anzulegen. Ganz gut hält auch der abgeschnittene Schaft eines alten Pulloverärmels oder eines Sockens. Man merkt erstaunlicherweise, dass es den Hunden gut tut und sie gern damit herumlaufen.

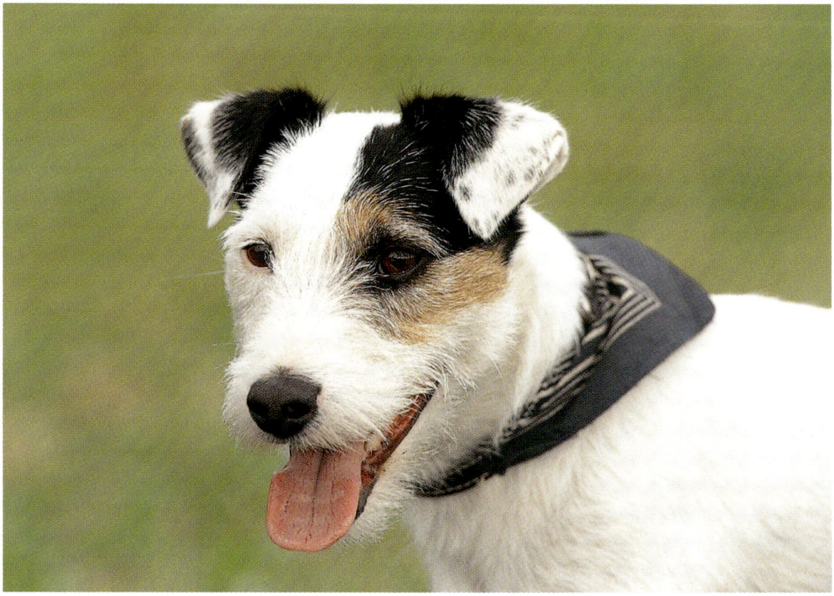

Ein Halstuch hilft bei kaltem Wetter und Erkältung.

Begleitende Maßnahmen

Hunde mit Virusinfektionen sollten nach Möglichkeit zumindest über Nacht im Haus sein. Sie sollten einige Tage geschont werden, nicht zum Training oder auf den Hundeplatz gehen, auch wegen der Ansteckungsgefahr für andere Hunde, und um Sekundärinfektionen und Folgen am Herz zu vermeiden.
Bei Entzündungen von Mandeln und Rachen, die Schmerzen und Beschwerden bereiten, kann man kalte Umschläge machen: Je nach Größe des Hundes ein altes Stofftaschentuch oder Geschirrtuch mit kaltem Wasser tränken, um den Hals legen und einen Schal herumwickeln. Den Umschlag 1/2 bis 1 Stunde lassen, damit er feucht-warm wird.
Ist die Erkrankung in den Bronchien oder gar der Lunge (Pneumonie), ist bei Kälte für draußen ein T-Shirt, Pullover oder Hundemantel sehr nützlich.

Homöopathischer Therapieansatz

Was muss man wissen, um eine homöopathische Arznei zu finden? Homöopathisch wollen wir den Husten nicht einfach unterdrücken, sondern entzündete Schleimhäute zur Abheilung bringen und die Eigenregulation des Immunsystems unterstützen. Dann lässt auch der Husten nach!

Die Wirkung der Arznei ist an der Besserung des Allgemeinbefindens zu erkennen. Die Hunde kommen mit der Erkrankung besser zurecht, nehmen Nahrung auf und sind wieder munter. Sie husten zwar noch, aber der Husten macht ihnen wenig aus. Die angegebenen Mittel müssen meist länger verabreicht werden, als die ersten Anfangssymptome andauern, damit die Schleimhäute ausheilen.

Gut zu wissen

Wichtige Symptome

- *Hat der Hund Fieber? Nimmt er noch Nahrung oder Flüssigkeit auf? Ist er matt oder bei gutem Allgemeinbefinden?*
- *Zeigt er Atemnot bei Bewegung? Atemnot in Ruhe?*
- *Hat er Schluckbeschwerden? Wie ist der Husten:*
- *trocken, mehr aus dem Rachen, aus der Tiefe, rasselnd, feinblasig?*
- *Sind es kurze Hustenstöße oder ist es mehr ein anfallsartiger, krampfhafter Husten?*
- *Was wirkt eventuell verschlimmernd, wann hustet der Hund mehr?*
- *Tagsüber, nachts, gegen Morgen? In der kalten Luft, im warmen Zimmer?*
- *Im Liegen, wenn er sich bewegt?*
- *Wird Schleim ausgehustet? Wie sieht er aus: weißlich, gelblich, grünlich, blutig? Viel oder wenig? Mit Brech- oder Würgereiz?*

Homöopathische Arzneien

› S. Infektions- und Fiebermittel S. 59 ff.

Aconitum, Belladonna und vor allem Lachesis sind als Anfangsmittel bei akuten Atemwegsinfektionen oft angezeigt. Sie sind im Kapitel Infektions- und Fiebermittel beschrieben.

Aralia racemosa

Aralia racemosa, Amerikanische Narde
Asthmaähnlicher Husten, auch allergischer Husten, besonders nach dem Hinlegen oder nach dem Schlaf, gehören zu den wichtigen Symptomen von Aralia. Die Reizung geht mehr vom Rachen und Kehlkopf aus, der Husten ist trocken. Die Hunde können auch niesen oder schnupfenähnliche Symptome zeigen. Sie niesen beim geringsten Luftzug.

Dosierung
Aralia racemosa, Amerikanische Narde
Aralia D4, 3–5 x täglich 1 Tablette oder 5–8 Tropfen Dilution oder 5–8 Globuli.

Bryonia

Bryonia dioica, Zaunrübe
Bryonia ist ein wichtiges Mittel für akute Bronchitis, aber auch Laryngitis oder beginnende Lungenentzündung (Pneumonie) mit Fieber oder erhöhter Temperatur. Die Hunde erscheinen sehr matt und wollen sich nicht bewegen. Die Zwischenrippenräume sind schmerzhaft, das Brustfell kann gereizt sein (Pleuritis). Auffallend ist auch die Verschlimmerung am Morgen, da sind die Hunde besonders matt. Der Husten ist trocken, quälend, die Hunde leiden darunter. Der Husten ist morgens am schlimmsten. Bryonia folgt gut auf Belladonna oder auch Lachesis (mehr Kehlkopf- oder Luftröhrenentzündung) und wird auch im Wechsel mit Phosphor gegeben.

Dosierung
Bryonia dioica, Zaunrübe
Bryonia D4 oder D6, 2–3 x täglich 1 Tablette oder 5–8 Tropfen Dilution oder 5–8 Globuli; bewährt ist auch Bryonia D30, 1–2 x täglich, es muss innerhalb von 1–2 Tagen eine deutliche Besserung eingetreten sein.

Coccus cacti

Dactylopius coccus, Cochenille–Laus
Die Arznei zeichnet ich durch anfallartigen Husten aus, meist mit starkem Würgereiz bis zum Erbrechen. Es kann dicker, zäher Schleim kommen. Große Empfindlichkeit im Rachen und Kehlkopf.
Modalität: Verschlimmerung am Morgen.

Dosierung
Dactylopius coccus, Cochenille–Laus
Coccus cacti D4 oder D6, 3–5 x täglich 1 Tablette oder 5–8 Tropfen Dilution oder 5–8 Globuli. Linderung sollte nach 1–2 Tagen eintreten.

Cuprum aceticum

Cuprum aceticum, Kupferacetat

Cuprum ist eine Arznei für den trockenen, krampfhaften Husten, teilweise mit asthmaähnlicher Atemnot ohne Rasseln und ohne Schleim. Die Erkrankung kann mit leicht erhöhter Temperatur oder ohne Fieber einhergehen.

Auffallendes Symptom: Kopf und Hals werden nach vorn und nach unten gestreckt.

Dosierung

Cuprum aceticum, Kupferacetat

Cuprum aceticum D6, 2–5 x täglich 1 Tablette oder 5–8 Tropfen Dilution oder 5–8 Globuli.

Drosera

Drosera rotundifolia, Sonnentau

Drosera ist eine Arznei für die akute Bronchitis mit Rasseln und Schleimbildung. Der Husten ist anfallsartig und krampfhaft quälend. Man hört den Schleim. Heiserkeit und Würgereiz sind möglich, ähnlich wie bei Ipecacuanha.

Modalitäten: Verschlimmerung besonders nachts.

Dosierung

Drosera rotundifolia, Sonnentau

Drosera D4 oder D6, 2–4 x täglich 1 Tablette oder 5–8 Tropfen Dilution oder 5–8 Globuli.

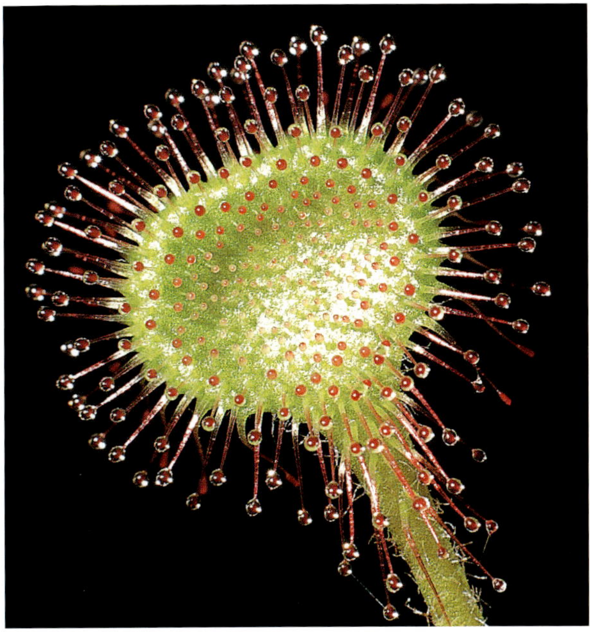

Drosera rotundifolia, der Sonnentau, ist eine wichtige Arznei für krampfhaft rasselnden Husten.

Grindelia robusta

Grindelia robusta, Grindelie

Es ist eine Arznei für chronische Bronchitits, asthmaähnlichen Husten mit pfeifenden Atemgeräuschen und viel zähem, schwer löslichem Schleim. Der Husten wird schlimmer beim Hinlegen, Atemnot im Liegen, auch bei Anstrengung beziehungsweise Kälte und Nässe.

Dosierung

Grindelia robusta, Grindelie

Grindelia D3 oder D4, 2–3 x täglich 1 Tablette oder 5–8 Tropfen Dilution oder 5–8 Globuli, eine Besserung sollte nach 3–4 Tagen zu merken sein.

Ipecacuanha

Uragoga ipecacuanha, Brechwurzel

Ipecacuanha ist eine Arznei für akute Bronchitis, Kehlkopf- und Luftröhrenreizung (Laryngitis und Tracheitis), die mit starkem Würgereiz einhergehen. Die Symptome fangen sehr plötzlich an, die Hunde würgen, auch bis zum Erbrechen. Zu Beginn ist es für den Laien manchmal schwer zu unterscheiden, ob der Hund ein Magenproblem mit Würgen hat oder eine Atemwegserkrankung. Später entwickelt sich dann anfallartiger, krampfhafter Husten, auch mit Schleim. Die Hunde sind danach oft matt. Das Würgen ist ähnlich dem von Kindern mit Keuchhusten.

Ipecacuanha kann Folgemittel von Lachesis sein. Beim Virushusten wird es manchmal im Wechsel mit Drosera gegeben.

Dosierung

Uragoga ipecacuanha, Brechwurzel

Ipecacuanha D6, 2–4 x täglich 1 Tablette oder 5–8 Tropfen Dilution oder 5–8 Globuli.

› *Feuchter Umschlag siehe* Seite 69

Kalium jodatum

Kalium jodatum, Kaliumjodid

Kalium jodatum ist eine wichtige und sehr bewährte Arznei zur Nachbehandlung von Atemwegserkrankungen oder von subakut verlaufendem Husten, auch Virushusten. Es hilft auch bei Kehlkopf- und Luftröhrenreizung und passt sehr gut zur Nachbehandlung dieser Erkrankungen. Der Husten ist trocken.

Kalium jodatum ist auch angezeigt, wenn der Husten noch nach einigen Wochen zwar keine großen Beschwerden macht, aber auch nicht ausheilen will.

Kalium jodatum folgt gut auf Lachesis, wenn die Erkrankung mehr im Kehlkopf/in der Luftröhre ist.

Dosierung

Kalium jodatum, Kaliumjodid

Kalium jodatum D4, 2–3 x täglich 1 Tablette oder 5–8 Tropfen Dilution oder 5–8 Globuli für 8–14 Tage.

Mercurius solubilis

Hydrargyrum oxydulatum nitrico-ammoniatum, Quecksilbergemenge

Mercurius solubilis ist eine wichtige Arznei bei einer Entzündung der Schleimhäute, die mit starker Rötung einhergeht. Es ist ein Mittel für akute Mandel- und Rachenentzündung (Tonsillitis, Pharyngitis), die mit Schluckbeschwerden einhergeht. Die Hunde lassen sich gern einen feuchten Umschlag anlegen, wie Seite 69 beschrieben.

Verschlimmerung: Kälte, sehr kaltes Futter, sehr kaltes Wasser, aber auch Wärme (vertragen keine Temperaturextreme).

Mercurius solubilis folgt gut auf Lachesis.

Dosierung
Hydrargyrum oxydulatum nitrico-ammoniatum, Quecksilbergemenge
Mercurius solubilis D8 oder D12, 2–3 x täglich 1 Tablette oder 5–8 Tropfen Dilution oder 5–8 Globuli für mindestens 5–7 Tage.

Phosphorus

Phosphorus, Gelber Phosphor
Phosphor ist eine wichtige Arznei für akute Atemwegserkrankungen, besonders Bronchitis und Übergang zur Lungenentzündung (Bronchopneumonie). Der Husten ist meist trocken, kann aber auch „feinblasig“ werden, wenn Lungengewebe betroffen ist. Phosphor passt auch zum eher nervösen „Hüsteln“ besonders kleiner Hunderassen, das scheinbar ohne Grund, bei Aufregung, Erregung oder beim Ziehen an der Leine auftritt, wenn diese Hunde auch sonst dem Phosphor-Bild entsprechen

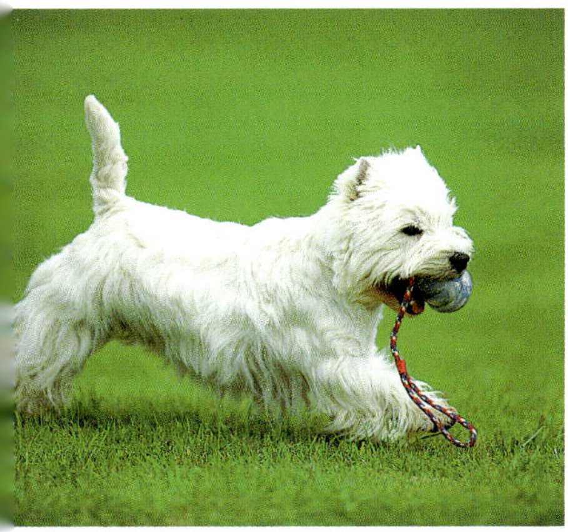

Verschlimmerung: Draußen in kalter Luft, bei Anstrengung und Aufregung. Das Mittel ist besonders oft bei Hunden angezeigt, die dem Phosphor-Bild entsprechen. Sie sind sehr schlank, lebhaft, und sensibel. Sie reagieren empfindlich auf Geräusche und Berührungen.

Dosierung
Phosphorus, Gelber Phosphor
Phosphor D8 oder D12, 2–3 x täglich 1 Tablette oder 5–8 Tropfen Dilution oder 5–8 Globuli.
Phosphor D30 oder C30, 2–3 x täglich 5–8 Globuli.

› *Phosphor s. Konstitutionsmittel* Seite 174

Antimonium sulfuratum aurantiacum

Die Arznei ist angezeigt für hartnäckige Atemwegserkrankungen, besonders Bronchitis und Lungenentzündung, die schon einige Tage bestehen und zu denen andere Mittel nicht zu passen scheinen, bei schlechter Heiltendenz. Der Husten ist trocken und hart, aber es bildet sich auch zäher Schleim. Die Tiere haben eine erschwerte Atmung bei Anstrengung.
Antimonium sulfuratum aurantiacum kann auch Erleichterung schaffen, wenn die Ursache für die Verschleimung ursprünglich eine andere war: Folge von Lungenblutung, Lungenwurmbefall. Man kann die Arznei auch unterstützend bei Atembeschwerden durch Lungentumore versuchen.

Bei kleinen Hunden, die zu nervösem Hüsteln neigen, hilft Phosphor.

Dosierung

Antimonium sulfuratum aurantiacum

Antimonium D6, 2–3 x täglich 1 Tablette oder 5–8 Tropfen Dilution oder 5–8 Globuli für 1–3 Wochen. Folgemittel kann dann Kalium jodatum sein.

Rumex

Rumex crispus, Krauser Ampfer

Rumex ist eine Arznei für hartnäckige Bronchitis und Kehlkopfentzündung (Laryngitis). Der Husten ist leicht auslösbar bei tiefer Einatmung, bei der Futteraufnahme, beim Hinlegen, nachts, in kalter Luft.

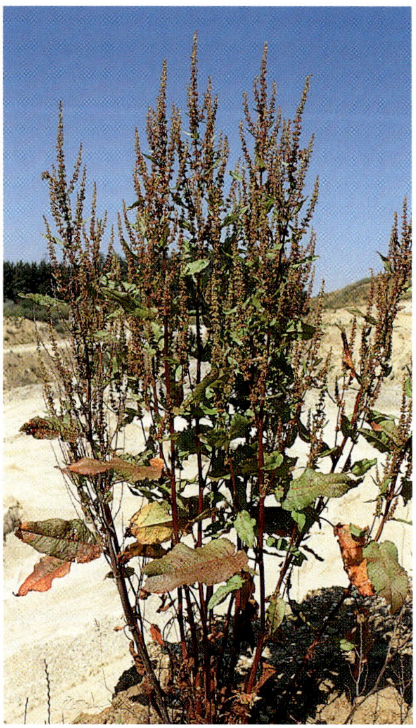

Rumex crispus, der krause Ampfer, ist bei hartnäckiger Kehlkopfentzündung angezeigt.

Dosierung

Rumex crispus, Krauser Ampfer

Rumex D3 oder D4, 3–5 x täglich 1 Tablette oder 5–8 Tropfen Dilution oder 5–8 Globuli, bei Besserung nur 2 x täglich.

Spongia

Euspongia officinalis, Badeschwamm

Subakute oder schon länger bestehende Bronchitis und Kehlkopfentzündung (Laryngitis).

Der Husten ist trocken, wird schlimmer nach dem Schlaf und durch Bewegung. Auffallende Besserung nach Aufnahme von etwas Futter oder Wasser. Der Kehlkopf ist sehr berührungsempfindlich. Zug am Halsband löst Husten aus. Die Tiere haben Mühe beim Einatmen, sie ziehen die Luft wie durch einen Schwamm ein.

Auch das chronische „Hüsteln" mancher Hunde, wie durch einen Fremdkörper, ohne dass eine Ursache gefunden werden kann, gehört auch zur Arznei (Diff.-Mittel: Phosphor). Die Schilddrüse der Hunde ist meist vergrößert.

Dosierung

Euspongia officinalis, Badeschwamm

Spongia D6, 2–3 x täglich 1 Tablette oder 5–8 Tropfen Dilution oder 5–8 Globuli.

Spongia D30, 1 x täglich, besonders beim "Hüsteln"

Magen-Darm-Erkrankungen

Klinische Grundlagen, Ursachen und Symptome

Akute Magen-Darm-Erkrankungen gehen mit sehr auffälligen Symptomen einher:

- Verweigerung der Futteraufnahme (Inappetenz)
- Erbrechen (Vomitus)
- Durchfall (Diarrhoe)
- Fehlender Kotabsatz bei Verstopfung (Obstipation) oder Darmverschluss (Ileus)

Dazu kommen „Begleitsymptome“ wie:

- Darmgurgeln (Meteorismus)
- Herumlaufen mit aufgekrümmtem Rücken
- Abgang von stinkenden Blähungen (Flatulenzen)
- Auffällige Aufnahme von Gras oder Blättern, oft bei kolikartigen Beschwerden

Diese Begleitsymptome sind Ausdruck von mehr oder weniger stark ausgeprägten Schmerzen.

Klinisch unterscheidet man nach der Lokalisation der Entzündung:

- Magenschleimhautentzündung (Gastritis)
- Darmschleimhautentzündung (Enteritis)
- Dickdarmentzündung (Colitis)

Gar nicht so selten tritt beim Hund auch eine Kombination auf, die so genannte Gastroenteritis, wo wir gleichzeitig Erbrechen und Durchfall beobachten.

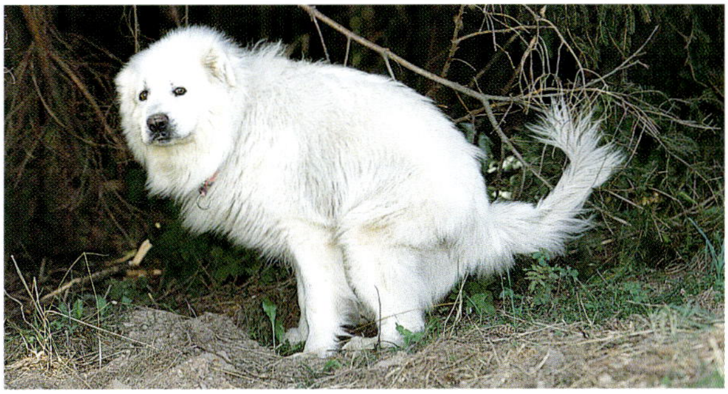

Bei Magen-Darm-Erkrankungen ist es wichtig, den Kot genau anzusehen.

Dauer der Erkrankung

Nach der Dauer der Erkrankung unterscheidet man akute, 1 bis ca. 4–5 Tage dauernde Symptome, subakute, ca. 8–14 Tage anhaltende Beschwerden und chronische oder immer wiederkehrende (rezidivierende) Erkrankungen, die über mehrere Wochen, Monate oder Jahre anhalten.

Ursachen für Magen-Darm-Erkrankungen

Ursachen können sein:

Akute und subakute Erkrankungen

- Aufnahme von „falscher“, nicht artgerechter oder zu großer Mengen Nahrung
- Aufnahme verdorbener Nahrung
- Vergiftungen: Pestizide, Insektizide, pflanzliche oder tierische Gifte
- Viruserkrankungen: Parovirose, Coronavirus, sonstige Viren
- Darmparasiten: Würmer, Kokzidien, Giardien
- Psychische Ursachen: Stress, Aufregung
- Erkrankungen anderer Organe: Leber, Niere, Bauchspeicheldrüse

Chronische Erkrankungen

- So genannte eosinophilie oder lymphoplasmazelluläre Gastritis oder Enteritis
- Helicobacter, Spirillen (besonders bei Gastritis)
- Darmzottenatrophie
- Tumore, z.B. Carcinome

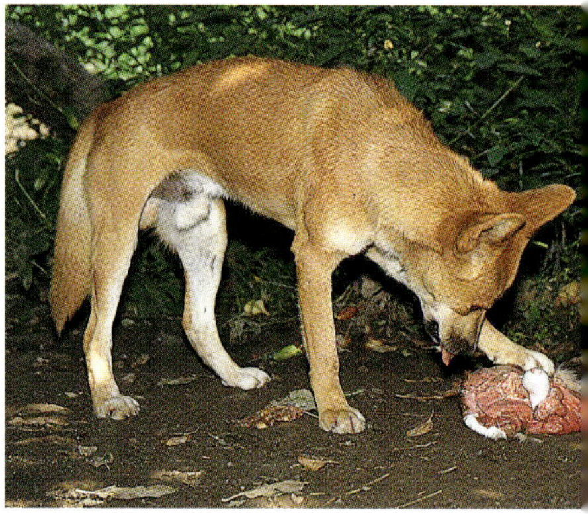

Die Reihe lässt sich vielfach erweitern und hier ist die Hauptursache für akute Magen-Darm-Erkrankungen zu sehen. Es liegt leider in der Natur unserer Hunde, dass sie sehr große Futtermengen in ihrem dehnungsfähigen Magen aufnehmen können und daher von den täglichen Futtermengen nie ganz satt werden. Wenn sie etwas Essbares finden, neigen die meisten Hunde dazu, es zu verschlingen, was leicht zu Verdauungsstörungen führen kann. Diese Erkrankungen kann man sehr gut mit Diät und homöopathischen Arzneien behandeln.

Akute Magen-Darm-Erkrankungen

Aufnahme von nicht artgerechter Nahrung, zu viel Nahrung

Kompost, Süßigkeiten, Wurstabfälle, zu viele Knochen, Grillreste, weggeworfene Brötchen, Kot anderer Tiere, Schneefressen usw.

Aufnahme von verdorbener Nahrung

Hierzu gehört Futter, das vielleicht zu lange im Warmen gestanden hat und daher verdorben ist. Es können Dosenfutter, gekochtes Fleisch, Pansen, Knochen usw. verdorben sein.
Verdorbenes finden Hunde auch draußen: weggeworfene Brötchen, Wurstreste, alte Grillreste usw.

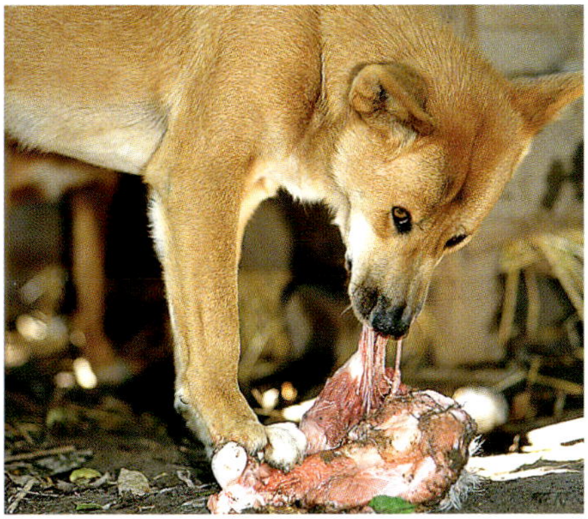

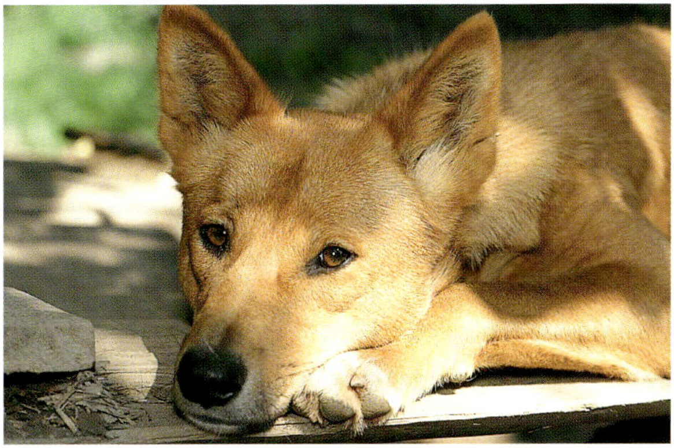

Nicht jede Beute ist bekömmlich!

Hunde nehmen sie leider oft sehr gierig auf. Je nach Art der Bakterien können sich auch regelrechte „Giftstoffe“, so genannte Toxine bilden oder auch die Bakterien selbst so aggressiv sein, dass es zu starken Allgemeinstörungen mit Mattigkeit, Kreislaufschwäche usw. kommt, die auf den ersten Blick einer Vergiftung ähneln. Auch wenn es bewährte homöopathische Arzneien gibt, muss der Allgemeinzustand und gegebenenfalls Ihr Tierarzt entscheiden, ob weitere Maßnahmen wie Infusion oder konventionelle Arzneimittel wie Antibiotika erforderlich sind.

Vergiftungen

Vergiftungen können durch Insektizide, Pestizide, sonstige Giftstoffe pflanzlicher, tierischer oder sonstiger Herkunft entstehen.
Vergiftungen (Intoxikationen) gehen sehr oft mit Verdauungsstörungen, zum Teil mit heftigem Erbrechen oder Durchfall einher.
Wichtig ist, soweit möglich, die Ursache abzuklären, um ein eventuelles Gegengift zu verabreichen oder die Ausscheidung des Giftes zu unterstützen. In der Regel ist eine Infusion zur Stabilisierung des Zustandes nötig. Der Verlauf und die Prognose können sehr unterschiedlich sein.
Man kann unterstützend homöopathische Arzneien entsprechend dem Symptomenbild geben. Homöopathika unterstützen die Ausscheidung von Giftstoffen, da sie oft auch eine gute Wirkung auf die Leber haben, wie z.B. Nux vomica, oder auf Leber und Niere wirken wie Arsenicum album. Okoubaka ist ebenfalls sehr bewährt als Mittel für Intoxikationen.

Viruserkrankungen

Neben der Parvovirose und Coronaviren treten in den letzten Jahren vermehrt Viruserkrankungen auf, die mit der Magen-Darm-Grippe beim Menschen zu vergleichen sind.

Die Parvovirose

Sie ist besonders bei Welpen und Jungtieren lebensbedrohlich, da sie nicht nur den Magen und Darm, sondern auch den Herzmuskel angreift. Coronaviren machen ähnliche, nicht ganz so lebensbedrohliche Symptome.

Magen-Darm-Viren

Im Sinne der Magen-Darm-Grippe: Es erkranken häufig mehrere Tiere innerhalb einer Region gleichzeitig. Infektionen treten inzwischen leider über das ganze Jahr verteilt auf, jedoch mit einer Häufung in den Wintermonaten.

Je nach Virus und Verlauf kann eher Erbrechen oder Durchfall im Vordergrund stehen. Charakteristisch ist in der Regel der sehr plötzliche und heftige Beginn der Symptome. Der Kot riecht in der Regel auffallend faulig süßlich. Je nach Erreger oder auch individuell kann sehr schnell mehr oder weniger heftig blutiges Erbrechen und auch blutiger oder blutig schleimiger Kotabgang auftreten.

Das Allgemeinbefinden kann sehr unterschiedlich beeinträchtigt sein: Manche Hunde erscheinen ganz munter, andere sind sehr matt. Diese Erkrankungen sollte man immer ernst nehmen! Es kommt durch die Viren zu sehr starker Schleimhautschädigung. Diese braucht Zeit zum Ausheilen. Auch die Darmflora ist in der Regel stark beeinträchtigt oder zerstört. Es hat sich in den letzten Jahren gezeigt, dass nicht richtig ausgeheilte Infektionen zu chronischen Erkrankungen und einer enormen Anfälligkeit für ständig wiederkehrende

TIPP

Diät ist angesagt

Die wichtigste Maßnahme bei akuten Symptomen ist das sofortige Absetzen beziehungsweise Wegstellen jeden Futters! Eine stark geschädigte Schleimhaut kann keine Nahrung verdauen und wird daher mit weiterem Erbrechen oder Darmkrämpfen und Durchfall reagieren.

Sollte Ihr Hund stark erbrochen haben, ist auch die Flüssigkeitszufuhr einzuschränken. So wichtig die Flüssigkeitszufuhr nach Erbrechen und Durchfall auch ist: Es nutzt nichts, wenn ein Hund einen halben Napf austrinkt und nach 5 Minuten wieder erbricht. Man bietet immer nur kleinste Mengen an oder stellt den Napf für ein paar Stunden weg. Ist das Allgemeinbefinden stark gestört oder der Verlust durch Erbrechen oder Durchfall sehr hoch, sollten Sie auf jeden Fall einen Tierarzt aufsuchen. Er kann dann entscheiden, ob Ihr Hund bereits Anzeichen von „Austrocknung" zeigt und eine Infusion braucht.

Schübe von Erbrechen oder Durchfall führen können. Die Zahl der Hunde, die davon betroffen sind, steigt ständig an. Es kann Monate dauern, bis sich das „System" Verdauung wieder regeneriert hat.
Bei einigen Hunden entwickeln sich nach einer Virusinfektion Lebensmittelallergien oder -unverträglichkeiten, die unbedingt erkannt und beachtet werden müssen.
Homöopathische Arzneien wirken gut bei Viruserkrankungen, unterstützen die Ausheilung der Darmschleimhaut und die Regeneration der Darmflora. Begleitende Maßnahmen wie Infusionen oder krampflösende Mittel (Spasmolytika) bei starken Darmkrämpfen oder Antibiotika bei sekundärer bakterieller Besiedlung können, je nach Erkrankung, notwendig sein.

Endoparasitenbefall

Besonders bei Junghunden und Welpen können akute Magen-Darm-Symptome durch Rundwürmer wie Spulwurm, Haken- oder Peitschenwurm, durch Darmparasiten wie Kokzidien (oft blutiger Durchfall) oder Giardien hervorgerufen werden.
Durch eine Kotuntersuchung kann festgestellt werden, ob ein Endoparasitenbefall vorliegt. Starkes Aufblähen nach der Futteraufnahme bei Welpen deutet fast immer auf einen Endoparasitenbefall hin.
Hier sind in heutiger Zeit konventionelle Arzneimittel vorzuziehen. Bei Rundwürmern sind Mittel, die über 3 Tage gegeben werden, in der Regel besser verträglich als Mittel, die nur einen Tag verabreicht werden. Wichtig ist auch die Wiederholung nach 14 Tagen. Bei sehr starkem Befall kann auch eine dritte Kur nötig sein.
Bei sehr hartnäckigem Wurmbefall oder wenn einzelne Hunde ständig Würmer haben, empfiehlt sich eine Nachbehandlung mit homöopathischen Arzneien, um den Darm zu kräftigen.

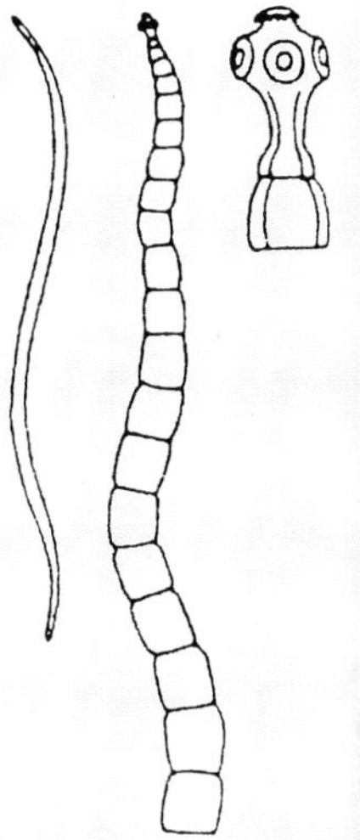

Der Bandwurm mit a) Kopf, b) Gliedern und c) Spulwurm.

Psychische Ursachen: Stress, Aufregung

Gar nicht so selten gibt es bei unseren Hunden auch „vegetative" Ursachen für Verdauungsstörungen.
Sie sind in ihrer Symptomatik nicht so leicht von anderen Krankheitsursachen zu unterscheiden. Oft lässt sich erst im Laufe der Zeit klären, dass nicht Diätfehler, Aufnahme von Unverdaulichem oder eine Infektion die Ursache ist, sondern dass Aufregung, Angst, Stresssituationen mit anderen Hunden, Verlassensangst oder Ähnliches zu Verdauungssymptomen führen. Dabei kann der Anlass auch eine „positive Erregung" sein wie Tagesausflüge, lange Wanderungen, bei denen der Hund viel schnuppern konnte oder intensiven Kontakt mit anderen Hunden hatte, Freude, dass Herrchen oder

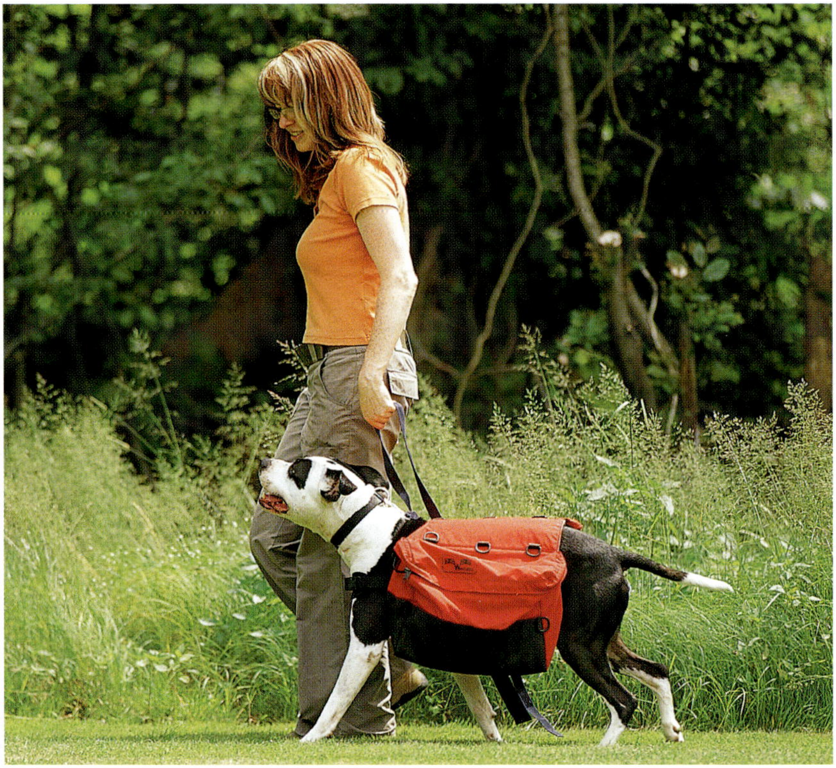

Überanstrengung bei langen Wanderungen können auch Auslöser für Magen-Darm-Erkrankungen sein.

Frauchen nach einer Reise zurückgekehrt sind, Familienfeiern mit vielen Menschen; bei Schlittenhunden ist die freudige Erregung, dass ein Rennen endlich losgeht, häufig auslösend für Durchfall usw.

Es können natürlich auch „negative Erfahrungen" die Symptomatik auslösen: Angriff von einem anderen Hund, Überanstrengung bei Wanderungen, Fahrten, Reisen, Besuch von Ausstellungen, großen Menschenansammlungen, Einflüsse von Witterung wie Hitze oder Kälte, Unfälle im weitesten Sinn, Besitzerverlust, wenn Herrchen oder Frauchen verreist sind, Veränderungen in der Familie: Scheidung der Besitzer, Streitigkeiten, Veränderungen der Arbeitszeiten, Tierheimaufenthalt usw.

Dabei ist es oft so, dass der auslösende Reiz objektiv gesehen in keinem oder nicht im rechten Verhältnis zur Auswirkung steht:

Auch bei unseren Tieren gibt es sensible Individuen, die eben nicht alles verdauen können, was so ein Hundeleben mit sich bringt.

Diese Erkrankungen eignen sich sehr gut für eine homöopathische Behandlung. Nur eine ausführliche homöopathische Anamnese kann klären, ob es sich tatsächlich um eine rein vegetative Störung handelt. Organische Ursachen müssen abgeklärt werden, die Ernährung muss abgestimmt werden. Da es sich um einen ständigen Reizzustand der Schleimhäute handelt, sind diese Hunde auch für sonstige Verdauungsstörungen und Infekte sehr anfällig.

Erkrankungen anderer Organe: Leber, Niere, Bauchspeicheldrüse

Es kommt immer wieder vor, dass Erkrankungen anderer Organsysteme Ursache für Erbrechen oder Durchfall sind. Bei Lebererkrankungen finden wir oft Erbrechen oder gelblichen Kot, bei Nierenerkrankungen Inappetenz, Neigung zu Erbrechen und weichem Kot. Bei Unterfunktion der Bauchspeicheldrüse ist der Kot schlecht verdaut, stinkend, hell oder auch grau. Bauchspeicheldrüsenentzündung kann ganz akutes, sehr hartnäckiges Erbrechen verursachen, das auf den ersten Blick dem Erbrechen durch Fremdkörper ähnelt. Hier kann nur Ihr Tierarzt durch eine Blutuntersuchung, bei der Bauchspeicheldrüse auch Kotuntersuchung, die Ursache finden. Die homöopathisch unterstützende Behandlung dieser Erkrankungen siehe die entsprechenden Kapitel.

Auf einen Blick

Die wichtigsten Arzneien im Überblick

Aufnahme von zu viel, nicht artgerechter Nahrung
Nux vomica, Ipecacuanha, Chelidonium, Arsenicum album, Podophyllum.

Aufnahme verdorbener Nahrung
Arsenicum album, Veratum album, Okoubaka, Nux vomica, Carbo vegetabilis.

Viruserkrankungen
Pyrogenium, Arsenicum album, Ipecacuanha, Veratrum album, Carbo vegetabilis, Podophyllum, Mercurius solubilis, Chelidonium.

Vergiftungen
Nux vomica, Arsenicum album, Okoubaka, Ipecacuanha, Veratrum album.

Nachbehandlung nach Parasitenbefall
Abrotanum, Cina, China.

Psychische Erregung
Ignatia, Argentum nitricum, Coffea, Phosphor, Konstitutionsmittel.

Gastritis
Ipecacuanha, Nux vomica, Merurius soubilis.,

Colitis akut
Mercurius solubilis, Nux vomica, Arsenicum album.

Kolikartige Bauchkrämpfe und Bauchschmerzen
Chamomilla, Colocynthis, Magnesium phosphoricum, Magnesium carbonicum

› *Ausführliche homöopathische Anamnese siehe* Seite 25 ff.

Begleitende Maßnahmen

Diät

Diät und eventuell kurzzeitiger Nahrungsentzug sind für die Behandlung von Verdauungsstörungen von ausschlaggebender Bedeutung, ganz gleich bei welcher Therapie.

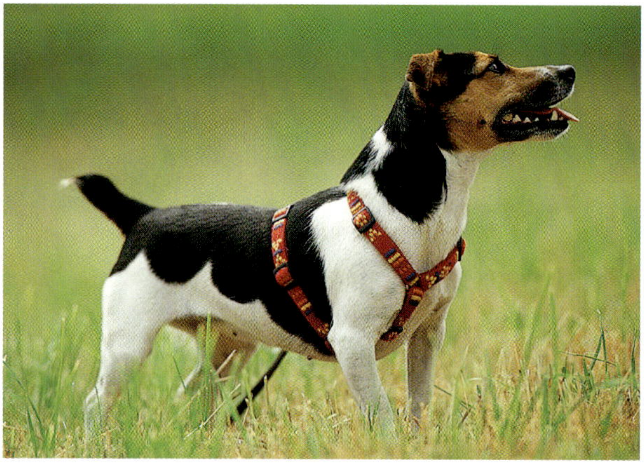

Bei konsequenter Diät und der passenden homöopathischen Arznei wird der Hund schnell wieder gesund.

Es fällt oft nicht leicht, einen kranken Hund auch noch hungern zu lassen oder zuzusehen, wie er die angebotene Diätnahrung nicht aufnimmt. Vergegenwärtigen Sie sich in diesen Fällen immer: Durch die Erkrankung ist die Schleimhaut entzündet, bei blutigem Erbrechen oder Durchfall auf jeden Fall stark geschädigt. Es dauert 1–3 Tage, bis wieder eine neue Schleimhaut aufgebaut ist. In dieser Zeit kann Ihr Hund „normale" Nahrung nicht verdauen. Er wird sie entweder erbrechen oder der Durchfall beginnt von neuem. Er wird sich wieder elend fühlen oder Bauchschmerzen bekommen. Daher ist es besser und der Hund wird schneller gesund, wenn wir ihm im akuten Zustand 12–24 Stunden keine Nahrung geben und dann ganz langsam mit Diät in kleinen Mengen – je nach Größe des Hundes teelöffel- oder esslöffelweise – beginnen.
Sicher ist es sehr wichtig, dass Ihr Hund trinkt, er sollte jedoch nur kleine Mengen auf einmal aufnehmen können, da sonst ebenfalls die Gefahr besteht, dass der Volumenreiz wieder zu Erbrechen oder Durchfall führt. Sie können dem Wasser eine kleine Prise Salz hinzufügen oder auch Kamillentee sowie verdünnten schwarzen Tee anbieten.
Auch wenn es Ihrem Hund wieder etwas besser geht, sollten Sie die Diät lieber einige Tage beibehalten oder das gewohnte Futter ganz langsam zumischen. Dies hat gute Gründe: Zum Einen muss sich die Darmflora erst wieder regenerieren, und das dauert einige Tage. Zum anderen ist es wichtig, dass die Entzündung wirklich ausheilt, da es sonst leicht zu Rückfällen (Rezidiven) kommt oder chronisch wiederkehrende Schübe von Erbrechen und Durchfall die Folge sein können.
Es hat sich bewährt, dem Hund auch zu „normalen" Zeiten hin und wieder Diätnahrung anzubieten, damit er sie kennt. So wird diese im Bedarfsfall leichter akzeptiert.

Diätnahrung

Als Diätnahrung eignen sich:
Reis (lange gekocht) und Hüttenkäse oder Haferschleim und Hüttenkäse, später auch gekochte Kartoffeln oder Nudeln. Wichtig: immer etwas Salz hinzugeben!
Man kann auch gekochte Karotten oder Karottengläschen für Babys untermischen.

Am nächsten Tag oder bei Besserung:
Gekochtes Hühnchen- oder Putenfleisch, ebenfalls mit etwas Salz, dazu Reis, Haferflocken, gekochte Kartoffeln oder Nudeln.
Wenn es der Hund gewohnt ist, können Sie auch gekochtes Rindfleisch nehmen. Bei Hunden, die sehr zögerlich Nahrung aufnehmen, kann man auch Babygläschen Kindermenue ab 9 Monate versuchen. Sie sind leicht verdaulich und sehr nahrhaft.
Konventionelle Diätnahrung als Dosen- oder Trockenfutter, die Sie beim Tierarzt bekommen, ist ebenfalls sehr gut geeignet. (Allerdings ist am ersten Tag eine Ernährung ohne Fleisch, sondern nur mit Reis und Hüttenkäse am besten verträglich.)
Im Handel zu erwerbende „Diätnahrung“ oder „Schonkost“ ist meist sehr vielfältig zusammengesetzt. Sie eignet sich durchaus zur Nachbehandlung, ist aber für die medizinische Anfangstherapie nicht gemacht und meist auch nicht geeignet.

Auf einen Blick

So schonen Sie Magen und Darm

Trockenfutter oder Knochen machen zwar meistens einen festeren Kot, sind aber an einen intakten Darm gebunden und können, bei kranken Tieren gegeben, die Symptome sogar verschlimmern.
Füttern Sie lieber öfter kleine Mengen, dann werden Magen und Darm geschont. Man sieht auch leichter, ob der Hund das Gegebene schon vertragen kann: Wird der Kot wieder weicher, geht man in der Diät sofort eine Stufe zurück.

Darmflora

Ob der Ersatz von Darmflora nötig oder sinnvoll ist, muss Ihr Tierarzt entscheiden. Nach schweren Durchfällen hat sich der Einsatz von Darmflora auf jeden Fall sehr bewährt.
Es gibt auch verschiedenste Zusatzmittel ohne Antibiotika, die Gärungsstoffe binden (Huminsäuren) oder sich den Darmwänden anlegen und sie zum Abschwellen bringen oder im Dickdarm quellen und dadurch eine übermäßige Darmmotorik verhindern. Es gibt diese Stoffe in Pulverform, als Paste oder Kapseln. Je nach Zustand oder Akzeptanz durch den Hund können solche Mittel, die Sie bei Ihrem Tierarzt bekommen, angezeigt sein.
Noch immer bewährt hat sich Luvo’s

Gut zu wissen

Homöopathischer Therapieansatz

Allgemeinstörungen

Geht die Erkrankung mit oder ohne Allgemeinstörung einher: Mattigkeit, Lustlosigkeit, Fieber? (Normale Temperatur beim Hund: 38,0 – 39,0° C.)

Kot

Wie ist der Kot?

- *Konsistenz: wässrig, breiig, schleimig*
- *Farbe: hell, dunkel, schwarz, blutig, grau, grün*
- *Geruch: artgemäß, faulig stinkend, süßlich, säuerlich, vergoren, stechend*
- *Absatz: oft kleine Mengen, große Mengen, schießt aus dem After, läuft passiv aus, kann nicht gehalten werden*
- *Blähungen: Gurgeln, laut, leise, bestimmte Zeiten*
- *Flatulenzen: stinkend faulig, säuerlich, vergoren*
- *After: unverändert, wund, gerötet*

Erbrechen

- *Erbrechen: Futter, Schleim, weiß, gelb, grün, Koterbrechen (ist immer ein Alarmzeichen → Tierarzt!)*

Allgemeinsymptome

- *Legt sich Ihr Tier während der Krankheit eher warm, eher kalt? Legt er sich gekrümmt oder gestreckt?*
- *Zeigt der Hund Durst? Eher auf große Mengen, eher auf kleine Mengen Wasser?*
- *Fühlt sich die Haut eher warm oder eher kalt an? Sind die Gliedmaßenenden warm oder kalt?*

Verhalten

- *Ist Ihr Hund in der Krankheit eher ruhig oder unruhig?*
- *Ist er berührungsempfindlich, schreckhaft oder apathisch und matt?*
- *Ist er eher anlehnungsbedürftig oder zieht er sich zurück?*

Heilerde zum innerlichen Gebrauch, die man ebenfalls unterstützend eine Zeit lang, 5–8–14 Tage 1/2–1 Teelöffel, zur Mahlzeit zugeben kann.

Homöopathische Arzneien

Abrotanum

Artemisia abrotanum, Edelraute

Abrotanum ist eine Arznei für die Folgen von hartnäckigem Wurmbefall, vor allem auch der Befall mit Kokzidien. Die Symptome sind nicht sehr auffällig, der Kot ist immer wieder etwas weich, trotz Diät. Die Hunde sind eher mager, das Fell ist stumpf und struppig, obwohl sonst keine Ursache zu finden ist. Abrotanum stabilisiert die Darmschleimhaut. Die Arznei kann auch bei erwachsenen Hunden mit Neigung zu Wurmbefall wirken.

Modalitäten: Verschlimmerung durch Kälte und Nässe.

Dosierung

Artemisia abrotanum, Edelraute

Abrotanum D4, 2 x täglich 1 Tablette oder 5–8 Tropfen Dilution oder 5–8 Globuli.

Argentum nitricum

Silbernitrat, Höllenstein

Argentum nitricum ist eine Arznei für Durchfall oder auch Erbrechen bei Aufregung und Angst. Der Kot kann wässrig, grünlich, auch schleimig oder sogar blutig sein. Es sind sehr unruhige, ängstliche Hunde, die fremde Situationen, fremde Umgebung, Aufregung nicht verkraften. Auch die „Erwartungsspannung" kann zu Durchfall führen: Schon auf dem Weg zum Tierarzt reagiert der Hund mit Durchfall oder Erbrechen. Hartnäckige Blähungen und hartnäckiges Erbrechen, für die sonst keine Ursache gefunden werden können, passen zu Argentum nitricum.

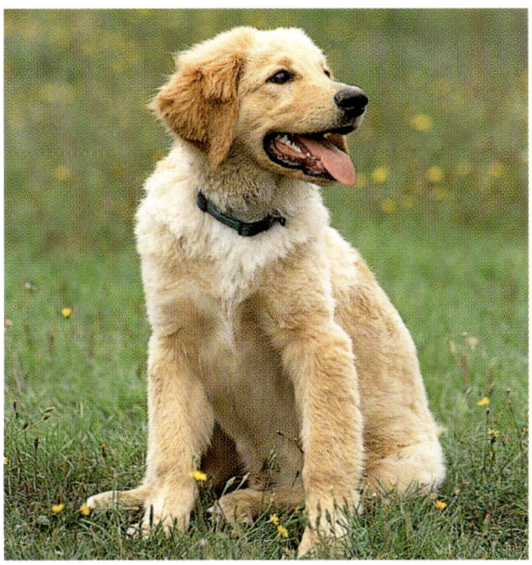

Argentum nitricum, das Silbernitrat, passt zu unruhigen, eher ängstlichen Hunden, mit hartnäckigem Erbrechen.

Dosierung

Argentum nitricum, Silbernitrat, Höllenstein

Argentum nitricum D 8 oder D12, 2 x täglich 1 Tablette oder 5–8 Tropfen Dilution oder 5–8 Globuli, möglichst schon vor oder sofort nach einem Ereignis geben. Argentum nitricum D30 1 x 5–8 Globuli vor Aufregung, Argentum nitricum LM VIII oder LM XII, 1 x täglich 5–8 Globuli oder 5–8 Tropfen, bei Besserung 2–3x pro Woche für 1–2 Monate.

Arsenicum album

As_2O_3, Arsenige Säure

Arsenicum album ist eine Arznei für akutes, aber auch subakutes Erbrechen und Durchfall. Der Kot ist meist eher dunkel, kann auch etwas blutig sein; er ist dünnbreiig oder wässrig und stinkt auffallend faulig, wie Aas. Er wird immer wieder in kleinen Portionen abgesetzt, die Hunde können den Kot oft nicht halten. Sie erscheinen durch die Erkrankung geschwächt. Sie sind ganz matt, nehmen keine Nahrung auf und wirken „wie vergiftet". Sie haben Durst, trinken aber immer nur kleine Mengen, die manchmal wieder erbrochen werden.

Ursachen: Folge von Aufnahme von Verdorbenem (z.B. weggeworfene Brötchen, verweste Tiere oder Teile davon, verdorbenes Fleisch usw.).

Viruserkrankungen: Parvovirose, Virusinfekte (Magen-Darm-Grippe).

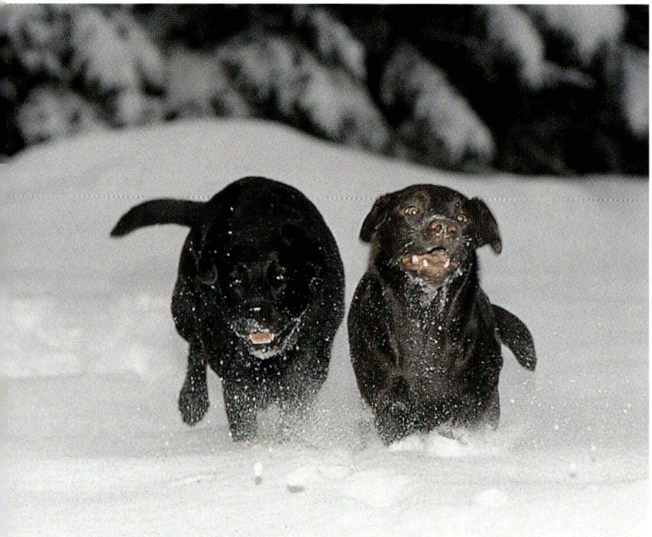

Spielen im Schnee macht Spaß, aber Schneefressen kann üble Folgen haben.

Folge von Aufnahme von Giftstoffen, besonders wenn zusätzlich Leber- oder Nierenwerte verändert sind und die Schwäche zu Arsenicum album passt.
Folge von Schneefressen im Winter, das zu sehr hartnäckigem Erbrechen, aber auch Durchfall führen kann!
Modalitäten: Verschlimmerung durch Kälte und Nässe, nachts, nach Mitternacht.

Dosierung
Arsenicum album, As_2O_3, Arsenige Säure
Arsenicum album D6 oder D12, 2 x täglich 1 Tablette oder 5–8 Tropfen Dilution oder 5–8 Globuli, für 3–5 Tage.
Arsenicum album D30, 1–2 x täglich 8 Globuli für 1–3 Tage.

Carbo vegetabilis

Carbo vegetabilis, Holzkohle
Carbo vegetabilis ist eine Arznei für akuten und subakuten Durchfall, auch mit Erbrechen, bei dem die Schwäche der Hunde sehr ausgeprägt ist. Die Schwäche ist kreislaufbedingt, die Hunde haben blassbläuliche Schleimhäute. Sie fühlen sich auffallend kalt an! Die Hunde stehen kaum auf. Zu Beginn hört man lautes Darmgurgeln. Die Hunde lassen den dünnbreiigen, eher dunklen, stinkenden Kot aus dem After laufen.
Ursachen: Aufnahme verdorbener Nahrung, Viruserkrankungen oder bakterielle Infektionen.
Carbo vegetabilis ist auch eine Arznei für mehr subakute Verdauungsstörungen, die mit laut hörbaren Darmgeräuschen einhergehen. Fäulnisbakterien haben sich vermehrt, der Stoffwechsel ist gestört. Es empfiehlt sich, die Darmflora zu ergänzen.
Modalitäten: Verschlimmerung: abends, nachts in feuchtwarmer Luft.

Dosierung
Carbo vegetabilis, Holzkohle
Carbo vegetabilis D8 oder D30, 2–3 x täglich 1 Tablette, 5–8 Tropfen Dilution oder 5–8 Globuli für 2–3 Tage.
Carbo vegetabilis D30 oder C30, 1–2 x täglich 5–8 Globuli.
Subakut: Carbo vegetabilis D4 oder D6, 2 x täglich für 2–3 Wochen.

Chelidonium

Chelidonium majus, Schöllkraut
Chelidonium ist eine wichtige „Leberarznei“, hat aber auch Bezug zu Magen und Darm. Chelidonium fördert die Gallesekretion. Der Kot ist eher hell oder gelblich, die Hunde haben einen aufgekrümmten Rücken und ähneln hierin Nux vomica. Chelidonium ist eher ein Mittel zur Nachbehandlung oder bei subakutem Verlauf. Es wirkt regulierend auf die Darmmotorik und bei Krämpfen im vorderen Dünndarmbereich, hat sich auch bei Hunden mit Bauchspeicheldrüsenschwäche bewährt. Der Appetit kann wechselnd sein: Haben die Hunde Bauchschmerzen, nehmen sie kaum Nahrung auf. Fetthaltige Nahrung wird nicht mehr vertragen! Bei älteren Hunden beobachtet man auch sehr harten Kot oder Neigung zu Verstopfung bei gestörter Gallesekretion. Auch hier ist Chelidonium eine wichtige Arznei.
Ursachen: Folge von Durchfällen, Giftstoffen, Aufnahme von Unrat usw. mit Leberbeteiligung, erhöhten Leberwerten, gestörte Gallesekretion bei degenerativen Leberveränderungen.
Verschlimmerung: Wärme, abends und nachts, Aufregung.

Dosierung
Chelidonium majus, Schöllkraut
Chelidonium D4 oder D6, 2–3 x täglich 1 Tablette oder 5–8 Tropfen Dilution oder 5–8 Globuli.

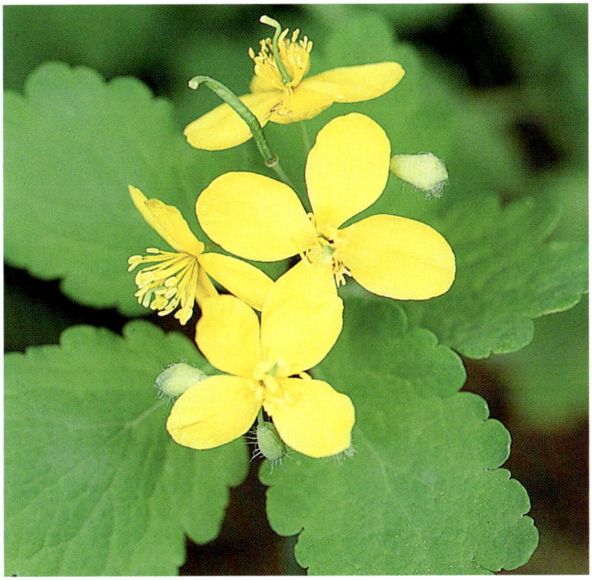

Chelidonium majus, das Schöllkraut, unterstützt die Gallensekretion.

China

Cinchona succirubra, Chinarindenbaum
China ist eine Arznei für Schwäche als Folge von starkem Durchfall oder für immer wiederkehrenden Durchfall mit Gurgeln und Blähungen.
Die Hunde sind eher mager, geschwächt, haben struppiges Fell und erholen sich nicht, obwohl die akute Ursache schon längst vorbei ist.
Ursachen: Folge von Virusdiarrhoe Folge von Parasitenbefall, Wurmbefall, aber auch Kokzidien- oder Giardienbefall, besonders bei jungen Hunden, die sich nur sehr zögerlich erholen und immer wieder Blähungen haben..
Modalitäten: Besserung durch Wärme, im warmen Zimmer.
Verschlimmerung: nachts.

Dosierung
Cinchona succirubra, Chinarindenbaum
China D4 oder D6, 2–3 x täglich 1 Tablette oder 5–8 Tropfen Dilution oder 5–8 Globuli für 1–3 Wochen, nach einigen Tagen sollte schon eine Besserung des Allgemeinbefindens zu merken sein.

Cina

Artemisia cina, Wurm- oder Zitwersamen
Cina ist eine wichtige Arznei für Welpen und Junghunde, die unter hartnäckigem Wurmbefall leiden oder nach mehrmaligem Entwurmen immer wieder starke Blähungen und Durchfall haben.
Sie sind zwar nicht so schwach wie bei China, aber sie wachsen und entwickeln sich nicht so gut, sind vor allem nach der Futteraufnahme immer stark gebläht und ziehen sich dann zurück, weil sie Bauchschmerzen haben. Anschließend sind sie wieder lebhaft, oft auch unruhig und hektisch. Mit Cina kommt es zu einem Entwicklungsschub: Die Tiere wachsen, sind nicht mehr so hekisch und der Kot ist geformt.

Dosierung
Artemisia cina, Wurm- oder Zitwersamen
Cina D4, 2 x täglich 1 Tablette oder 5–8 Tropfen Dilution oder 5–8 Globuli für 8–14 Tage, auch Cina D30 oder C30 1 x täglich für 4–6 Tage.

Ipecacuanha

Cephaelis ipecacuanha, Brechwurzel
Bei Ipecacuanha stehen akutes und subakutes Erbrechen und Darmkrämpfe im Vordergrund der Symptome.
Die Hunde erbrechen zuerst Futter, dann nur noch Schleim, der auch blutige Streifen haben kann. Der Brechreiz ist quälend, die Tiere sind geschwächt, fühlen sich auch nach dem Erbrechen nicht besser.
Bei akuten Infektionen ist der Kot dünn, schaumig gärend, eher hell und kann eventuell auch helle Blutstreifen enthalten.
Ursache bei Akuterkrankungen können sein: Magen-Darm-Virus, aber auch Folge von zu fettreicher Nahrung.
Ipecacuanha ist jedoch auch ein Mittel für subakute Magenschleimhautentzündung (Gastritis), bei der Tiere immer wieder Schleim erbrechen.
Der Kot ist dann meist normal geformt. Ein Tierarzt sollte abklären, ob eventuell ein Fremdkörper, Darmparasiten oder eine Erkrankung anderer Organe wie Leber oder Niere vorliegen könnte.

Dosierung
Cephaelis ipecacuanha, Brechwurzel
Ipecacuanha D6, 2–3 x täglich 1 Tablette oder 5–8 Tropfen Dilution oder 5–8 Globuli, bei akuten Infektionen für 3–5 Tage, bei subakuter Gastritis für 2–3 Wochen.

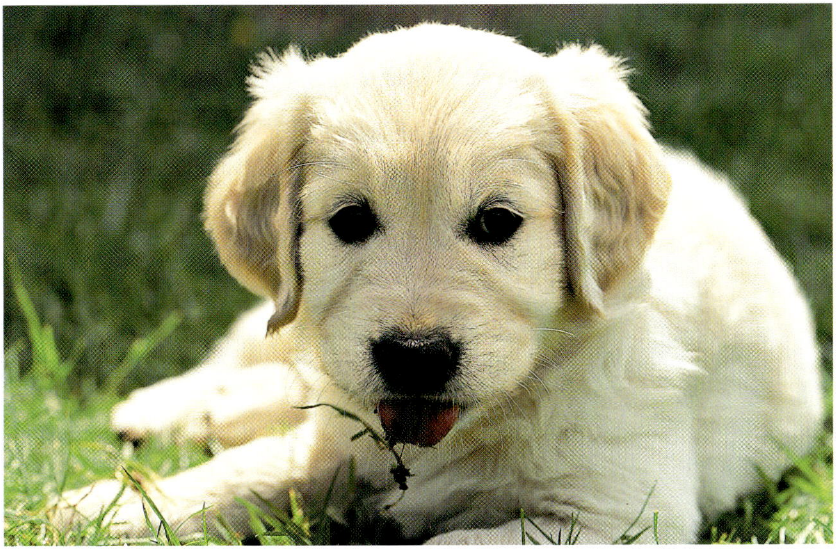

Bei Welpen mit Milchunverträglichkeit und starken Blähungen hilft Magnesium phosphoricum.

Magnesium phosphoricum

Magnesiumhydrogenphosphat

Magnesium phosphoricum ist eine wichtige Arznei für Jungtierdurchfälle als Folge von Milchunverträglichkeit. Der Kot riecht auffallend sauer und vergoren. Er ist grünlich oder gelblich, oft schaumig. Die Welpen sind stark gebläht, besonders nach der Futteraufnahme. Sie vertragen keine Haferflocken! Der Durchfall tritt meist in der Umstellungsphase mit 4–6 Wochen auf, wenn die Hunde zugefüttert werden und die Darmflora noch nicht richtig entwickelt ist, besonders, wenn sie zu eiweißreiche Nahrung bekommen haben (zu viel Fleisch, Dosen- oder Trockenfutter). Bei einzelnen Junghunden kann das Symptom länger bestehen bleiben. Sie vertragen meist kein Dosenfutter und nur wenig Fleisch. Es sind oft sehr lebhafte, quirlige Hunde, die auch unruhig und nervös sein können.

Ursachen: Unverträglichkeit von Milch Folge von Darmparasiten. Mangelnde Entwicklung der Darmflora, zu eiweißreiche Nahrung.

Modalitäten:

Besserung: Der Bauchschmerzen durch Wärme.

Verschlimmerung: Kälte, Berührung.

Dosierung

Magnesium phosphoricum, Magnesiumhydrogenphosphat

Magnesium phosphoricum D8 oder D12, 2–3 x täglich 1 Tablette oder 4–5 Globuli für mindestens 14 Tage.

Mercurius solubilis Hahnemanni

Hydragyrum oxydulatum nigrum, Hahnemann'sches Quecksilber

Mercurius solubilis ist eine Arznei für starke Schleimhautentzündungen, auch an Magen und Darm. Die entzündeten Schleimhäute bluten leicht, daher kann Erbrechen und vor allem auch der Kot deutlich blutig oder auch schleimig sein. Die Hunde sind trotz Durchfalls meist bei relativ gutem Allgemeinbefinden und nehmen noch Nahrung auf.

Charakteristisch: Der Durchfall ist sehr wundmachend, der After ist daher sehr stark entzündet, rot, manchmal auch nässend, die Hunde lecken zusätzlich, weil der Durchfall so stark reizt.

Mercurius hat auch eine unterstützende Wirkung auf die Leber, der Kot ist oft auch gelblich. Folgemittel kann Chelidonium sein.

Ursachen: Falsche Nahrung, Aufnahme von stark darmreizenden Stoffen. Infektionen.

Subakute oder chronische Magenschleimhautentzündung (Gastritis).

Dosierung

Mercurius solublilis Hahnemanni, Hahnemann'sches Quecksilber

Mercurius solubilis D8 oder D12, 2 x täglich 1 Tablette oder 5–8 Tropfen Dilution oder 5–8 Globuli für 1–2 Wochen.

Nux vomica

Strychnos nux-vomica, Brechnuss

Nux vomica ist die bekannteste und breitest wirkende Arznei für Magen-Darm-Erkrankungen beim Hund. Erbrochenes und Kot können sehr verschieden sein:

Erbrechen von Futter oder Schleim, große oder kleine Mengen, Durchfall hellbraun, gelblich oder dunkel, auch schleimig, wässrig oder breiig, mit oder ohne Abgang von Blähungen, stinkend oder weniger geruchsintensiv. Bei Tieren, die Nux vomica brauchen, ist die Darmmotorik gestört, es kommt zu Krämpfen, die sowohl Durchfall als auch Verstopfung hervorrufen können!

Charakteristisch: Auffallend und charakteristisch ist die Schmerzhaftigkeit: Die Hunde laufen mit aufgekrümmtem Rücken, der Bauch wird bei Berührung angespannt, man sieht ihnen an, dass es ihnen schlecht geht und sie Schmerzen haben. Sie sind unleidlich und reagieren sehr empfindlich auf Berührung, Geräusche und auch Gerüche.

Ursachen: Ganz typisch: Aufnahme von zu viel, falsch zusammengesetzter oder nicht artgerechter Nahrung:

- Zu viele Knochen, zu viel Futter aufgenommen, zu viel Fleisch, zu viel Fett, Folge von Aufnahme von Wurst, Kompost, Süßigkeiten, weggeworfenen Brötchen, Grillresten, Kot, alles, was man draußen finden kann.

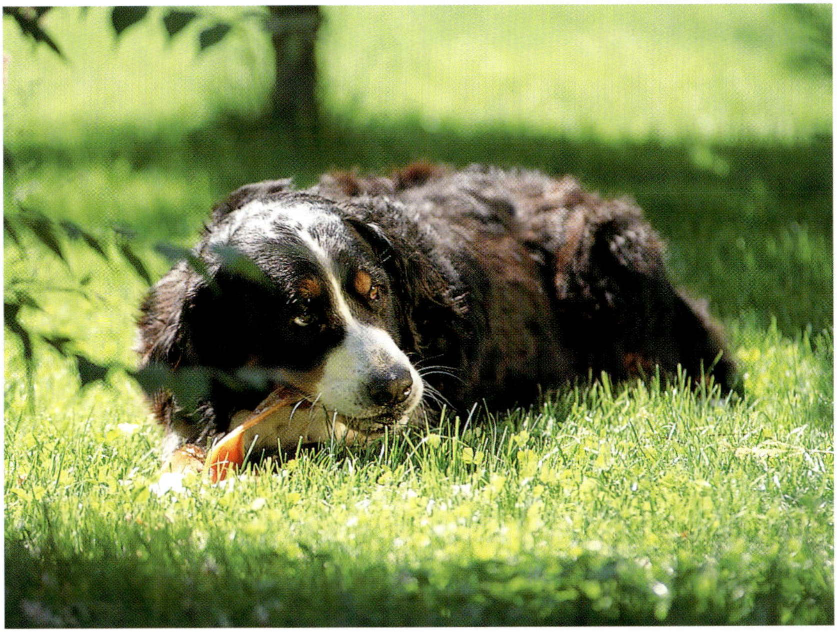

Wer zuviel oder etwas Falsches aufgenommen hat, hat einen gespannten Bauch und braucht Nux vomica.

Erbrechen und/oder Durchfall, aber auch Verstopfung gehören zu den Symptomen.

› Folge von Insektiziden, Pestiziden, Chemikalien (z.B. wenn Hunde frisch gespritztes Getreide fressen), die eine schädigende Wirkung auf Magen-Darm oder auf die Leber haben, da Nux vomica eine stark leberwirksame und entgiftend wirkende Arznei ist.

› Folge von Medikamenten, besonders Antibiotika, aber auch Schmerzmitteln, Wurmmitteln, die nicht vertragen wurden und die zu Verdauungsstörungen geführt haben.

› Nachbehandlung nach Viruserkrankungen, wenn die akuten Symptome abgeklungen sind, der Kot weich und gelblich bleibt und die Hunde den aufgekrümmten Rücken zeigen.

Die Erkrankung kann akut verlaufen, dann nehmen die Hunde auch keine Nahrung auf. Oder sie verläuft subakut, die Hunde essen, doch später haben sie wieder Bauchschmerzen, Durchfall oder sie erbrechen.

Neben Ipecacuanha ist Nux vomica auch ein wichtiges Mittel bei Gastritis. Für chronischen Verlauf passt Nux vomica, wenn auch Verhalten und die sonstigen Symptome zur Arznei passen.

Modalitäten:

Verschlimmerung: Morgens, Aufregung, nach Aufnahme von Gewürztem oder Fettigem.

Dosierung

Strychnos nux-vomica, Brechnuss

Nux vomica D6, 2–3 x täglich 1 Tablette oder 5–8 Tropfen Dilution oder 5–8 Globuli, im Akutfall für einige Tage, sonst auch für 2–4 Wochen.

Nux vomica D30, 1 x täglich 8 Globuli im Akutfall, als Konstitutionsmittel 1–3 x pro Woche.

Phosphor

Gelber Phosphor

Phosphor ist eine Arznei für Durchfall, auch wässrigen Kot, der besonders nach Erregung, Aufregung oder Ähnlichem auftritt.

Es sind sehr lebhafte, geräuschempfindliche Hunde, oft Junghunde. Der Appetit ist etwas wechselhaft, sie mögen lieber Gewürztes oder Salziges und haben viel Durst.

› *Phosphor-Bild s. Konstitutionsmittel* Seite 199

Sie entsprechen dem Phosphor-Bild (mehr dazu s. Konstitutionsmittel).

Modalitäten:

Verschlimmerung: Kalte Luft, Aufnahme von kaltem Wasser, abends, nachts.

Besserung: nach kurzen Ruhephasen.

Dosierung

Phosphor, Gelber Phosphor

Phosphor D8 oder D12, 2 x täglich 1 Tablette oder 5–8 Tropfen Dilution oder 5–8 Globuli, meist wirkt besser: Phosphor D30 oder C30 1 x täglich 8 Globuli für 1–3 Tage.

Podophyllum

Podophyllum peltatum, Maiapfel, Entenfuß

Podophyllum ist eine wichtige Arznei für den sehr wässrigen, meist gelblichen oder grünlichen, auch etwas schleimigen Kot. Er schießt zusammen mit Blähungen (Flatulenzen) im Stehen wie ein Strahl aus dem After. Das Allgemeinbefinden ist nur wenig gestört, die Erkrankung verläuft meist ohne Fieber.

Ursachen: Aufnahme von Unrat, selten auch im Zusammenhang mit leichter verlaufenden Viruserkrankungen.

Modalitäten: Schlimmer nach Futteraufnahme und bei heißem Wetter.

Dosierung

Podophyllum peltatum, Maiapfel, Entenfuß

Podophyllum D6 oder D8, 2–3 x täglich 1 Tablette oder 5–8 Tropfen Dilution oder 5–8 Globuli für 2–4 Tage, der Kot sollte nach einem Tag schon fester sein. Folgemittel ist manchmal Chelidonium.

Pulsatilla

Pulsatilla pratensis, Wiesenküchenschelle oder Kuhschelle

Pulsatilla ist eine Arznei für Durchfall nach Fett, fettem Fleisch, Wurst usw. Der Kot ist gelblich, kann auch schleimig sein, das Allgemeinbefinden ist nicht oder kaum beeinträchtigt. Die Hunde neigen zu wechselndem Kot, jeder Kot sieht anders aus, ohne dass eine ernsthafte Ursache gefunden werden kann. Die Arznei passt besonders für Hündinnen, die sehr anhänglich aber auch empfindsam sind.

Dosierung
Pulsatilla pratensis, Wiesenküchenschelle oder Kuhschelle
Pulsatilla D4 oder D6, 2–3 x täglich 1 Tablette oder 5–8 Tropfen Dilution oder 5–8 Globuli.
Pulsatilla D30 oder C30, 1–2 x täglich 8 Globuli im akuten Fall 1–2 Tage.

Pyrogenium

Nosode aus autolysiertem Fleisch
Pyrogenium gehört zu den Infektions- und Fiebermitteln. Die Arznei ist bei akutem Krankheitsverlauf mit erhöhter Temperatur oder Fieber und Schwäche angezeigt.
Charakteristisch: Alle Absonderungen, hier der dünne, dunkle Kot, sind übel riechend, faulig stinkend. Die Hunde sind unruhig trotz ihrer Schwäche.
Ursache: Meist Viruserkrankungen. Pyrogenium ist bewährt als Anfangsmittel auch bei der Parvovirose.

Dosierung
Pyrogenium, Nosode aus autolysiertem Fleisch
Pyrogenium D8 oder D15, 2 x täglich 1 Tablette oder 5–8 Tropfen Dilution oder 5–8 Globuli für 1–2 Tage.

Veratrum album

Veratrum album, Weiße Nieswurz
Veratrum album ist eine Arznei für sehr starkes, plötzlich auftretendes Erbrechen und sehr viel wässrigem, auch schleimig-blutigem Durchfall, der sich schubweise entleert. Die Kreislaufschwäche mit blassen oder blass-bläulichen Schleimhäuten, schwachem, schnellem Puls und die Kälte des Tieres sind die Leitsymptome.

› S. Konstitutionsmittel Seite 174

Ursachen: Viruserkrankungen, aber auch Aufnahme von Giftstoffen, die mehr Kreislaufsymptome verursachen.
Modalitäten:
Verschlimmerung: Nachts, Anstrengung.
Besserung: Liegen.

Dosierung
Veratrum album, Weiße Nieswurz
Veratrum album D6, 2–3 x täglich 1 Tablette oder 5–8 Tropfen Dilution oder 5–8 Globuli für 1–3 Tage.

Chronische Magen-Darm-Erkrankungen

Chronische Magen-Darm-Erkrankungen, immer wiederkehrendes (rezidivierendes) Erbrechen, Durchfall oder auch schleimiger Kot als Zeichen einer Dickdarmentzündung (Colitis) sind leider keine Seltenheit. Auch immer wieder auftretende Schübe von starken kolikartigen Schmerzen (Irritable Bowel) beobachten wir bei unseren Hunden. Sie können als Folge eines oder mehrerer Infekte zurückbleiben, aber auch aus sich heraus entstehen. Oft finden wir bei Welpen schon früh hartnäckige Durchfälle, die zunächst ausheilen. Später entsteht dann eine chronische Erkrankung. Aus klinischer Sicht können die rein „organischen" Veränderungen an Magen- oder Darmschleimhaut unterschiedlich stark ausgeprägt sein. Es kann eine reine Entzündung vorliegen, bei der die Symptomatik oft über vegetative Reize wie Stress und Erregung ausgelöst wird. Es können bestimmte Zellen wie Lymphozyten, Plasmazellen und eosinophile Granulozyten in die Schleimhaut eingelagert werden. Sie sind Ausdruck einer immunologischen Reaktion und können hartnäckige und ausgeprägte Symptome hervorrufen, die manchmal nur mit konventionellen Arzneimitteln wie H2-Blockern oder Cortison zu beherrschen sind, wo homöopathische Arzneien nur zur Unterstützung oder in der Folge eingesetzt werden können. Es gibt, altersbedingt oder auch im Zusammenhang mit den genannten immunologischen Veränderungen eine Darmzottenatrophie, die dazu führt, dass die Nahrung nicht mehr verwertet (resorbiert) werden kann. Hier kann man oft palliativ-unterstützend und mit strenger Diät die Tiere noch eine Zeit lang bei ganz gutem Allgemeinbefinden halten. Im fortgeschrittenen Stadium kann dann so wenig

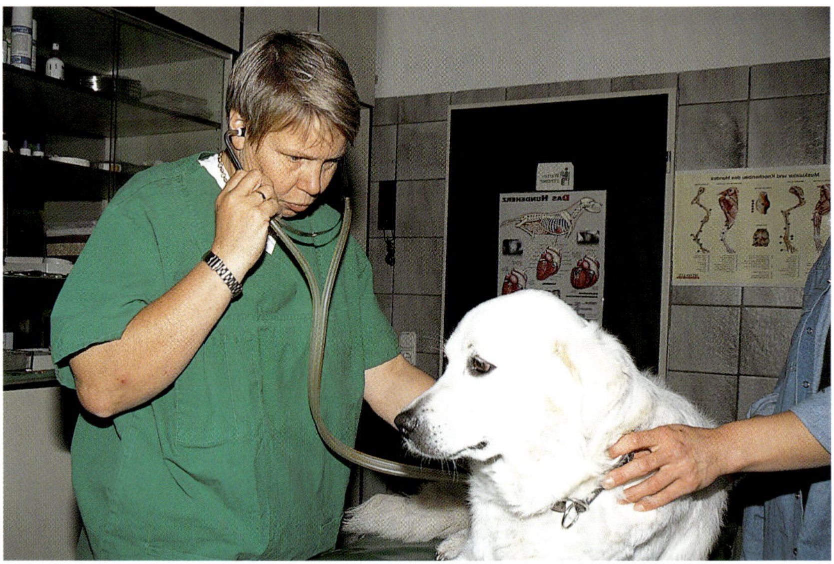

Bei starkem Erbrechen und Durchfall muss der Hund von einem Tierarzt untersucht werden.

Gut zu wissen

Notwendige Untersuchungen

Es ist auch hier besonders wichtig, diagnostisch aus klinischer Sicht die Symptome abzuklären:
Dazu gehören z.B. Blutuntersuchungen, um andere Organerkrankungen auszuschließen oder zu erkennen. Kotuntersuchung auf Verdaulichkeit, aber auch krank machende Bakterien oder Endoparasiten oder – besonders wichtig – auf Zusammensetzung beziehungsweise Schädigung der Darmflora.

Nahrung verwertet werden, dass auch die körpereigenen Eiweiße abgebaut werden (Protein loosing syndrom), wodurch ein lebensbedrohlicher Zustand entsteht, der oft auch mit konventionellen Arzneimitteln nicht mehr behandelbar ist. Auch Hunde können kleine Geschwüre (Ulcera) im Magen oder Darm bekommen und es gibt in wenigen Fällen auch Tumore wie Karzinome im Darm. Die Abklärung der Ursachen ist nur zum Teil mit Blut- oder Kotuntersuchungen möglich. In hartnäckigen Fällen muss eine Endoskopie in leichter Narkose gemacht werden. Dabei wird in der Regel auch eine kleine Gewebeprobe entnommen und histologisch untersucht, um die Diagnose stellen zu können.
Bei einer chronischen Magen-Darm-Erkrankung ist aus homöopathischer Sicht das ganze Tier erkrankt. Will man diese Tiere heilen, so ist eine homöopathische Anamnese nötig, in der alle Vorkrankheiten, das Verhalten und das Tier insgesamt erfasst werden. Die Fütterung einschließlich aller Zusatzstoffe, Leckerli usw. muss genau erfasst werden. Oft haben sich Nahrungsmittelunverträglichkeiten entwickelt. Das Wechseln von einem Fertigfutter zum nächsten bringt keinen Erfolg. Ob das Weglassen eines Futters oder Futterbestandteils hilft, kann frühestens nach 6 Wochen beurteilt werden! Absolute Konsequenz ist leider die wichtigste Voraussetzung, um eine Nahrung zu finden, die Ihr Hund in seiner Krankheit verträgt. Informieren Sie sich sehr genau, lassen Sie sich vom Tierarzt beraten, lesen Sie die Angaben auf den Futtermitteln selbst durch: Sehr häufig finden Sie Zucker! Saccharose oder Maltose → ebenfalls Zucker, in Dosen enthalten. Diese verträgt Ihr Hund auf keinen Fall! Die Nahrung sollte so wenig vielfältig wie möglich zusammengesetzt sein, damit der Darm erst einmal geschont wird.
Man kann heute auch Futtermittelallergene im Blut untersuchen lassen. Die Untersuchung ist zwar kostenaufwändig, aber bringt für manche „Problemfälle“ eine echte Erleichterung, weil man gezielter weiß, was der Hund verträgt, und dann leichter die Diät zusammenstellen kann.

› *Homöopathische Anamnese* s. **Seite 25 ff.**

Bevor eine Untersuchung auf Futtermittelallergene vorgenommen wird, darf der Hund mindestens 6 Wochen lang kein Cortison bekommen.

Chronische Gastritis

Die Tiere zeigen oft schlechten oder wechselnden Appetit und immer wieder Erbrechen trotz aller Diät. Neben der Endoskopie kann im Kot oder im Blut manchmal Helicobacter, ein spezieller bakterieller Erreger, nachgewiesen werden, der dazu führt, dass die Gastritis nicht abheilt.
Aus homöopathischer Sicht ist die Vermehrung des Helicobacter Ausdruck der geschädigten Schleimhaut und des gestörten Schleimhautmilieus. Man würde jedoch bei hartnäckigen Symptomen und positivem Nachweis zunächst mit einem entsprechenden Antibiotikum und eventuell auch einem H2-Blocker behandeln. Die Fähigkeit zur Eigenregulation, die wir mit homöopathischen Arzneien anregen wollen, ist bei vielen dieser Tiere so blockiert, dass der Helicobacter erst einmal unterdrückt werden muss, um die Voraussetzung für eine Heilung zu schaffen. Dann ist die homöopathische Therapie wieder unterstützend angezeigt und sehr wichtig, denn sie kann helfen, dass sich die Schleimhaut wirklich regeneriert und es nicht innerhalb von wenigen Wochen zum Rezidiv kommt.

Wichtige Arzneien zur organotrop-unterstützenden Behandlung: Ipecacuanha, Mercurius solubilis, Condurango, Nux vomica, Arsenicum album, Argentum nitricum.

Gut zu wissen

Homöopathischer Therapieansatz bei chronischer Gastritis

Wichtige Symptome

- *Wie ist das Erbrechen?*
  Futter, Schleim, Farbe des Schleims, Menge viel oder wenig?
  Erbrechen quälend, schwächend oder im Schwall?
  Zeitpunkt des Erbrechens: früh nüchtern oder auch tagsüber, nachts?
- *Appetit: erhalten, wechselnd, mäkelig?*
- *Anzeichen für Schmerzen: Lustlosigkeit, aufgekrümmter Rücken, Berührungsempfindlichkeit?*
- *Auslösung durch Erregung, Aufregung, Stress? Falsches Futter?*
- *Sonstige individuelle Symptome?*

Individuelle Arzneien: Arsenicum album, Lycopodium u.a.

Colitis

Die chronische Dickdarmentzündung ist durch immer wieder auftretenden Schleim im Kot geprägt. Dieser kann in leichteren Fällen nur ab und zu am Kot zu sehen sein oder der Kot ist hin und wieder von Schleim umhüllt wie von einer Wursthaut. In schweren Fällen kommt es zu immer wiederkehrenden Durchfallschüben, besonders nachts, die mit viel schleimigem, auch stark blutigem Kot einhergehen können. Die Tiere können deutliche Anzeichen von Kotdrang oder Schmerzen zeigen, oft verhalten sie sich nur kurz vor dem Schub sehr ruhig und sind dann relativ wenig beeinträchtigt.

Ernährung: Bei Colitis ist ein hoher Ballaststoffanteil wichtig: grobe Haferflocken, gekochter Reis. Eigenartigerweise werden grüne Bohnen (aus der Dose oder gefroren und gekocht) sehr gut vertragen und auch gern genommen.

Ob man ein medizinisches Diätfutter nimmt oder dem Hund selbst kocht, muss im Einzelfall entschieden werden!

Homöopathischer Therapieansatz

Am besten ist die Wahl einer homöopathischen Arznei nach einer Anamnese durch einen erfahrenen homöopathisch arbeitenden Tierarzt. Er kann Klinik und Homöopathie für Ihren Hund am ehesten in Einklang bringen. Manchmal ist man wegen des Allgemeinbefindens des Hundes in Zeitnot. Dann werden so genannte organotrope Arzneien entsprechend der lokalen Symptomatik am Darm eingesetzt. Hierzu brauchen Sie die Angaben über Kotkonsistenz, Farbe, Geruch, Häufigkeit des Kotabsatzes, Anzeichen für Schmerz, Verhalten usw., die bei den akuten Magen-Darm-Erkrankungen bereits beschrieben sind.

Es ist wichtig zu wissen, dass die Erkrankung in der Regel in „Schüben" verläuft. Dazwischen erscheint der Hund schon viel besser oder scheinbar gesund. Dann kann die akute Symptomatik ganz plötzlich wieder mit starkem Erbrechen oder Durchfall auftreten. Dies ist leider in der Erkrankung vorgegeben. Wie ein Fass, das überläuft, reichen dann kleinste Ereignisse wie beispielsweise eine Lockerung der Diät, draußen ganz wenig am Kompost gefressen, aber auch Aufregung und Stress aus, um einen akuten „Schub" auszulösen. So unangenehm es ist, wenn der Hund wieder alles voll gebrochen hat oder sie die ganze Nacht mit ihm unterwegs waren: Er kann wieder gesund werden, der akute Schub geht vorbei. Er geht am schnellsten vorbei, wenn Sie bei ersten Anzeichen, das sind oft vermehrtes Gurgeln im Darm, vermehrtes Gras- oder Blätterfressen, auch Rinde oder Erde, Nachlassen des Appetits oder wenn der Hund morgens nicht recht aufstehen will: Kein Futter geben und mindestens 12 Stunden hungern lassen! Das kürzt den Schub ab, es geht Ihrem Hund schneller wieder besser.

› *Eine grobe Anweisung zum Selbstkochen finden Sie auf* Seite 83

Wichtige Symptome

Gut zu wissen

- › *Hat der Hund im akuten Schub Kotdrang oder nicht?*
- › *Anzeichen für Schmerzen oder nicht?*
- › *Schleim: um den Kot, auf dem Kot, ganzer Kot schleimig, wässrig, blutig?*

Wichtige homöopathische, organotrope Arzneien
Mercurius solubilis, Mercurius corrosivus, Aethiops antimonialis, Konstitutionsmittel: Arsenicum album, Nux vomica, Lycopodium, u.a.

Kolikartige Schmerzen – Irritable Bowel

Wichtige „Kolikmittel" sind
- *Chamomilla,*
- *Magnesium phosphoricum*
- *Magnesium carbonicum,*
- *Colocynthis und*
- *Dioscorea.*

Manche Hunde leiden sehr unter immer wiederkehrenden, kolikartigen Schmerzen: Sie laufen mit stark gekrümmtem Rücken und hartem Bauch umher und haben offensichtlich starke Schmerzen. Manche Hunde bleiben einfach nur noch liegen, andere haben das Verlangen, Unmengen an Gras oder Blättern zu fressen, die teilweise wieder erbrochen werden. Auch hier ist ein tiefgreifendes Mittel nach einer homöopathischen Anamnese am besten, aber Sie brauchen auch etwas für den „Akutfall".

Gut zu wissen

Wichtige Symptome bei Irritable Bowel

- *Läuft Ihr Hund mit gekrümmtem Rücken?*
- *Ist er eher unruhig oder auffallend ruhig?*
- *Hören Sie Darmgeräusche oder bemerken Sie Blähungen?*
- *Hat er das Verlangen Gras oder Blätter aufzunehmen?*
- *Will er spazieren gehen oder ruhig liegen bleiben?*
- *Tut ihm lokale Wärme gut? → Eventuell ausprobieren!*
- *Können Sie ihm Tee geben (sehr bewährt: Kümmeltee: einen halben Teelöffel mit kochendem Wasser übergießen, 3–4 Minuten stehen lassen, dann löffelweise geben)*
- *Wie häufig treten akute Schmerzschübe auf? Gibt es Gründe dafür?*

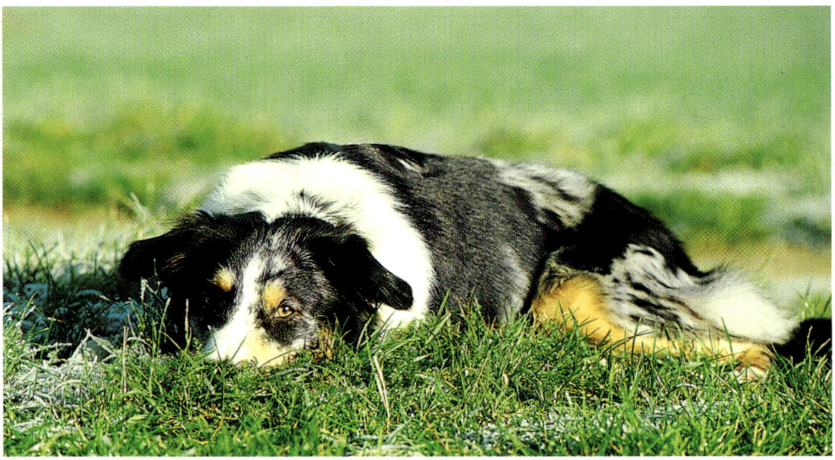

Bei starken, kolikartigen Bauchschmerzen legt sich der Hund am liebsten hin.

Erkrankungen von Blase und Nieren

Blasenentzündung (Zystitis)

Klinische Grundlagen und Symptome

Blasenentzündungen kommen bei Rüden und Hündinnen vor. Akute Entzündungen entstehen meist durch Erkältung: nach Durchnässung, Liegen auf kaltem oder nassem Untergrund usw. Junge Hündinnen neigen manchmal zu Scheidenentzündung, und die Keime können über die Harnröhre in die Blase aufsteigen. Dabei sind Hündinnen großer Rassen, wenn sie eine relativ kurze Harnröhre haben, besonders gefährdet.

Bei älteren Hunden ist der pH-Wert (Säuregrad) im Urin oft relativ hoch (zwischen 7,0–8,0, normal: 6,0–6,5). In diesem Milieu können sich Bakterien leichter vermehren, und so kann durch Kälte und Nässe eine akute Blasenentzündung oder sogar Nierenbeckenentzündung ausgelöst werden. Ebenfalls bei älteren Hündinnen und Rüden entsteht öfter eine Schwäche des Blasenschließmuskels. Sie verursacht einerseits Harnträufeln oder ungewollten Urinverlust (Harninkontinenz) unterschiedlicher Mengen. Andererseits bedingt die Schließmuskelschwäche auch, dass die Blase nicht vollständig entleert wird (was man von außen nicht feststellen kann). In diesem Resturin vermehren sich leicht Bakterien und es kann zu chronischen Reizungen der Blasenschleimhaut kommen. Ein ähnlicher Effekt tritt bei Hunden auf, deren Blasenschließmuskel nach einem Bandscheibenvorfall (Diskopathie) geschwächt bleibt. Dann genügt es, dass die Hunde draußen nass werden oder kalt liegen, kommt es sofort zur akuten Entzündung.

Bei Blasenentzündungen ist der pH-Wert im Urin in der Regel erhöht. Dadurch fallen im Urin enthaltene Phosphate leichter aus und können schlimmstenfalls sogar Harngries oder Blasensteine (in der Regel Struvitsteine) bilden.

Bei der Laboruntersuchung des Urins kann der Gehalt an Entzündungszellen (Leukozyten), roten Blutkörperchen (Erythrozyten), Eiweiß (Protein), pH-Wert, Keton und Bilirubin (aus dem Leberstoffwechsel) bestimmt werden. Im so genannten Sediment werden auch Art und Größe der Zellen (Oberflächen-, tubuläre oder Nierenepithelien) und etwa enthaltene Kristalle festgestellt.

Hartnäckige Blasenentzündungen können auch durch Polypen, Zysten oder Tumore hervorgerufen werden.

Eine Untersuchung durch den Tierarzt ist bei Anzeichen einer Blasenentzündung daher unbedingt erforderlich.
Ist die Entzündung akut, sind viele Entzündungszellen (Leukozyten) und viel Sediment nachweisbar, ist in den meisten Fällen eine antibiotische Behandlung, gegebenenfalls nach einem Resistenztest, erforderlich.

Gut zu wissen

Anfälligkeit

Auch beim Hund gilt, dass einmal an einer Blasen- oder Harnwegsentzündung erkrankte Tiere empfindlich bleiben und es leicht zur Reinfektion (Rezidiv) kommt.

Daher sind regelmäßige Kontrollen des Urins nach Anweisung des Tierarztes nötig. Auch die derzeit im Handel befindlichen medizinischen Diätfutter haben sich sehr bewährt. Sie sind eiweißärmer, die Eiweiße sind leicht verdaulich und senken den pH-Wert im Urin, eine wichtige Voraussetzung, um Phosphate oder Harngrieß zum Auflösen zu bringen und einer erneuten Vermehrung der Bakterien längerfristig vorzubeugen.
Harngrieß oder Blasensteine können die Harnröhre verschließen und einen hochakuten Zustand mit Harndrang verursachen, bei dem kein Urin mehr abgesetzt werden kann.
Nur in wenigen Fällen gelingt es, bei geringem Harngrieß die Harnröhre freizuspülen, ansonsten hilft nur noch eine Operation!

Begleitende Maßnahmen

Homöopathische Arzneien unterstützen die Ausheilung der entzündeten Schleimhäute. Dadurch können sich Bakterien nicht so leicht vermehren und die Rezidivrate ist geringer.
Bei schon länger bestehenden Entzündungen können homöopathische Arzneien sehr gut über einen längeren Zeitraum gegeben werden. Sie unterstützen auch die Funktion der Niere, welche die Zusammensetzung des Urins bestimmt. Es gibt in der konventionellen Medizin kaum Medikamente, die in diese Richtung wirken. Daher haben wir mit den homöopathischen Arzneien bei den betroffenen Tieren eine sehr gute Möglichkeit, längerfristig regulativ einzuwirken. Bei geringerer Rezidivrate muss weniger häufig ein Antibiotikum eingesetzt werden.

Gut zu wissen

Warm und trocken

Wichtig bei allen Harnwegserkrankungen: Die Tiere sollten nicht nass oder kalt liegen (Decke mitnehmen). Werden sie im Regen nass, sollten sie nach dem Spaziergang gründlich abgetrocknet oder geföhnt werden!

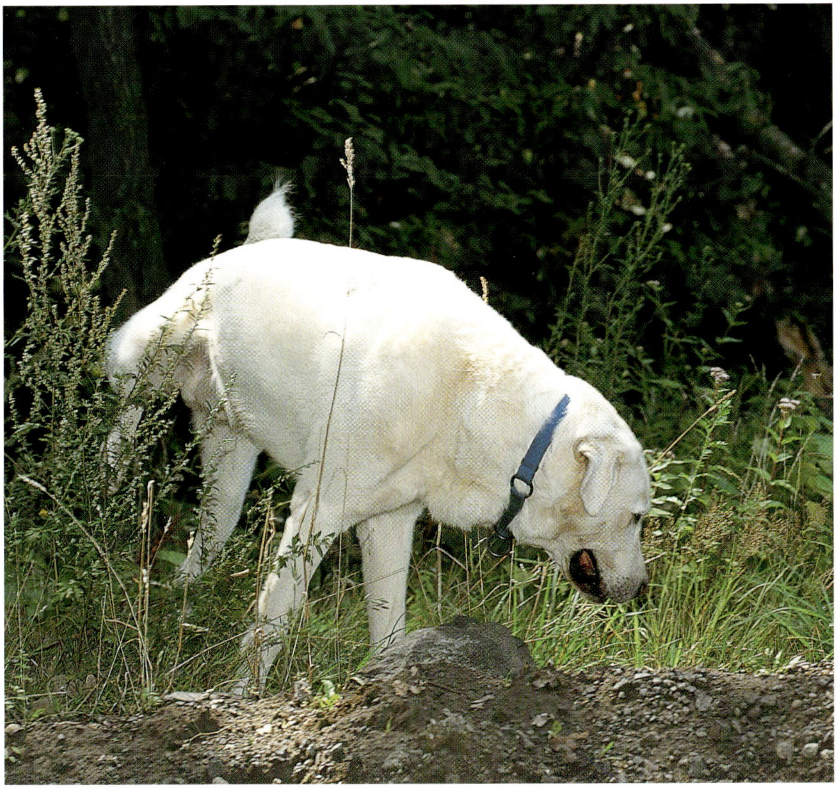

Bei Harnwegserkrankungen ist es wichtig, den Hund beim Urinieren genau zu beobachten.

Es bilden sich nicht so leicht Resistenzen, die Tiere sind weniger belastet. Dies gilt auch für die Nachbehandlung nach Blasensteinoperationen, bei denen bereits immer eine chronische Blasenentzündung vorliegt.
Auffallend ist, dass bei homöopathischer Behandlung von Harnwegserkrankungen defektes Gewebe sehr viel schneller und intensiver abgestoßen wird als bei konventioneller Therapie. Dies zeigt sich vor allem bei der Harnkontrolle:
Nach 5–8 Tagen ist trotz deutlich besserem Allgemeinbefinden sehr viel Sediment mit sehr vielen Zellen nachweisbar. Hierbei handelt es sich um eine Art „Reinigungsprozess", der eine Voraussetzung für neuen Schleimhautaufbau ist, und nicht – wie manchmal angenommen – um eine Verschlimmerung oder Verzögerung der Heilung. Einige Tage später ist der Urin viel klarer.
Wichtig: Die Tiere sind bei sehr gutem Allgemeinbefinden.

Gut zu wissen

Homöopathischer Therapieansatz

Wichtige Symptome

› Hat der Hund Harndrang? Will er/muss er dauernd raus, setzt sich hin, es kommen aber nur wenige Tropfen?

› Kann der Urin gehalten werden oder tröpfelt der Hund, verliert Urin?

› Wird Urin im Liegen, beim Aufstehen, im Laufen verloren? – Große Mengen, kleine Mengen, Tropfen?

› Zeigt der Hund Schmerzäußerung: Läuft er unruhig oder winselnd umher, macht er einen Buckel, fiept er beim Harnabsatz?

› Erscheint der Urin in der Farbe verändert? Ist er intensiver gelb, braun oder gar blutig verfärbt?

› Geht die Erkrankung mit oder ohne Fieber, mit oder ohne Allgemeinstörung wie Inappetenz oder Ähnlichem einher?

› Trinkt der Hund mehr oder weniger als gewohnt? Seit wann?

Chronische Zystitiden bedürfen der Wahl einer Arznei nach den individuellen Symptomen des Tieres in seiner Gesamtheit (Konstitutionsmittel) und gehören daher in die Hand eines erfahrenen homöopathischen Tierarztes!

Homöopathische Arzneien

Acidum benzoicum e resina

Acidum benzoicum, Benzoesäure

Acidum benzoicum ist eine Arznei für die subakute oder rezidivierende Blasenentzündung, besonders wenn schon Phosphate oder sogar Harngries nachweisbar sind oder waren. Es ist auch eine wichtige Arznei zur Nachbehandlung nach Blasensteinoperationen. Der Harn ist eher dunkelgelb oder bräunlich, enthält noch viel Sediment, oft auch weiße und rote Blutkörperchen. Acidum benzoicum hat auch eine gute Nierenwirkung und gilt als wichtige Arznei für die so genannte „Harnsaure-Diathese“, die Neigung zu Gries- oder Steinbildung.

Dosierung

Acidum benzoicum e resina, Benzoesäure

Acidum benzoicum D4 oder D6, 2–3 x täglich 1 Tablette oder 5–8 Tropfen Dilution oder 5–8 Globuli über mehrere Wochen.

Acidum benzoicum wird sehr gut gefolgt von Berberis.

Berberis

Berberis vulgaris, Berberitze

Berberis ist eine sehr bewährte Arznei zur Nachbehandlung von Blasen- oder Blasen-Nierenbecken-Entzündung. Die Tiere können den Urin oft noch nicht so gut halten. Wenn sie aufstehen, müssen sie auch gleich zum Harnabsatz nach draußen. Das Allgemeinbefinden und der Urinabsatz

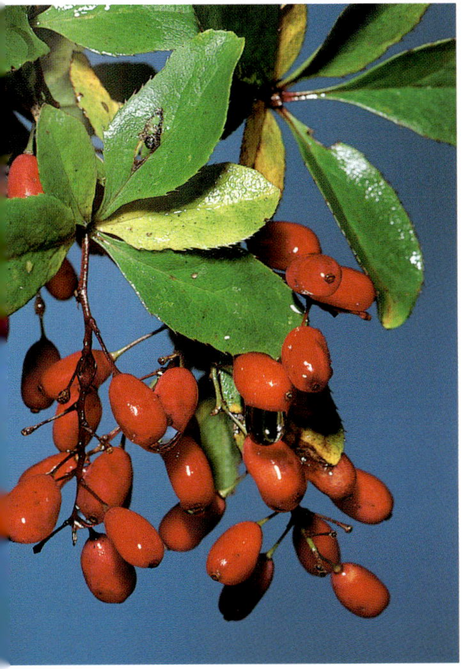

Berberis vulgaris, die Berberitze, ist eine sehr bewährte Arznei zur Nachbehandlung von Harnwegserkrankungen.

können sehr schnell wechseln: Der Urin ist zeitweise wässrig und klar, dann wieder trüb und dunkler, das Sediment kann sehr gering, dann wieder sehr viel sein. Die Tiere erscheinen manchmal munter und aktiv, dann wieder müde und matt. Auch der Durst wechselt.

Berberis wirkt auf die Blase, ist aber auch eine sehr wichtige Arznei zur Unterstützung der Nierenfunktion. Die Arznei eignet sich daher zur Nachbehandlung von hartnäckigen Blasenentzündungen, aber auch, wenn der pH-Wert und Eiweißgehalt im Urin zu hoch bleiben, wenn ältere Tiere längerfristig eine Unterstützung brauchen und auch zur Nachbehandlung nach einer Blasenstein-OP.

Dosierung

Berberis vulgaris, Berberitze

Berberis D4, 2 x täglich 1 Tablette oder 5–8 Tropfen Dilution oder 5–8 Globuli über mehrere Wochen.

Bei chronischen Nierenerkrankungen ist Berberis im Wechsel mit Solidago sehr bewährt.

Cantharis

Lytta vesicatoria, Spanische Fliege (ein Käfer)

Cantharis ist die wichtigste Arznei für akute Blasen- und Blasen-Nierenbecken-Entzündung (Zystopyelitis), die mit auffallendem Harndrang und häufigem Harnabsatz einhergeht. Die Tiere setzen sich dauernd (nicht nur, um zu markieren), es kommt aber nur wenig Urin. Sie können auch schon Tropfen beim Herausgehen verlieren. Der Urin enthält sehr viele Entzündungszellen (Leukozyten), rote Blutkörperchen (Erythrozyten) und meist auch Protein. Im Sediment sind typische Zellen verschiedener Blasenwandschichten zu erkennen. Es können auch Phosphate enthalten sein. Der Urin kann äußerlich dunkel oder blutig verfärbt sein. Sehr häufig ist zusätzlich eine antibiotische Therapie nötig.

Dosierung

Lytta vesicatoria, Spanische Fliege (ein Käfer)

Cantharis D4, 2–4 x täglich 1 Tablette oder 5–8 Tropfen Dilution oder 5–8 Globuli, bei Besserung 2 x täglich. Cantharis D30 oder C30, bei akutem, sehr schmerzhaftem Harndrang 2 x im Abstand von einer Stunde 5–8 Globuli, eventuell nach 6–8 Stunden wiederholen. Die Arznei muss innerhalb von 12 Stunden eine Wirkung zeigen, nach 3–5 Tagen sollte eine entsprechende Arznei nach den bestehenden Symptomen gewählt werden.

Dulcamara

Solanum dulcamara, Bittersüßer Nachtschatten

Dulcamara ist die Arznei der Wahl, wenn eine Blasenreizung immer wieder durch Kälte und Nässe ausgelöst wird: einmal nass geworden oder fünf Minuten im nassen Gras gelegen. Innerhalb von 1–4 Stunden treten Symptome wie Schmerzen, Harndrang oder Harnträufeln auf. Der Urin ist nicht so stark verändert wie bei Cantharis.

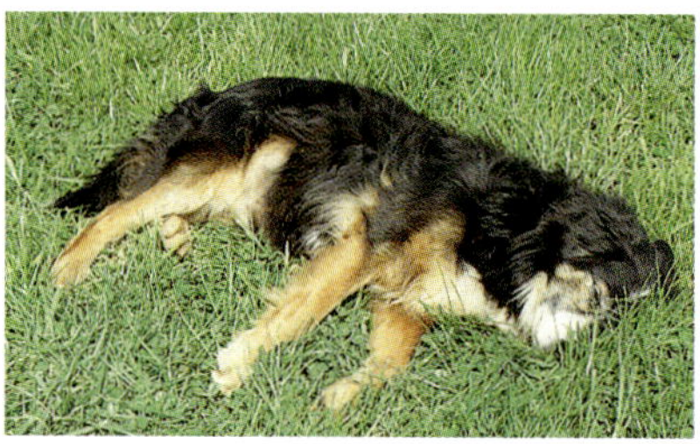

Manche Hunde sind sehr anfällig: Die Blasenentzündung kommt garantiert, auch wenn sie nur kurze Zeit im nassen Gras gelegen sind.

Dosierung

Solanum dulcamara, Bittersüßer Nachtschatten

Dulcamara D30 oder C30, bei Bedarf 2 x im Abstand von 1/2–1 Stunde 5–8 Globuli, eventuell nach 12 Stunden nochmals wiederholen. Dann muss sich die Symptomatik wieder normalisiert haben.

Mercurius solubilis Hahnemanni

Gemisch aus Quecksilber(II)amidonitrat und metallischem Quecksilber

Mercurius solubilis Hahnemanni ist eine Arznei für akute Zystitis, die mit blutigem Urin einhergeht. Der Urin kann wie reines Blut erscheinen! Harndrang und Schmerzen sind nicht so ausgeprägt wie bei Cantharis. Mercurius solubilis H. ist auch angezeigt, wenn bei chronischer Blasenreizung, z.B. bei älteren Hündinnen, immer wieder Bakterien im Urin erscheinen, der Urin intensiv riecht und die Hündin keine oder kaum Beschwerden zeigt. Mercurius solubilis H. hat auch eine Nierenwirkung!

Dosierung

Mercurius solubilis Hahnemanni, Quecksilbergemisch

Mercurius solubilis Hahnemanni, 2–3 x täglich 1 Tablette oder 5–8 Tropfen Dilution oder 5–8 Globuli, bei akuter Blasenentzündung für 5–8 Tage, sonst auch über längere Zeit (Urinkontrolle).

Oleum terebinthinae

Gereinigtes Terpentinöl von Pinusarten

Oleum terebinthinae ist eine Arznei für hartnäckige oder chronische, rezidivierende Blasenentzündung. Der Urin erscheint eher dunkel, oft bräunlich, enthält viel Sediment und riecht auffallend intensiv.

Es ist eine Arznei zur Nachbehandlung, für hartnäckige Fälle, wenn andere Arzneien nicht oder unbefriedigende Wirkung zeigen.

Dosierung

Oleum terebinthinae, Gereinigtes Terpentinöl von Pinusarten

Oleum terebenthinae D6 oder D12, 2 x täglich 1 Tablette oder 5–8 Tropfen Dilution oder 5–8 Globuli für 2–4 Wochen.

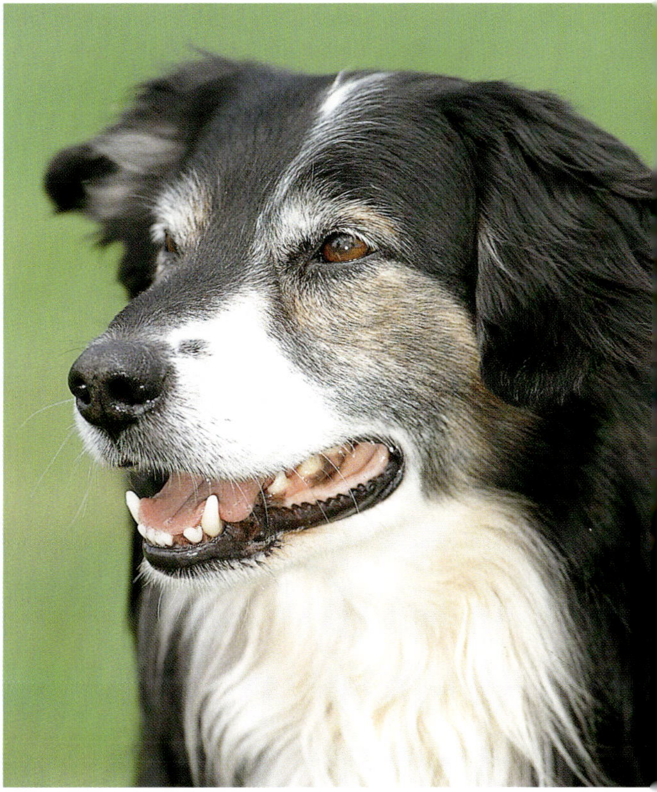

Erkrankungen der Niere kommen bei älteren Hunden recht häufig vor.

Nierenerkrankungen

Klinische Ursachen und Symptome

Erkrankungen der Niere oder Funktionsschwäche der Niere sind bei älteren Hunden sehr häufig.

Sie können Folgen von chronischen Entzündungen, Folge von Vergiftungen (Intoxikationen), Folge von sonstigen Erkrankungen oder auch altersbedingter Degeneration, von Zysten und anderem sein.

Es ist oft schwer, die Symptome zu erkennen: Vermehrter Durst kann ein Hinweis sein, aber auch allgemeine Unlust, Schlappheit, Trägheit, stumpfes Fell. Akutes, unstillbares Erbrechen kann Anzeichen eines lebensbedrohlichen Nierenversagens (Urämie) sein. Nur eine Blutuntersuchung beim Tierarzt kann Aufklärung geben.

Sind die Nierenwerte – Harnstoff und Kreatinin, eventuell auch Eiweiß und Phosphor – erhöht, ist unbedingt eine spezielle Nierendiät erforderlich.

In der konventionellen Medizin gibt es kaum Medikamente zur Unter-

stützung der Nierenfunktion. Es geht nicht einfach um die Bildung von Urin, sondern um die Unterstützung der Ausscheidung der so genannten harnpflichtigen Stoffe.
Hier können homöopathische Arzneien in idealer Weise regulativ eingreifen. Die Tiere werden deutlich aktiver, munterer, das Fell glänzt wieder mehr, sie haben mehr Lebensqualität. Eine Verbesserung der Nierenwerte tritt von Fall zu Fall etwas verzögert ein. Grenzen sind da gegeben, wo Nierengewebe zerstört ist. Hier können auch homöopathische Arzneien das Nierenversagen (Urämie) nicht mehr rückgängig machen.

Auf einen Blick

Homöopathischer Therapieansatz

Wichtige Symptome

- *Besteht vermehrter Durst oder nicht?*
- *Trinken die Tiere große Mengen auf einmal oder öfter kleine Mengen?*
- *Wie ist das Allgemeinbefinden, der Appetit, die Aktivität?*

Homöopathische Arzneien

› *Arsenicum s. Konstitutionsmittel* Seite 176

› *Phosphor s. Konstitutionsmittel* Seite 199

Arsenicum album

Arsenicum album, W eißes Arsenik
Tiere, die Arsenicum album brauchen, sind müde und schlapp. Die Nierenstörung hat sich schleichend entwickelt, dann sind akute Symptome aufgetreten. Erbrechen oder faulig riechender Durchfall sind möglich. Das Fell ist stumpf und schuppig, der Hund erscheint gealtert. Die Symptome können bei älteren Hunden auftreten, aber auch nach Vergiftungen. Die Tiere haben oft Durst auf kleine Mengen Wasser.
Im Sediment sind viele Epithelien von Nierenbecken und Niere nachzuweisen, pH-Wert, Eiweiß und auch die roten Blutkörperchen sind in der Regel erhöht.
Es ist manchmal erstaunlich, wie schnell sich die Hunde erholen, wenn die Arznei passt!

Dosierung
Arsenicum album, Weißes Arsenik
Arsenicum album D6 oder D12, 2 x täglich 1 Tablette oder 5–8 Tropfen Dilution oder 5–8 Globuli für 2–4 Wochen. Arsenicum album wird gut gefolgt von Solidago oder Berberis.

Berberis

Berberis vulgaris, Berberitze
S. Blasenentzündung S. 102.

Phosphor

Phosphor, Gelber Phosphor
Phosphor ist auch eine Arznei für bestimmte Formen der Nierenstörung. Die Tiere sind schlapp, reagieren aber noch intensiv auf äußere Reize wie Geräusche, Berührung, Licht.

Sie nehmen wenig oder kaum Nahrung auf, haben Durst auf große Mengen Wasser, die leicht erbrochen werden. Es sind Tiere, die sonst eher temperamentvoll waren.
Die Blutwerte können sehr deutlich erhöht sein.
Im Urin findet man nicht so viel Sediment wie bei Arsenicum album.

Dosierung
Phosphor, Gelber Phosphor
Phosphor D8, 2 x täglich 1 Tablette oder 5–8 Tropfen Dilution oder 5–8 Globuli für 2–4 Wochen
Phosphor D30, 1–2 x täglich bei akuten Nierenversagen, sonst zur Nachbehandlung 1 x pro Woche 5–8 Globuli, wenn die Arznei insgesamt zum Hund passt.

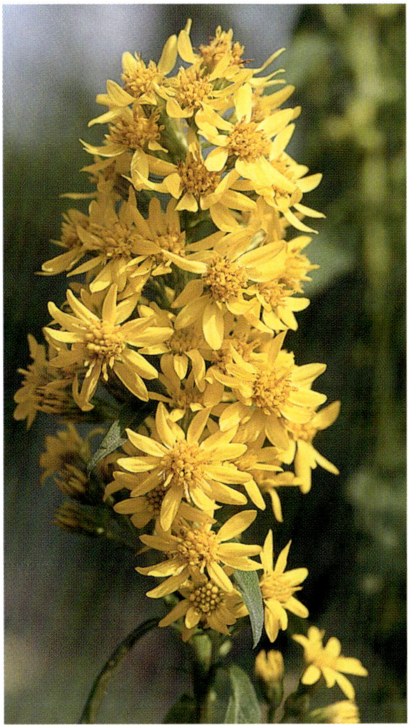

Solidago virgaurea, die Goldrute, ist eine ganz wichtige Arznei zur Unterstützung der Nierenfunktion.

Solidago

Solidago virgaurea, Goldrute
Solidago ist eine der intensivst wirkenden Arzneien für die Niere beim Hund und hat sich daher bei allen Nierenstörungen sehr bewährt. Es ist eine wichtige Anfangsarznei, aber auch eine gute Folgearznei auf Arsenicum album oder Phosphor. Bei chronisch kranken Nierenpatienten ist es im sechswöchigen Wechsel mit Berberis zu empfehlen.
Die Arznei wird eher organotrop bei verändertem Urin und erhöhten Nierenwerten im Blut eingesetzt. Es gibt nicht so deutliche, individuelle Symptome. Der Urin ist oft eher dunkel, trüb, enthält viel Sediment, viele Zellen, aber auch rote und weiße Blutkörperchen (Erythrozyten und Leukozyten).
Die Arznei wird in niedriger Potenz eingesetzt. Meiner Erfahrung nach sind daher Tabletten und Dilution wegen des höheren Wirkstoffgehaltes zu Beginn besser wirksam als Globuli.

Dosierung
Solidago virgaurea, Goldrute
Solidago D2, 2–3 x täglich 1 Tablette oder 5–8 Tropfen Dilution für 2–4–6 Wochen.

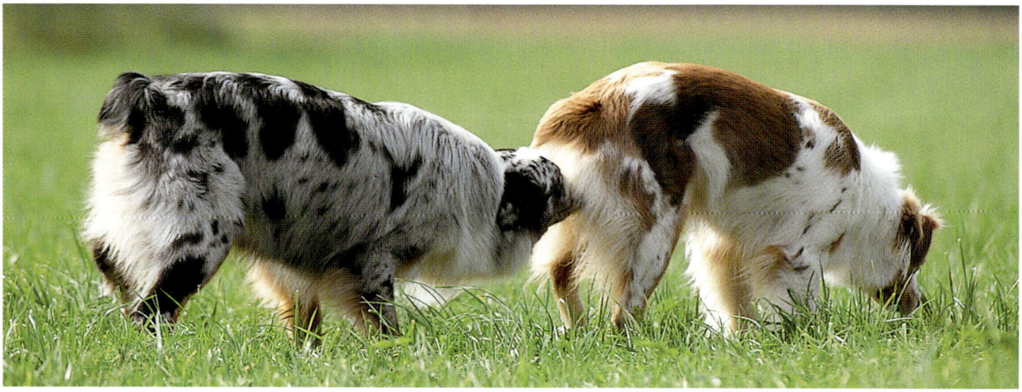

Der Geruch einer läufigen Hündin kann akute Prostatabeschwerden auslösen.

Prostataerkrankungen

Klinische Ursachen und Symptome

Erkrankungen der Prostata entstehen beim Rüden in der Regel durch eine Prostatavergrößerung. Durch den Geruch läufiger Hündinnen kommt es zur Reizung. Es können sich Entzündung (Prostatitis) und Zysten in der Prostata bilden. Manchmal entstehen Probleme beim Kotabsatz: Der Kot wird auffällig schmal oder der Schwanz wird henkelförmig abgestellt. Seltener kommt es zu Harnabsatzstörungen.

› Symptome s. Blasenentzündung Seite 102

Die Erkrankung verläuft lange Zeit ohne nach außen sichtbare Symptome. Meist sind Austritt von blutigem Sekret aus der Harnröhrenmündung das erste, aber auch gleich bedrohliche Zeichen einer Prostatareizung.

Da es infolge von Entzündungen und Zysten zu lebensbedrohlichen Prostataabszessen kommen oder sich auch ein Prostatatumor entwickelt haben kann, ist eine Abklärung durch den Tierarzt unbedingt erforderlich. Ob gegebenenfalls eine Kastration notwendig oder sinnvoll erscheint, muss individuell für den jeweiligen Hund entschieden werden. Hormonspritzen bringen zwar schnell, innerhalb von 24 Stunden, Erleichterung, sind aber auf Dauer wegen möglicher fördernder Wirkung auf die Entstehung von tumorösen Entartungen von Hoden oder Prostata nicht empfehlenswert. Bei akuten Entzündungen mit Fieber ist eine antibiotische Therapie in der Regel erforderlich!

Homöopathisch können wir die Ausheilung der Reizzustände der Prostata unterstützend behandeln. Dies gelingt in manchen Fällen recht gut. Wichtig ist, dass die Arzneien rechtzeitig, beim ersten Beginn der Symptome, oder sobald man merkt, dass der Hund den Geruch einer läufigen Hündin aufgenommen hat, angewandt werden. In manchen Fällen ist allerdings eine Kastration nicht zu umgehen.

Homöopathischer Therapieansatz

Siehe Zystitis S. 102

Homöopathische Arzneien

Mercurius solubilis Hahnemanni

Mercurius solubilis Hahnemanni kann bei akuter Prostataentzündung mit gleichzeitiger Blasenentzündung und sehr blutigem Urin hilfreich sein. Symptome s. Blasenentzündung. Die Arznei wird sehr gut gefolgt von Pareira brava.

Dosierung
Mercurius solubilis Hahnemanni
Mercurius solubilis D8, 2–3 x täglich 1 Tablette oder 5–8 Tropfen Dilution oder 5–8 Globuli für 3–5 Tage.

Pareira brava

Chondodendron tomentosum, Grießwurz
Die Arznei ist bewährt, wenn blutiges, wässriges Sekret aus der Harnröhrenmündung austritt oder ausgetreten ist. Gleichzeitig besteht auch eine Zystitis mit viel Sediment. Pareira brava kann sehr gut zur Nachbehandlung über längere Zeit gegeben werden. Wenn die Arznei passt, haben die Rüden keine Beschwerden mehr und der Urin normalisiert sich. Gibt man die Arznei, wenn man erste Anzeichen einer läufigen Hündin entdeckt, dann kann man die Bildung des blutigen Sekretes verhindern. Kleinere Prostatazysten, die die Blutungen verursachen, können sich zurückbilden oder abkapseln.

Dosierung
Pareira brava, Chondodendron tomentosum, Grießwurz
Pareira brava D4 oder D6, 2–3x täglich 1 Tablette oder 5–8 Tropfen Dilution oder 5–8 Globuli für 2–4–6 Wochen.

Sabal serrulatum

Serenoa repens, Sägepalme
Sabal serrulatum ist eine Arznei, die eher zur Vorbeugung oder Nachbehandlung der Prostatavergrößerung ohne Entzündung eingesetzt wird. Bei einzelnen Hunden können Probleme beim Harnabsatz aufgetreten sein.
Die Rüden zeigen den deutlichen Henkelschwanz und der Kot kann zeitweise schon schmal sein. Es können auch leichte Beschwerden beim Aufstehen, steifer Gang oder unklare Lahmheiten durch eine Prostatavergrößerung hervorgerufen werden. Sabal serrulatum wird eingesetzt, um eine weitere Vergrößerung oder die Entstehung einer Entzündung zu verhindern. Die Arznei ist sehr bewährt, muss aber längere Zeit gegeben werden.

› *S. Blasenentzündung (Zystitis) S.* Seite 99 ff.

Dosierung
Sabal serrulatum, Serenoa repens, Sägepalme
Sabal serrulatum D3 oder D4, 2 x täglich 1 Tablette oder 5–8 Tropfen Dilution oder 5–8 Globuli für 2–3 Monate.

Herzerkrankungen

Klinische Ursachen und Symptome

Herzerkrankungen kann man sehr gut homöopathisch behandeln, solange eine gewisse Regulationsfähigkeit des Herzmuskels beziehungsweise der Reizleitung im Herzen vorhanden ist. Auch Hunde mit Herzgeräuschen sprechen noch sehr gut auf homöopathische Arzneien an.
Auf die unterschiedlichen Formen der Herzerkrankung und ihre Diagnostik kann in diesem Rahmen nicht eingegangen werden. Sie müssen durch einen Tierarzt untersucht und abgeklärt werden.

Ein herzkranker Hund ist nicht so ausdauernd und legt sich beim Spaziergang schnell mal hin.

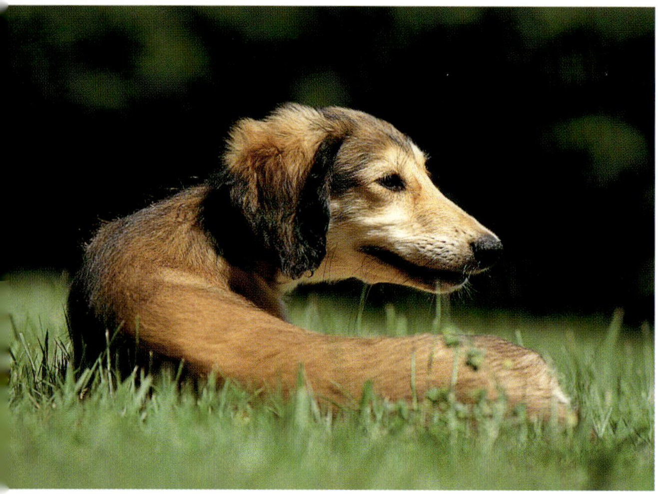

Sie können unterscheiden, ob es sich nur um eine Schwäche handelt, die man gut homöopathisch unterstützend behandeln kann, oder bereits eine schwere Fehlfunktion (Herzinsuffizienz) eingetreten ist, bei der konventionelle Arzneimittel zum Einsatz kommen müssen.
Wird ein geschwächtes Herz nicht gestützt, so hat dies Auswirkungen auf den ganzen Organismus: Die Organe werden nicht so gut durchblutet und lassen dann in ihrer Funktion nach. Es kann zu Stauungen in der Lunge kommen, einem so genannten Lungenödem. Dies zeigt sich in leichterer Form im „Herzhusten", der typischerweise beim Hund sehr hohl klingt, so als hätte er etwas im Hals oder in den Bronchien stecken. Der Herzhusten tritt besonders nachts oder gegen Morgen auf. Bei einem akuten Lungenödem hat sich sehr viel „Wasser" in der Lunge angesammelt, die Hunde ringen um jeden Atemzug, haben blassblaue Schleimhäute, können sich manchmal kaum noch legen. Der Zustand ist lebensbedrohlich!
Es kann aber auch zu Stauungen und Flüssigkeitsansammlung im Bauch kommen (Ascites), die auf jeden Fall ein Alarmzeichen sind.

Am häufigsten haben wir beim Hund eine Beeinträchtigung der Herzleistung durch ein zu großes Herz (dilatative Cardiomyopathie), die sich in leichter Form zunächst relativ harmlos zeigt, z.B. in deutlicher Schlappheit und Schwäche bei großer Hitze im Sommer. In ausgeprägter Form führt sie schon bei geringer Anstrengung zu Hecheln und Schnaufen und zur Flüssigkeitsansammlung.
Auch das so genannte „Altersherz" ist in der Regel ein vergrößertes Herz, das nicht mehr so kräftig schlägt oder bei dem die Herztöne nicht so gut abgesetzt sind.
Auch beim Hund gibt es erhöhten Blutdruck, der gerade bei Hunden mit vergrößertem Herzen häufig nachzuweisen ist. In der konventionellen Medizin werden dafür blutdrucksenkende Mittel, so genannte ACE-Hemmer, eingesetzt. Ob ein solches Mittel im Einzelfall nötig ist oder nicht, muss der Tierarzt entscheiden.

Gut zu wissen

Wichtig für alle Herzpatienten

Die Hunde sollten nicht zu dick (adipös) sein! Eine Gewichtsreduzierung hilft dem Hund gegebenenfalls sehr und kann lebenserhaltend sein. Eine vernünftige, leicht verdauliche, aber kalorienreduzierte Ernährung ist in den meisten Fällen angezeigt. Es gibt inzwischen auch spezielle Herzdiät beim Tierarzt.
Hunde mit gestörter Herzfunktion brauchen regelmäßige Bewegung, damit der Kreislauf angeregt wird. Sie sollten jedoch nicht überlastet werden: Spaziergänge, die doppelt so lang sind als sonst, Joggen oder Fahrradfahren, bei dem der Hund ganz außer Atem kommt und mehr als 5 Minuten nachhechelt, sind zu vermeiden. Ebenso ist es sehr wichtig, im Sommer bei Hitze nur morgens und abends, wenn es kühler ist, mit dem Hund zu laufen und die Spaziergänge deutlich kürzer zu halten.

Begleitende Maßnahmen

Homöopathisch kann man besonders bei Beginn von Symptomen sehr gut und nachhaltig den Herzmuskel unterstützen und die Tiere oft noch jahrelang beschwerdefrei halten. Da sich die Symptome in der Regel eher schleichend entwickeln, fällt es oft erst nach erfolgreicher Arzneigabe auf, dass der Hund doch schon in seiner Leistungsfähigkeit, Aktivität und Lebensfreude beeinträchtigt war und sich mit den Arzneien wieder sehr viel wohler fühlt, länger spazieren gehen kann und will, wieder viel aktiver ist, die Hitze viel besser verträgt beziehungsweise deutlich weniger darunter leidet.

Gut zu wissen

Homöopathischer Therapieansatz

Wichtige Symptome

- *Ist eine Beeinträchtigung der Leistungsfähigkeit, der Ausdauer bei Spaziergängen bereits eingetreten, wie deutlich ist sie?*
- *Hat der Hund schon „Herzhusten“, wie häufig? Mehr nachts, gegen Morgen, auch tagsüber?*
- *Reagiert der Hund auf Wetterwechsel mit Schwäche und Atemproblemen?*
- *Ist der Hund bei Hitze deutlich schlapper, weniger aktiv als sonst?*
- *Schlägt das Herz eher schnell oder langsam?*
- *Schlägt das Herz eher schwach oder laut pochend?*
- *Ist der Puls kräftig oder schwach?*

Homöopathische Arzneien

Apocynum

Apocynum cannabinum, Indianerhanf
Apocynum ist eine hochwirksame homöopathische Arznei. Das Herz ist durch Erweiterung (Dilatation) oder auch nicht richtig schließende Herzklappen (Herzklappeninsuffizienz) mit entsprechendem Herzgeräusch deutlich beeinträchtigt. Die Herzschläge sind meist noch kräftig, die Frequenz ist normal (80–120/Minute) oder auch zu langsam.
Die Hunde sind bei Hitze sehr schlapp und haben weniger Ausdauer. Es können sich Stauungen mit leichten Flüssigkeitsaustritten im Bauchraum gebildet haben. Apocynum kann auch sehr gut mit Crataegus kombiniert eingesetzt werden. Die Arznei muss auf Dauer gegeben werden.

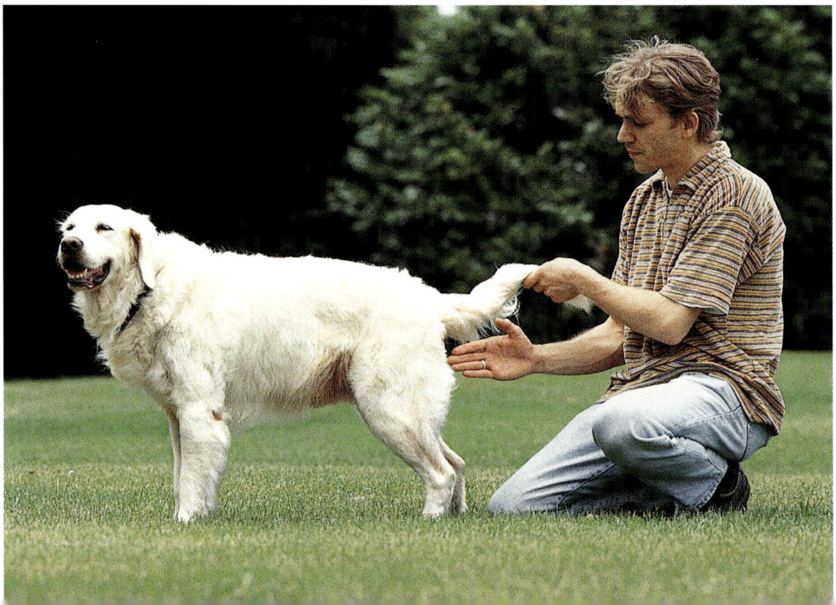

Den Puls fühlt man am besten an der Innenseite des Oberschenkels. Dazu legt man den Zeigefinger und Mittelfinger oberhalb des Kniegelenkes. Sie fühlen dort eine Rinne, in der die Oberschenkelarterie pulsiert.

Dosierung

Apocynum cannabinum, Indianerhanf

Apocynum D2, bei sehr kleinen Hunden auch D4, 2 x täglich 1 Tablette oder 5–8 Tropfen Dilution. Wegen der niedrigen Potenz sind Globuli erfahrungsgemäß nicht so gut wirksam oder nur bei kleinen Hunden einzusetzen. Eine Besserung ist innerhalb von 8–14 Tagen zu erwarten.

Crataegus

Crataegus, Weißdorn

Crataegus ist als „Pflegemittel des Herzens" in die Homöopathie eingegangen. Es ist die wichtigste und am häufigsten eingesetzte Arznei zur Unterstützung der Herzfunktion. Bei leichter Herzerweiterung, beim Altersherz, wenn die Beschwerden noch nicht so ausgeprägt sind, hat sich Crataegus bei sehr vielen Hunden über Jahre bewährt.

Es gibt eine Anfangswirkung, die man nach ca. 2–3 Wochen am Hund bemerkt, mit mehr Aktivität, besserer Ausdauer, mehr Bewegungsfreude. Nach einer Anwendungszeit von mindestens 3 Monaten kommt es zu einer nachhaltigen Kräftigung des Herzmuskels, die man auch im Laborversuch nachweisen konnte. Der Herzschlag wird kräftiger, die Herzleistung gesteigert.

Ganz wichtig: Eine weitere Schwächung des Herzens kann lange Zeit verhindert werden! Bei Hunden mit leichter Herzerweiterung, die im Sommer unter der Hitze leiden, gibt man Crataegus zunächst nur von April bis Oktober und kann die Arznei im Winter aussetzen. Mit zunehmendem Alter gibt man die Arznei das ganze Jahr. Crataegus lässt sich sehr gut mit Apocynum, Laurocerasus oder auch Spigelia kombiniert anwenden.

Dosierung

Crataegus, Weißdorn

Crataegus D1, 2 x täglich 1 Tablette oder 5–8 Tropfen Dilution. Wegen der Anwendung der niedrigen Potenz sind auch hier Globuli nicht so wirksam. Bei kleinen Hunderassen reicht oft die halbe Dosis (2 x 1/2 Tablette oder 1 x 1 Tablette). Bei Minirassen gibt man besser Crataegus D4. Die Arznei wird wie oben besprochen auf Dauer gegeben, eventuell nur im Winter ausgesetzt.

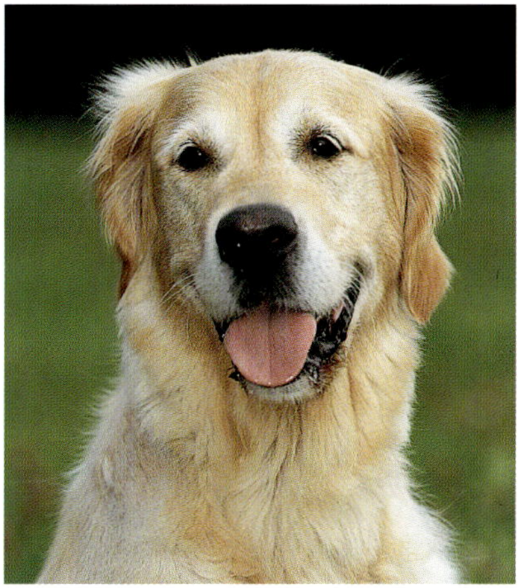

Mit Crataegus, dem Weißdorn, wird das Herz nachhaltig gekräftigt. Der Hund hat dadurch wieder mehr Ausdauer.

Laurocerasus

Prunus laurocerasus, Kirschlorbeer

Laurocerasus ist eine Arznei für schon fortgeschrittene Herzveränderungen und Klappeninsuffizienz mit Herzgeräusch. Charakteristisch sind: Atemnot bei Anstrengung, Herzhusten, bläulich verfärbte Zunge bei Aufregung, Anstrengung, leichtes Lungenödem. Die Symptome treten besonders bei Hitze auf. Die Arznei kann mit Crataegus kombiniert werden.

Dosierung

Prunus laurocerasus, Kirschlorbeer

Laurocerasus D3, 2 x täglich 1 Tablette oder 5–8 Tropfen Dilution, bei kleinen Hunden auch 2 x täglich 5 Globuli. Die Arznei muss auf Dauer gegeben werden.

Spigelia

Spigelia anthelmia, Wurmkraut

Spigelia ist eine Arznei für Hunde mit stark klopfendem, pochendem Herzschlag und erhöhtem Blutdruck. Erster und zweiter Herzton sind oft nicht gut voneinander getrennt, es kann auch die Tendenz zu Rhythmusstörungen vorliegen. Die Kombination mit Crataegus ist bewährt!

Dosierung

Spigelia anthelmia, Wurmkraut

Spigelia D4, 2 x täglich 1 Tablette, 5–8 Tropfen Dilution oder 5–8 Globuli. Arznei dauerhaft verabreichen.

Veratrum album

Helleborus albus, Weiße Nieswurz, Weißer Germer

Veratrum album ist die wichtigste Arznei für Kreislaufschwäche und Kreislaufkollaps, bei Wetterwechsel, Luftdruckabfall, Hitze, auch Kreislaufschwäche bei Durchfall.

Der Puls ist klein und schwach, das Herz leise, die Schleimhäute der Mundhöhle sind blass, die Gliedmaßen eher kalt.

Dosierung

Helleborus albus, Weiße Nieswurz

Veratrum album D4, 2–3 x täglich 1 Tablette, 5–8 Tropfen oder 5–8 Globuli für 1–3 Tage. Bei chronischer Kreislaufschwäche auch länger zu geben. Veratrum album D30 oder C30, bei akuter Kreislaufschwäche 2 x im Abstand von 1/2–1 Stunde 5–8 Globuli.

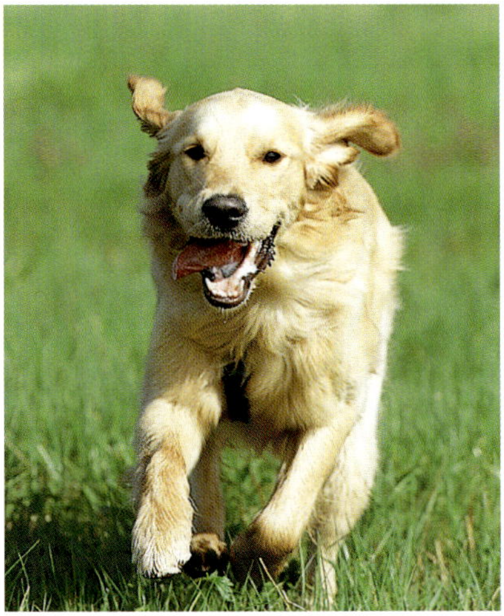

Fit wie ein Turnschuh: Wenn die Hunde regelmäßig ihre Herz-Kreislauf-Mittel bekommen, geht es ihnen viel besser.

Behandlung der Hündin

Zyklusstörungen, Fruchtbarkeitsstörungen z.B. durch Scheidenentzündungen (Vaginitis), die Behandlung vor und während der Geburt, nach der Geburt bei Milchmangel oder Gebärmutterentzündung (Endometritis) und Gesäugeentzündung sind vor allem für Züchter von Interesse. Auch hier bietet die Homöopathie mit ihren regulierenden, die Funktion steigernden und ausheilend wirkenden Arzneien vielseitige Anwendungsmöglichkeiten.

Zyklusstörungen, Fruchtbarkeitsstörungen

Klinische Ursachen und Symptome

Sie sind trotz viel intensiverer Untersuchungen und Deckzeitbestimmungen zu einem großen Problem bei vielen Hündinnen, gleich welcher Rasse, geworden. Aus klinischer Sicht sind häufig bestimmte Bakterien in der Scheide dafür verantwortlich, dass Hündinnen nicht aufnehmen. Über einen bakteriologischen Scheidenabstrich, möglichst kurz vor der Läufigkeit, kann man sie nachweisen und mit einem Antibiotikum nach Resistenztest behandeln. Doch trotz dieser gezielten Behandlung und Deckzeitbestimmung nach zytologischem Abstrich und Hormontest bleiben viele Hündinnen leer. Aus homöopathischer Sicht sieht man den Bakterienbefall als Folge einer gestörten Schleimhautfunktion. Die wesentlich intensivere Zucht hat die Hündinnen insgesamt anfälliger gemacht. Die so genannte „vorbeugende" Antibiotikatherapie während der Läufigkeit und oft schon vor und während der Geburt bringt keine oder nur kurzzeitige Erfolge. Die Bakterien werden resistenter, die Regeneration der Schleimhautfunktion, die Regulation der Eierstocksfunktion und der Läufigkeit kann man damit nicht erreichen.

Nur eine gesunde Hündin wird Welpen bekommen.

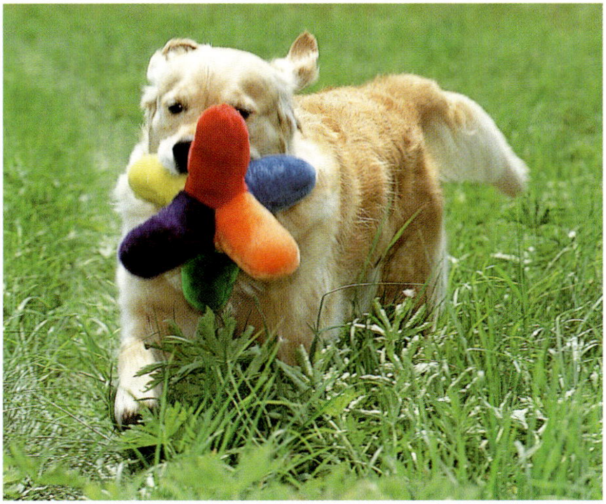

Antibiotika haben einen ungünstigen Einfluss auf den pH-Wert in der Scheide. Dadurch kann sich das Schleimhautmilieu nicht ausreichend und schnell genug regenerieren. Spitzendeckrüden werden sehr häufig eingesetzt. Trotz Spülung vor oder/ und nach dem Deckakt ist hier die Gefahr der Keimbesiedlung gegeben.

Begleitende Maßnahmen

Genaue Aufzeichnungen über Beginn und Ende der Läufigkeit, bakteriologische Untersuchungen, eventuell auch Blutuntersuchung auf Herpes und andere Erreger sowie Deckzeitbestimmung sind eine Grundvoraussetzung für einen erfolgreichen Deckakt oder eine gezielte Therapie.
Bei Problemhündinnen sollte eine Blutuntersuchung mit Schilddrüsenwertbestimmung und eine gründliche Allgemeinuntersuchung den Gesamtgesundheitszustand der Hündin abklären. Denn nur eine gesunde Hündin wird tragend werden und gesunde Welpen zur Welt bringen.

Homöopathischer Therapieansatz

Es ist wichtig, den Zeitpunkt der Behandlung (vor, während, nach, zwischen den Läufigkeiten) auch bei der homöopathischen Therapie zu beachten. Nachfolgend können nur erste Hinweise gegeben werden. Das genaue Management, ein Therapieplan, der eine eventuell nötige antibiotische Therapie und alle Daten und die Individualität der Hündin berücksichtigt und koordiniert, sollte durch einen erfahrenen Tierarzt mit Zusatzausbildung erfolgen.

Gut zu wissen

Wichtige Symptome

Was muss man wissen, um ein Mittel zu finden?
Wichtig sind:

- *Dauer und Stärke (Intensität) der Läufigkeitsblutung:*
  Ist der Abstand zwischen den Läufigkeiten normal, verkürzt, verlängert?
- *Wurde Ausfluss (Fluor) vor oder nach der Läufigkeit beobachtet? War er schleimig, gelblich oder grünlich? Menge? Geruch?*
- *Zeigt die Hündin gute oder weniger gute Deckbereitschaft, schon sehr bald in der Läufigkeit, nur zum Eisprung (Ovulation)?*
- *Wurde sie einmal oder mehrmals gedeckt?*
- *War es ein erfahrener Rüde, ein junger Rüde, ein älterer Rüde? Hatte der Rüde in letzter Zeit erfolgreich gedeckt?*
- *Hat die Hündin einige Tage nach dem Deckakt einen Ausfluss (Fluor) bekommen? Farbe? Menge?*

Homöopathische Arzneien

Agnus castus

Vitex agnus castus, Keuschlamm oder Mönchspfeffer

Diese Arznei ist sehr bewährt v o r der Läufigkeit einzusetzen. Man beginnt das Mittel ca. 4 Wochen vor der zu erwartenden Läufigkeit und gibt es 3 Wochen lang. Agnus castus fördert den Abbau von etwaigen Gelbkörperresten am Eierstock und die Hündinnen kommen gut in die Läufigkeit, eine wichtige Voraussetzung für ein gesundes Scheidenmilieu und die Entwicklung von Eisprüngen. Dies ist von Bedeutung für Hündinnen, die nur zögerlich anfangen zu bluten, die beim letzten Zyklus einige Tage nur dunkel geschmiert haben, dann erst hat die eigentliche Blutung begonnen.

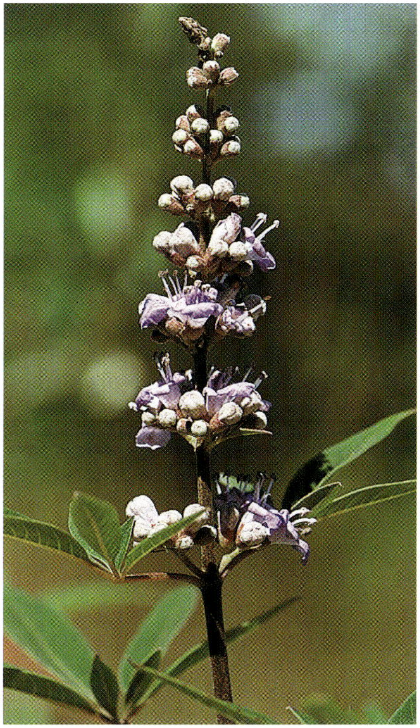

Agnus castus, der Mönchspfeffer, wird eingesetzt, damit die Hündin gut in die Läufigkeit kommt.

Dosierung

Vitex agnus castus, Keuschlamm oder Mönchspfeffer

Agnus castus D4, 2 x täglich 1 Tablette oder 5–8 Tropfen Dilution oder 5–8 Globuli für 3 Wochen.

Wird die Hündin schon vorher läufig, wird das Mittel abgesetzt.

Pulsatilla

Pulsatilla pratensis, die Küchenschelle oder Kuhschelle

Die Arznei ist bei eher jungen Hündinnen mit einer Vaginitis und gelblich oder gelblich grünem Ausfluss (Fluor) sehr bewährt. Pulsatilla fördert den östrogenen Anteil der Ovartätigkeit zu Beginn der Läufigkeit und dann wieder kurz vor der Geburt. Die Arznei passt besonders gut zu sehr freundlichen und liebebedürftigen Hündinnen, die sich auch sehr gut um ihre Welpen kümmern.

Dosierung

Pulsatilla pratensis, Küchenschelle oder Kuhschelle

Pulsatilla D4, 2 x täglich 1 Tablette oder 5–8 Tropfen Dilution oder 5–8 Globuli für ca. 10–14 Tage.

Aristolochia

Aristolochia clematitis, Osterluzei

Die Arznei wirkt regulierend auf Eierstöcke und Gebärmutter ein, besonders bei älteren Hündinnen. Sie neigen vor oder nach der Läufigkeit zu bräunlichem Ausfluss. Meist liegt eine Veränderung der Gebärmutterschleimhaut vor, die aus einer nicht ganz ausgeheilten Entzündung nach der letzten Trächtigkeit oder Läufigkeit stammt. Diese kann man mit Aristolochia zur Ausheilung bringen und so für die nächste Läufigkeit eine bessere Fruchtbarkeit erwarten. Aristolochia hat sich bei diesen Hündinnen auch nach dem Deckakt bewährt. Die Arznei unterstützt das Einnisten etwa befruchteter Eier in die Gebärmutter.

Dosierung

Aristolochia clematitis, Osterluzei

Aristolochia D12, 2 x täglich bei Vaginitis für 14 Tage, nach dem Deckakt für 10–14 Tage.

Mercurius solubilis

Hydrargyrum oxydulatum nitrico-ammoniatum, Quecksilbergemenge

Mercurius ist eine homöopathische Arznei für starke Schleimhautentzündungen. Das Mittel ist bei Scheidenentzündung zwischen den Läufigkeiten angezeigt. Die Scheide ist tiefrot, der Fluor dünn und wundmachend, die Hündin leckt sich ständig, der Scheidenausgang ist stark gerötet.

Dosierung

Mercurius solubilis, Quecksilbergemenge

D8 oder D12, 2 x täglich 1 Tablette oder 5–8 Tropfen Dilution oder 5–8 Globuli für 10–14 Tage.

Sepia

Sepia officinalis, Tintenfisch

Sepia ist für ältere Hündinnen mit schwacher Läufigkeit. Ähnlich wie Aristolochia neigen sie zu bräunlichem Fluor vor und nach der Läufigkeit. Es sind Bakterien nachzuweisen. Ist die Hündin noch jünger, so ist sie oft selbstbewusst und lässt sich nicht von jedem Rüden decken. Die Phase der Eisprünge (Ovulation) ist sehr kurz. Ältere Hündinnen haben ein eher schlaffes Bindegewebe, zeigen sich schon vorzeitig deckbereit, neigen aber zu Läufigkeiten mit sehr schwachen oder ausbleibenden Eisprüngen und nehmen nicht auf.

Dosierung

Sepia officinalis, Tintenfisch

D8, 2 x täglich 1 Tablette oder 5–8 Tropfen Dilution oder 5–8 Globuli bei Vaginitis. Man kann das Mittel auch nach der Läufigkeit 1 x täglich geben, wenn die Hündin nach dem Decken zu bräunlichem Ausfluss und Lustlosigkeit neigt. Passt das Mittel insgesamt zur Hündin, so sind Einzelgaben von Sepia D30 zwischen, oder einige Wochen vor der Läufigkeit, eventuell auch nach der Läufigkeit angezeigt.

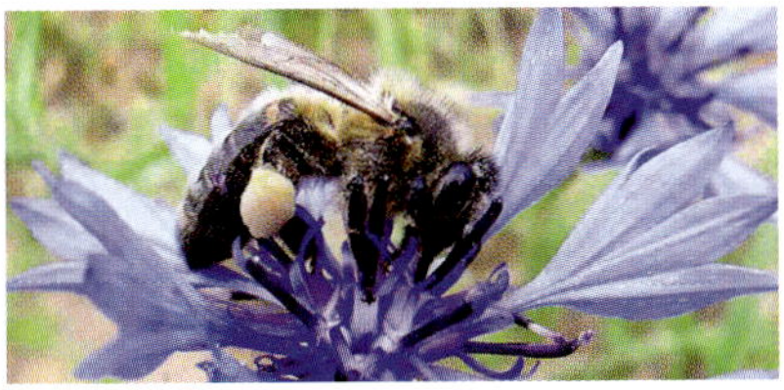

Apis, die Honigbiene, hat eine intensive Wirkung auf die Eierstockfunktion.

Apis

Apis mellifica, Honigbiene

Die Arznei hat eine intensive Wirkung auf die Eierstockfunktion. Apis ist angezeigt, wenn der Läufigkeitsabstand sehr kurz ist und die Hündin lange hell blutet. Der Scheidenausgang (Vulva) ist deutlich angeschwollen (ödematisiert), die Schwellung geht lange nicht zurück. Gar nicht so selten liegt eine Zyste am Eierstock vor, die zu viel Oestradiol produziert. Die Hündin zeigt sich sehr deckbereit, büxt auch aus, um einen Rüden zu suchen, aber sie nimmt nicht auf.

Die Hündin ist genau zu beobachten, da in diesen Fällen die Gefahr der so genannten glandulär zystischen Hyperplasie der Gebärmutter gegeben ist, die zur Entzündung mit sehr ernsthaftem Krankheitsbild werden kann. Ein Tierarzt sollte diese Hündinnen unbedingt kontrollieren.

Dosierung

Apis mellifica, Honigbiene

Apis mellifica D4, 2 x täglich 1 Tablette oder 5–8 Tropfen Dilution oder 5–8 Globuli für mindestens 14 Tage. Man kann auch 3–7 Tage Apis D30 1 x täglich versuchen.

Eisprung (Ovulation)

Zur Unterstützung der Eisprünge gibt es zwei wichtige Arzneien:

Pulsatilla

Pulsatilla pratensis, Küchenschelle oder Kuhschelle

Pulsatilla gibt man Hündinnen, deren Blutung zu Beginn eher schwach ist. Sie dauert auch lange, deutlich über 14 Tage. Die Eisprünge entwickeln sich nach zytologischem Abstrich und Hormontest zögerlich. Pulsatilla unterstützt die Eierstockfunktion durch die östrogene Wirkung. Es sind die sehr freundlichen, oft noch jüngeren Hündinnen, bei denen dieses Mittel gut passt.

Dosierung

Pulsatilla pratensis, Küchenschelle oder Kuhschelle

Pulsatilla D4, 2 x täglich 1 Tablette oder 5–8 Tropfen Dilution oder 5–8 Globuli für ca. 5–7 Tage. Man beginnt die Arznei ca. eine Woche nach Beginn der Läufigkeit zu verabreichen bis die Hündin gedeckt ist.

Cimicifuga

Actaea racemosa, Wanzenkraut

Cimicifuga unterstützt direkt die Hormonbildung, die zum Eisprung nötig ist. Die Arznei eignet sich für Problemhündinnen, die schon mehrmals leer geblieben sind, im Zellabstrich keine schönen Eisprünge gezeigt haben, bei denen sich der Hormontest nur zögerlich entwickelt. Es sind oft etwas ältere Hündinnen, die schon einen Wurf hatten und dann schlecht aufnehmen.

› *Chronische Krankheiten* s. Seite 23 ff.

Dosierung

Actaea racemosa, Wanzenkraut

Cimicifuga D4 oder D6, 2 x täglich 1 Tablette oder 5–8 Tropfen Dilution oder 5–8 Globuli. Man beginnt mit der Arzneigabe erst einige Tage vor dem Deckakt, wenn Zellabstrich und Hormontest anzeigen, dass sich die Eisprünge bilden. Die Arznei wird bis einschließlich dem Decktag gegeben.

Die trächtige Hündin

Klinische Grundlagen

Will man während der Trächtigkeit schon etwas für die Hündin und die Welpen tun, ist die Hündin vielleicht schon älter oder waren die Welpen bei der letzten Geburt lebensschwach, hatte man in den ersten Wochen mit Durchfall oder sonstigen Erkrankungen zu kämpfen, so entsteht oft die Frage nach einer so genannten Eugenischen Kur.

Die Wirkung einer solchen Kur ist umstritten. Man kann sicher nicht einfach erblich bedingte Erkrankungen auslöschen. Mit gezielt eingesetzten Gaben von Hochpotenzen können wir das Bestmögliche an Gesundheit für die Hündin und die Entwicklung der Welpen erreichen, eine wichtige Voraussetzung für eine problemlose Geburt und Aufzucht der Welpen.

Man gibt heutzutage nicht mehr einfach alle Erbnosoden, die Hahnemann für die chronischen Krankheiten gefunden hat, sondern passt die Gaben an die individuellen etwaigen Krankheitsbelastungen beziehungsweise Vorkrankheiten oder Probleme bei früheren Geburten an und gibt möglichst auch das Konstitutionsmittel der Hündin.

Eine Hündin, die immer mal wieder Hautprobleme im Fellwechsel hat und nach dem ersten Wurf zweimal leer geblieben ist, Bakterien in der Scheide hatte, antibiotisch behandelt wurde, eher dominant ist und dem Sepia-Bild entspricht, würde z.B. Folgendes bekommen:

Dosierung

Beispiel für eine Sepia-Hündin

- 21. Tag nach dem Decken Sulfur D200 (Haut)
- 35. Tag nach dem Decken Medorrhinum D200 (Fruchtbarkeit, Bakterien).
- 42. Tag nach dem Decken Sepia D200 (Konstitution).

Andere so genannte Erbnosoden nach Hahnemann sind: Luesinum D200, Tuberkulinum GT D200, Psorinum D200.

Vor der Geburt

Ist die Hündin vor der Geburt und will man ihr die Geburt erleichtern, so ist Folgendes zu beachten:
Die Körpertemperatur der Hündin (normal: 38,0–39,0° C) sinkt kurz vor Eintritt der Geburt deutlich. Man misst ca. ab dem 55. Tag der Trächtigkeit morgens und abends die Temperatur im After und weiß dann die Normwerte der Hündin. Kurz vor der Geburt sinkt die Körpertemperatur um mehr als 0,5° C und unter 38,0° C und bleibt auch nach 12 Stunden in diesem Bereich beziehungsweise sinkt eher weiter ab. Nach diesem deutlichen Temperaturknick muss innerhalb von 12–24 Stunden die Geburt beginnen, das heißt, man sollte den Abgang des grünlich schwarzen Fruchtwassers oder die Wehentätigkeit beobachten.

Homöopathische Arzneien

Zur Unterstützung des Eintritts der Geburt kann man folgende Arzneimittel anwenden:

Pulsatilla

Pulsatilla pratensis, Wiesenküchenschelle, Kuhschelle oder Kühchenschelle
Pulsatilla unterstützt durch die östrogene Wirkung die Erweiterung des weichen Geburtswegs (Gebärmutterhals, Scheide und Schamlippen), reguliert und unterstützt den Eintritt der Geburt. Die Hündinnen werfen leichter und in kürzerer Zeit. Sie neigen weniger zu Gebärmutterentzündung nach der Geburt. Man gibt Pulsatilla daher gern bei Erstlingshündinnen oder bei Hündinnen, die bei der letzten Geburt Schwierigkeiten hatten und ihre Welpen in langen Abständen bekamen. Das Mittel ist bewährt, wenn die Hündin zum „Übertragen“ neigt und die Arznei auch insgesamt zur Hündin passt.

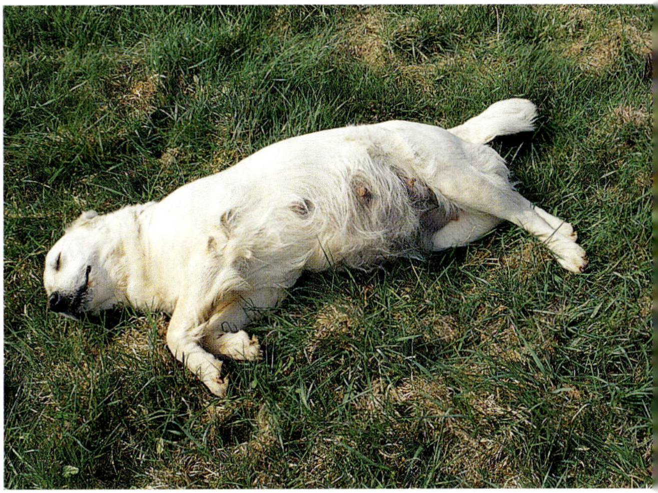

Bei der trächtigen Hündin bildet sich das Gesäuge an, homöopathische Arzneien unterstützen die Geburt.

Dosierung

Pulsatilla pratensis, Wiesenküchenschelle, Kuhschelle oder Kühchenschelle
Pulsatilla D4, 2 x täglich 1 Tablette oder 5–8 Tropfen Dilution oder 5–8 Globuli.
Man beginnt ab dem 58. Tag nach dem Decken, bei kleinen Rassen schon ab dem 55. Tag, und gibt die Arznei bis zum Eintritt der Geburt.

Caulophyllum

Caulophyllum thalictroides, Frauenwurzel

Caulophyllum fördert den Beginn, den Ablauf der Geburt und die Wehentätigkeit. Man gibt die Arznei erst, wenn die Körpertemperatur absinkt und man den Eindruck hat, dass die Öffnung des weichen Geburtsweges nur zögerlich eintritt. Caulophyllum kann auch eine Hilfe sein, wenn die Hündin am 63. Tag noch keine Anzeichen für den Eintritt der Geburt zeigt oder sie nur wenige Welpen hat und sich dadurch der Eintritt der Geburt verzögert.

Dosierung

Caulophyllum thalictroides, Frauenwurzel

Caulophyllum D4 oder D6, auch D30 oder C30, 2–3 x täglich für 1–2 Tage bis zum Eintritt der Geburt.

Während der Geburt

Klinische Grundlagen und Symptome

Tritt eine Verzögerung zwischen zwei Welpen von mehr als 2 Stunden ein, presst die Hündin mehr als eine Stunde oder ist man nicht sicher, ob die Geburt zu Ende ist, ist unbedingt ein Tierarzt aufzusuchen! Er kann feststellen, ob es sich um eine ernsthafte Störung, um eine Verzögerung oder um eine bereits beendete Geburt handelt. Die Welpen sollten möglichst frühzeitig an die Mutterhündin angelegt werden, da das Säugen die Wehentätigkeit und auch den Abgang noch etwa vorhandener Nachgeburten unterstützt. Zur Steigerung der Wehentätigkeit beziehungsweise Förderung der Geburt kann man auch homöopathische Arzneien einsetzen. Diese greifen regulativ ein und haben daher nicht das Risiko einer zu starken Kontraktion der

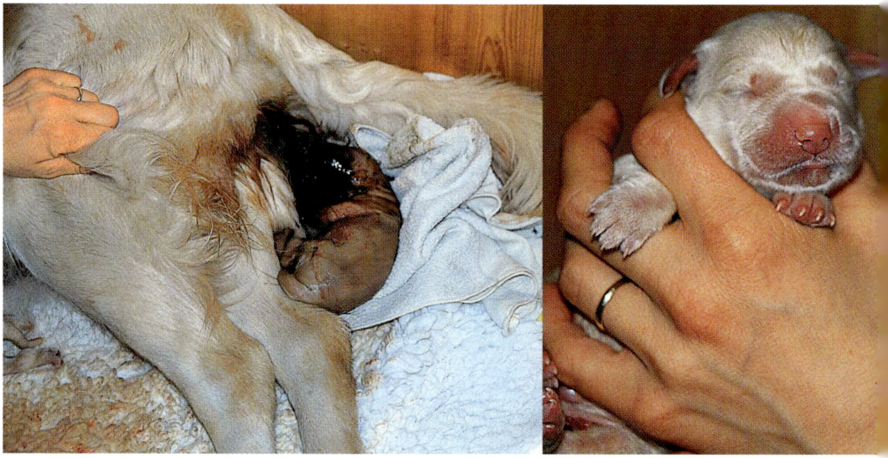

Die Geburt eines Welpen: Caulophyllum thalictroides, die Frauenwurzel, unterstützt die Geburt.

Gebärmutter oder Blockade der Gebärmuttertätigkeit wie die konventionellen „Wehenspritzen“. Voraussetzung ist allerdings, dass sich die Wehentätigkeit noch regulativ aktivieren lässt. Ist die Hündin schon zu erschöpft, steckt ein zu großer Welpe, hat die Hündin schon Wehenspritzen bekommen, ist auch mit einer homöopathischen Arznei kein Erfolg mehr zu erwarten. Nur ein Kaiserschnitt kann Hündin und Welpen noch retten.

Homöopathische Arzneien

Caulophyllum

Caulophyllum thalictroides, Frauenwurzel
Die Arznei ist das wichtigste und bewährteste „Wehenmittel“.
Man gibt die Arznei ca. 1 Stunde nach dem letzten Welpen 2–3 x im Abstand von 1 Stunde. Man kann sehr schön erleben, wie die Geburt nach der 2. Gabe weitergeht und der nächste Welpe kommt. Wurde ein Welpe geboren, wartet man wieder 1 Stunde ab. Bei Komplikationen den Tierarzt rufen!

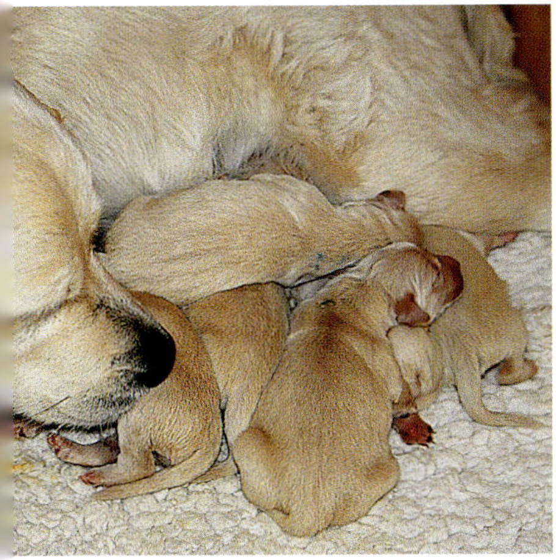

Dosierung
Caulophyllum thalictroides, Frauenwurzel
Caulophyllum D4, D6, D30, C30, 3 x im Abstand von 1/2 Stunde 1 Tablette, 5–8 Tropfen Dilution oder 5–8 Globuli.

Nach der Geburt

Klinische Grundlagen und Symptome

Nach der Geburt sollte die Körpertemperatur der Hündin kontrolliert werden. Steigt sie über 39,5° C, liegt eine Störung vor und der Tierarzt muss abklären, ob es sich um eine Infektion handelt, ob noch Nachgeburtsreste vorhanden sind oder ob sich ein abgestorbener Welpe in der Gebärmutter befindet. Das gilt auch für Hündinnen, die nach der Geburt nicht aufstehen wollen, die Futteraufnahme verweigern, sich nicht um die Welpen kümmern, diese nicht trinken lassen oder stinkenden Lochialfluss haben. Bei verbliebener Nachgeburt oder Gebärmutterentzündung haben sich die nachfolgenden Mittel bewährt, die auch schon vorbeugend gegeben werden können. Wichtig ist, mit der Mittelgabe nicht zu lange zu warten!

Gut zu wissen

Homöopathischer Therapieansatz

Wichtige Symptome

Was man wissen muss:

Neben der Körpertemperatur und dem Allgemeinbefinden der Hündin ist der Lochialfluss zu beachten:

- *Wie ist die Menge: viel, wenig, kaum, leckt sich die Hündin viel?*
- *Wie ist die Farbe? Grünlich oder schwärzlich, auch etwas blutig (ist normal)? Wird vermehrt Blut ausgeschieden, gibt es eine bräunliche Verfärbung?*
- *Wie ist der Geruch?*
- *Wie ist das Allgemeinbefinden: Appetit, Durst, Körpertemperatur, Aktivität?*

Homöopathische Arzneien

Aristolochia

Aristolochia clematitis, Osterluzei

Aristolochia hat eine entzündungshemmende und heilende Wirkung auf den gesamten Geburtsweg und unterstützt die Rückbildung der Gebärmutterschleimhaut. Das Mittel ist auch in Kombination mit Sabina oder Lachesis sehr bewährt.

Dosierung

Aristolochia clematitis, die Osterluzei

Aristolochia D12, 2 x täglich 1 Tablette oder 5–8 Tropfen Dilution oder 5–8 Globuli.

Lachesis

Lachesis mutus, Gift einer Viper

Lachesis ist ein wichtiges Infektions- und Fiebermittel. Es ist angezeigt, wenn die Körpertemperatur über 39,5° C steigt, die Hündin etwas matter erscheint und nicht richtig Nahrung aufnimmt. Der Lochialfluss ist eher dunkel, kann auch etwas stinkend sein. Bewährt hat sich auch die Kombination mit Sabina.

Dosierung

Lachesis mutus, Gift einer Viper

Lachesis D8, 2 x täglich 1 Tablette oder 5–8 Tropfen Dilution oder 5–8 Globuli für 3–8 Tage.

Sabina

Juniperus sabina, Sadebaum

Das Mittel ist sehr bewährt und unterstützt den Abgang von Nachgeburts- und Gewebsresten und damit die Abheilung und Rückbildung der Gebärmutterschleimhaut.

Dosierung

Juniperus sabina, Sadebaum

Sabina D6, 2 x täglich 1 Tablette oder 5–8 Tropfen Dilution oder 5–8 Globuli für 8–21 Tage.

Secale cornutum

Secale cornutum, Mutterkorn

Secale cornutum ist angezeigt, wenn es nach der Geburt zu starker Blutung aus der Gebärmutter kommt.

Das Sekret ist dunkel, übel riechend, sickernd. Die Tiere sind matt und lustlos. Secale cornutum kann auch eingesetzt werden, wenn die Ausscheidung aus der Gebärmutter noch Wochen nach der Geburt nicht aufhören will. Die Arznei passt meist bei älteren, ausgelaugten Hündinnen.

Dosierung

Secale cornutum, Mutterkorn

Secale cornutum D8, 2 x täglich 1 Tablette oder 5–8 Tropfen Dilution oder 5–8 Globuli.

Gesäugeentzündung (Mastitis)

Klinische Grundlagen und Symptome

Die Gesäugeentzündung der Hündin tritt meist in den ersten 5 Wochen nach der Geburt auf. Auch beim Absetzen der Welpen kann es leicht zu einem Milchstau und zu einer Entzündung kommen. Man erkennt die Mastitis an der Schwellung, Rötung, Härte und Schmerzempfindlichkeit einzelner Gesäugekomplexe, einer ganzen Gesäugeleiste oder des Gesäuges insgesamt.

Die Erkrankung kann mit oder ohne Fieber einhergehen. Bei Fieber und Allgemeinstörungen ist auf jeden Fall ein Tierarzt aufzusuchen. Er kann entscheiden, ob ein Antibiotikum erforderlich ist.

Homöopathischer Therapieansatz

Gut zu wissen

Wichtige Symptome

Das muss man wissen, um die passende Arznei zu finden: Kontrolle der Körpertemperatur und Beurteilung des Allgemeinbefindens und des Verhaltens der Hündin:

- *Kümmert sie sich noch um die Welpen, erscheint sie matt oder unleidlich?*
- *Was könnte die Ursache sein? Haben die Welpen mit ihren Krallen oder wachsenden Zähnen das Gesäuge verletzt? Hat die Hündin falsche Nahrung aufgenommen?*
- *Hat oder hatte sie eine Gebärmutterentzündung? Ist es sehr heiß oder im Winter sehr kalt gewesen? Ist die Hündin von den Welpen gestresst?*

Am Gesäuge ist wichtig:

- *Ist nur ein einzelner Drüsenkomplex betroffen, mehrere oder das gesamte Gesäuge?*
- *Ist das Drüsengewebe hart, heiß, hell, gerötet, bläulich?*
- *Wie ist die Schmerzempfindlichkeit?*
- *Lässt sich Milch ausmelken? Wie sieht sie aus? Ist sie weißlich, gelblich, grünlich, wässrig, schleimig?*

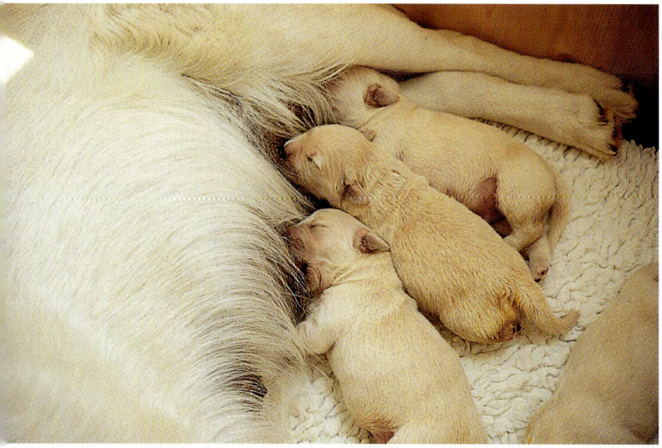

Ein gesundes Gesäuge ist wichtig für eine gute Entwicklung der Welpen: Homöopathische Arzneien unterstützen die Milchbildung, helfen bei Stauungen und Entzündungen.

Homöopathische Arzneien

Phytolacca

Phytolacca decandra, Kermesbeere

Phytolacca ist das wichtigste Mittel für Gesäugeentzündungen. Die Drüse ist verhärtet, angeschwollen und schmerzhaft, oft auch warm. Das Gewebe fühlt sich hart an mit strangartigen Verdickungen. Es können ein oder mehrere Drüsenkomplexe betroffen sein. Das Mittel passt zu Erkrankungen mit und ohne Fieber. Phytolacca unterstützt die Milchbildung insgesamt und wirkt regulativ bei Milchstau.

Dosierung

Phytolacca decandra, Kermesbeere

Phytolacca D6, 2–4 x täglich 1 Tablette oder 5–8 Tropfen Dilution oder 5–8 Globuli. Das Mittel sollte innerhalb von 12 Stunden eine Wirkung zeigen. Es wird einige Tage länger gegeben.

Apis

Apis mellifica, Honigbiene

Apis mellifica ist bei einer sehr deutlichen Schwellung und Verhärtung nur eines Drüsenkomplexes angezeigt.

Das Bild ähnelt dem eines Bienenstiches: Die Schwellung ist hellrot, von teigiger Konsistenz, vermehrt warm und **sehr** schmerzempfindlich. Kalte Umschläge werden von der Hündin gern geduldet.

Dosierung

Apis mellifica, Honigbiene

Apis mellifica D4 oder D6, 2–4 x täglich 1 Tablette oder 5–8 Tropfen Dilution oder 5–8 Globuli. Bewährt hat sich auch Apis D30 oder C30, 2–3 x täglich. Das Mittel muss innerhalb von 6–12 Stunden zu einer Besserung führen, die Schmerzhaftigkeit lässt nach, die Schwellung ist nicht mehr so hart und teigig.

Mercurius solubilis Hahnemanni

Hydrargyrum oxydulatum nitrico-ammoniatum, Quecksilbergemenge

Mercurius ist häufiger bei Mastitiden außerhalb der Säugezeit angezeigt. Die Drüse ist schmerzhaft, dunkelrot und sehr hart, kann wie eine verhärtete Platte sein. Die Temperatur ist erhöht. Man denkt, dass es zu einem Abszess kommen könnte. Mercurius ist ein wichtiges Mittel für Entzündungen, die zu einem Abszess führen könnten. Dieser Effekt ist manchmal erwünscht, da dann das eitrige Sekret nach außen abfließen kann. So ein Prozess kann sich akut innerhalb von 12 Stunden, aber auch innerhalb von 2 Tagen entwickelt haben.

Dosierung

Mercurius solubilis Hahnemanni, Quecksilbergemenge

Mercurius solubilis D8 oder D12, 2–3 x täglich 1 Tablette oder 5–8 Tropfen Dilution oder 5–8 Globuli.

Phellandrium

Oenanthe aquatica, Wasserfenchel

Phellandrium fördert die Milchbildung und Milchausscheidung, die Ausschwemmung von Entzündungsprodukten bei akuter und subakuter Gesäugeentzündung. Die Arznei ergänzt gut die Wirkung von Phytolacca.

Dosierung

Oenanthe aquatica, Wasserfenchel

Phellandrium D3, 2–3 x täglich 1 Tablette oder 5–8 Tropfen Dilution oder 5–8 Globuli für ca. 3–7 Tage.

Milchmangel

Klinische Grundlagen und Symptome

Der Milchmangel nach der Geburt hat seine Ursache meist in einer verzögerten Geburt, in einem verzögerten Abgang von Nachgeburten oder einer

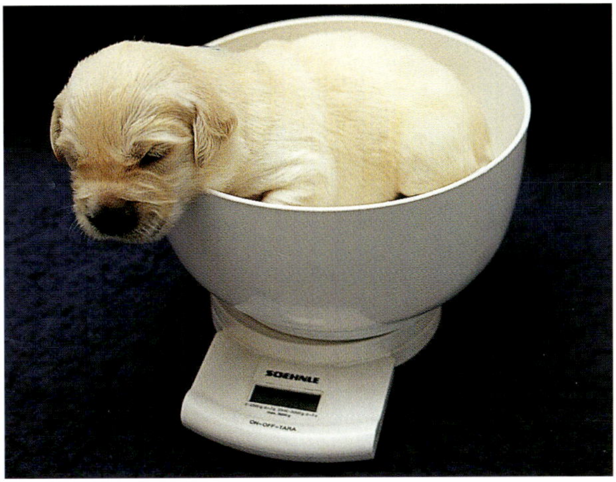

Regelmäßiges Wiegen der Welpen zeigt, ob sie genügend Milch aufgenommen haben.

Gebärmutterentzündung. Auch andere organische Erkrankungen wie Leber- oder Nierenstörung können individuell die Hündin schwächen und einen Milchmangel verursachen. Die ursächlichen Zusammenhänge müssen abgeklärt und gegebenenfalls behandelt werden.

Homöopathischer Therapieansatz

Was muss man wissen, um eine Arznei zu finden?

Eine Ursache außerhalb des Gesäuges erfordert eine entsprechend unterstützende Therapie der Ursache aus homöopathischer Sicht.

Man kann auch das Konstitutionsmittel der Hündin geben oder eines der nachfolgenden Mittel zur Unterstützung der Milchbildung ausprobieren.

› *Konstitutionsmittel s.* Seite 174 ff.

Homöopathische Arzneien

Pulsatilla

Pulsatilla pratensis, Wiesenküchenschelle, Kuhschelle oder Kühchenschelle

Pulsatilla fördert die Abheilung und Rückbildung der Gebärmutter und unterstützt die Milchbildung. Das Mittel ist sehr bewährt, besonders bei jungen Hündinnen, die zum ersten Mal geworfen haben und bei denen die Geburt etwas länger gedauert hat. Es sind sehr anhängliche Hündinnen, die sich sehr um die Welpen kümmern, kaum die Wurfkiste oder den Korb verlassen. Dadurch nehmen sie wenig Nahrung auf.

Pulsatilla unterstützt nicht nur die Milchbildung, sondern auch die Herstellung des Gleichgewichts von Ruhephasen, Welpenversorgung und Milchproduktion entsprechend der Welpenzahl.

Die Hündin ist viel ausgeglichener und gibt mehr Milch.

Dosierung

Pulsatilla pratensis, Wiesenküchenschelle, Kuhschelle oder Kühchenschelle

Pulsatilla D4, 2–4 x täglich 1 Tablette oder 5–8 Tropfen Dilution oder 5–8 Globuli. Wenn das Mittel zur Hündin insgesamt passt, kann man auch Einzelgaben Pulsatilla D30 3 Tage 1 x täglich oder 3 x im Abstand von 2 Tagen geben. Das Mittel sollte innerhalb von 24 Stunden seine Wirkung zeigen.

Phytolacca

Phytolacca decandra, Kermesbeere

Phytolacca unterstützt auch die Milchbildung im Gesäuge. Die Arznei beugt gleichzeitig entzündlichen Reizungen vor, wenn sich das Gesäuge in einzelnen Komplexen etwas strangförmig anfühlt.

Dosierung

Phytolacca decandra, Kermesbeere

Phytolacca D4 2–3 x täglich 1 Tablette oder 5–8 Tropfen Dilution oder 5–8 Globuli.

Agnus castus

Vitex agnus castus, Keuschlamm oder Mönchspfeffer

Die Arznei steigert die Milchbildung, wenn diese ca. 2–3 Wochen nach der Geburt ohne ersichtlichen Grund nachlässt.

Dosierung

Vitex agnus castus, der Keuschlamm oder Mönchspfeffer

Agnus castus D4, 2 x täglich 1 Tablette oder 5–8 Tropfen Dilution oder 5–8 Globuli für 3–8 Tage.

Acidum phosphoricum

Acidum phosphoricum, Phosphorsäure

Acidum phosphoricum ist eine sehr bewährte Arznei für Folgen von Schwäche und Erschöpfung. Die Hündin hat viele Welpen oder hatte eine schwere Geburt, vielleicht auch einen Kaiser-

schnitt, und der Milchmangel ist eine Folge der Erschöpfung. Die Schwäche bei Acidum phosphoricum ist nicht nur körperlich, sondern auch psychisch zu sehen:
Die Hündin ist von den Welpen gestresst und genervt. Man merkt, dass ihr das Putzen, Säugen und das ständige Gewusel der Welpen zu schaffen machen.

Dosierung
Acidum phosphoricum, Phosphorsäure
Acidum phosphoricum D6, 2–3 x täglich eine Tablette oder 5–8 Tropfen Dilution oder 5–8 Globuli für 3–6 Tage. Die Hündin sollte schon nach 24 Stunden bei besserem Allgemeinbefinden sein. Man kann sehr gut auch Acidum phosphoricum D30 2 x täglich für einige Tage geben!

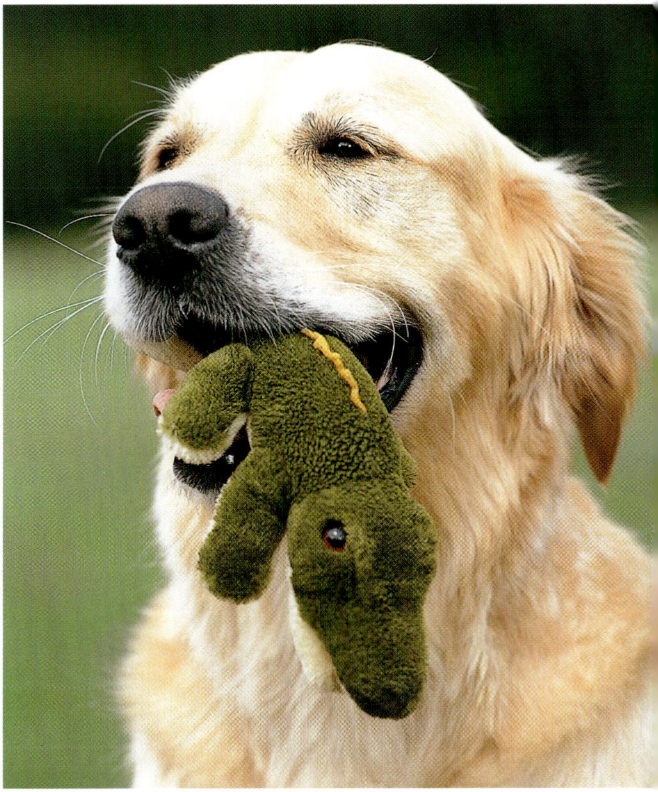

Eine scheinträchtige Hündin sucht und findet „Welpenersatz".

Scheinträchtigkeit

Klinische Grundlagen und Symptome

Die Scheinträchtigkeit der Hündin ca. 4–8 Wochen nach der Läufigkeit ist in gewissem Umfang hormonell bei jeder Hündin vorgegeben. Daher ist eine leichte Anbildung des Gesäuges, ein etwas anhänglicheres Verhalten normal und bedarf keiner Behandlung. Ist das Gesäuge allerdings sehr deutlich angebildet, wird Milch entleert oder hat die Hündin durch „Suckeln" selbst einen Milcheinschuss hervorgerufen, ist die schnellere Rückbildung erwünscht, da sonst auch die Gefahr einer Gesäugeentzündung besteht. Bei manchen Hündinnen äußert sich die Scheinträchtigkeit mehr im Verhalten: Sie schleppen Puppen und vor allem Quietschtiere herum und verstecken sie im Korb. Sie wollen dort auch bleiben, sind kaum zum Spaziergang zu bewegen. Manche Hündinnen durchleben eine Art

„Geburt“ und versetzen ihre Besitzer mit wehenartigen Schmerzen, zurückgezogenem Verhalten, Verweigerung der Futteraufnahme in Angst und Schrecken. Homöopathische Arzneien können zum einen die Rückbildung des Gesäuges unterstützen, zum anderen die Verhaltenssymptome mildern oder stark verkürzen und auch die Rückbildung des Gelbkörpers am Eierstock, der für die Hormonbildung verantwortlich ist, fördern. Man hat die Chance, dass die regulativ eingreifenden Mittel die Hündin nach der nächsten Läufigkeit die Scheinträchtigkeit leichter überwinden lassen oder es wenigstens nicht zu weiteren Verschlimmerungen kommt.
Leiden Hündinnen immer wieder sehr ausgeprägt und wochenlang unter der Scheinträchtigkeit, besteht längerfristig die Gefahr einer hormonellen Entgleisung, die dann letztlich sogar zur Gebärmutterentzündung führen kann. Hier sollte ein Tierarzt um Rat gefragt werden.

Begleitende Maßnahmen

- Wenn das Gesäuge deutlich angebildet und heiß ist, kann man abends kühle Umschläge machen, eventuell mit essigsauerer Tonerde .
- Es ist wichtig, dass die Hündin nicht durch Selbstsaugen den Milcheinschuss und damit die Hormonbildung anheizt. Man kann ihr sehr gut einen Body oder ein T-Shirt anziehen.
- Besonders fettleibige Hündinnen sollte man in der Nahrung eher knapp halten und vor allem Milchprodukte wie Quark und Hüttenkäse vermeiden, um die Milchbildung nicht weiter zu fördern.
- Bei Verhaltensproblemen: Viel Spazieren gehen, um die Hündin abzulenken, hat sich sehr bewährt.
- Quietschtiere sind auf jeden Fall zu entfernen, da das Quietschen einen Reiz auslöst, der die Hormonproduktion fördert und die Scheinträchtigkeit verlängert.

Gut zu wissen

Homöopathischer Therapieansatz

Wichtige Symptome

Was muss man wissen, um die passende Arznei zu finden?

- *Ist mehr das Gesäuge betroffen?*
- *Wie sieht es aus: Insgesamt angebildet, nur die beiden hinteren Komplexe? Fühlt es sich warm an, ist es gespannt, eventuell sogar schmerzempfindlich oder nur gefüllt?*
- *Wie ist das Verhalten? Anhänglich? Gereizt? Anderen Hunden oder dem Menschen gegenüber?*
- *Zeigt die Hündin Nestbau, sammelt sie Stoffspielzeug, Quietschtiere usw., verteidigt sie die „Jungen“? Geht sie mit spazieren oder will sie lieber in ihrer „Höhle“ bleiben?*

Homöopathische Arzneien

Pulsatilla

Pulsatilla pratensis, Wiesenküchenschelle oder Kuhschelle

Das Gesäuge ist deutlich angebildet, aber nicht verhärtet oder gestaut. Die Hündin ist sehr anschmiegsam und liebebedürftig, manchmal auch bei kleinsten Ereignissen wie fremde Umgebung oder Ähnlichem sehr empfindlich und ängstlich. Pulsatilla verkürzt die Scheinträchtigkeitsphase, die Hündin ist wieder selbstständiger und ausgeglichener.

Dosierung

Pulsatilla pratensis, Wiesenküchenschelle oder Kuhschelle

Pulsatilla D4, 2–3 x täglich 1 Tablette oder 5–8 Tropfen Dilution oder 5–8 Globuli für 1–3 Wochen. Stehen die Verhaltenssymptome im Vordergrund, kann man auch Pulsatilla D30 jeden 2.–3. Tag für 1–2 Wochen geben.

Phytolacca

Phytolacca decandra, Kermesbeere

Das Mittel ist sehr bewährt, wenn das Gesäuge sehr stark angebildet und verhärtet ist. In niedriger Potenz wird die Milchbildung gehemmt.

Dosierung

Phytolacca decandra, Kermesbeere

Phytolacca D2, 2 x täglich 1 Tablette, 5–8 Tropfen Dilution oder 5–8 Globuli.

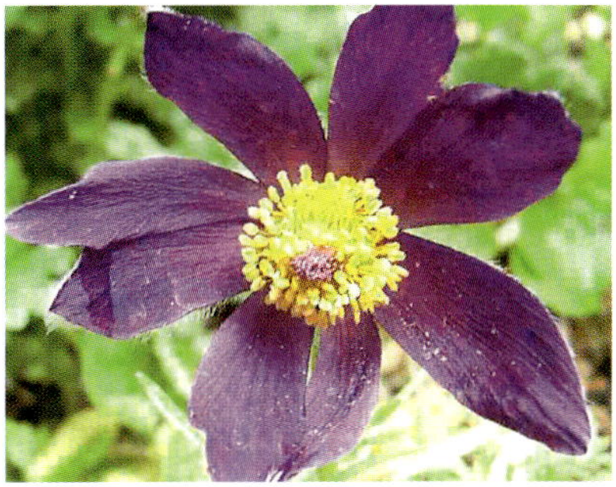

Pulsatilla, die Küchenschelle, ist ein bewährtes Mittel für anhängliche Hündinnen, die diesem Konstitutionstyp entsprechen.

Ignatia

Strychnos ignatii, Ignatiusbohne

Die Arznei ist sehr bewährt, wenn die Verhaltenssymptome wie Herumschleppen von Quietschtieren, Nestbau und Geburtssymptome im Vordergrund stehen. Die Hündinnen sind oft sehr wechselhaft: mal anschmiegsam, dann wieder sehr unleidlich und fast aggressiv. Man weiß manchmal nicht, wie man sich ihnen gegenüber verhalten soll. Auch wenn wir das Verhalten aus unserer menschlichen Sicht als hysterisch bezeichnen könnten, müssen wir doch bedenken, dass der Zustand hormonell bedingt ist und sie darunter leiden. Ignatia bringt in wenigen Tagen Erleichterung. Das Verhalten „normalisiert" sich.

Dosierung

Strychnos ignatii, Ignatiusbohne

Ignatia D30, 1 x täglich, in schweren Fällen zu Beginn auch 2 x täglich, für ca. 5–8 – 10 Tage. Bei Besserung wird das Mittel nur noch jeden 2. Tag gegeben beziehungsweise abgesetzt.

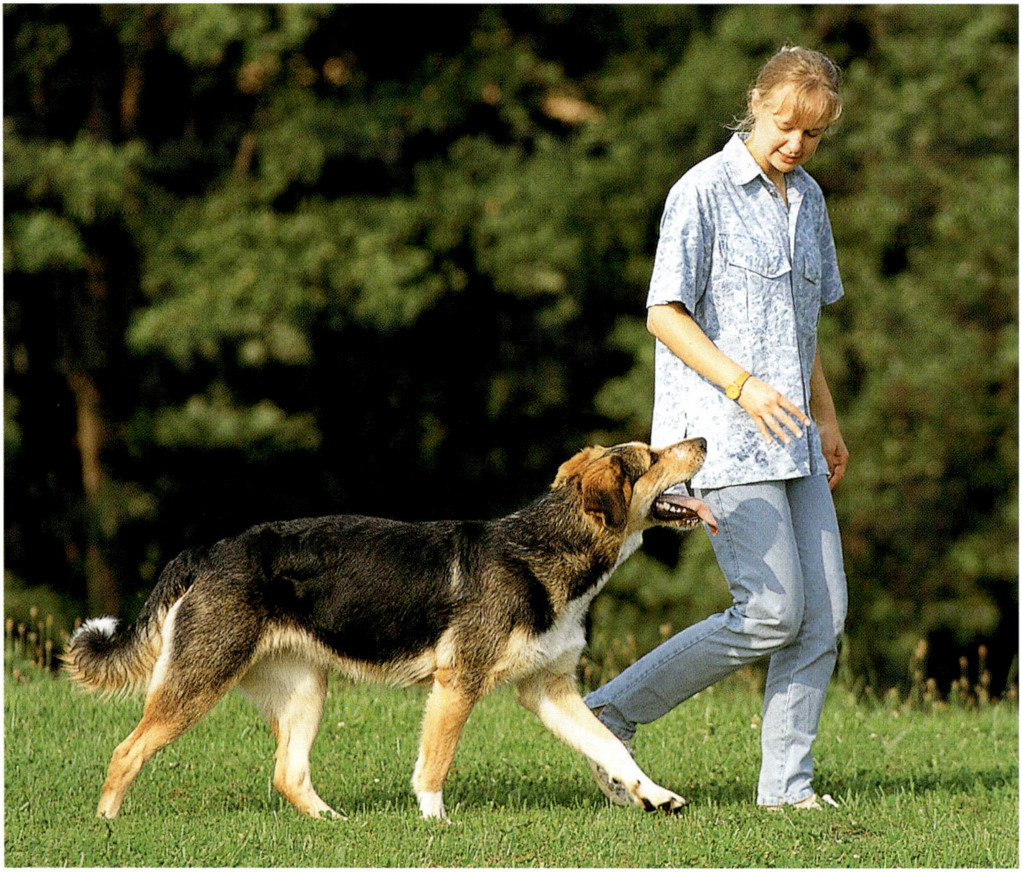

Spaziergänge und Beschäftigung mit dem Hund helfen, die Symptome der Scheinträchtigkeit schneller zu überwinden.

Agnus castus

Vitex agnus castus, Keuschlamm oder Mönchspfeffer

Die Arznei unterstützt die hormonelle Rückbildung des Gelbkörpers am Eierstock und bewirkt auf dieser Ebene die Rückbildung der Scheinträchtigkeit. Das Mittel ist bei Hündinnen angezeigt, bei denen die Scheinträchtigkeitsphase sehr lange, über mehr als 3 Wochen andauert. Auch mit Agnus castus kann man die Ausprägung der Scheinträchtigkeit für die Zukunft günstig beeinflussen und nach und nach regulieren.

Dosierung

Vitex agnus castus, Keuschlamm oder Mönchspfeffer

Agnus castus D4, 2 x täglich 1 Tablette oder 5–8 Tropfen Dilution oder 5–8 Globuli.

Hautkrankheiten

Klinische Ursachen und Symptome

Erkrankungen der Haut aller Art mit Ekzem, Pustelbildung, Furunkel, Haarausfall, Haarbruch usw., mit oder ohne Juckreiz, kommen beim Hund häufig vor und sind auch homöopathisch oft nicht ganz einfach zu behandeln.
Der Juckreiz führt zu ständigem Kratzen, Lecken und Beißen und beeinträchtigt den Hund zum Teil erheblich. Die Haut wird dadurch noch mehr geschädigt, der Juckreiz verschlimmert sich usw.
Cortison oder Antihistaminika lindern den Juckreiz, aber beseitigen oft nicht die Ursache. Um den Kreislauf Ekzem – Juckreiz – Verschlimmerung der Haut – noch mehr Juckreiz zu durchbrechen, hilft oft nur, den Hund am Lecken und Kratzen zu hindern. Dazu eignen sich Halskragen, T-Shirts, Verbände usw.
Diagnostisch sind oft Laboruntersuchungen wie Untersuchung auf Ektoparasiten, Pilzboden, Milbengeschabsel, Hormonwerte, Blutuntersuchungen und Gewebeproben (Biopsien) zur klinischen Abklärung erforderlich.

Ursachen

Ektoparasitenbefall wie Flöhe, Läuse, Haarlinge, Milben: Grasmilben, Grabmilben (Sarcoptes), Räudemilben (Demodex). Vor allem Flöhe und Milben lösen bei vielen Hunden eine allergische Reaktion aus, die mehrere Wochen anhalten kann, auch wenn die Ursache schon beseitigt ist.

Pilzbefall (Mykosen) Mikrosporie und Trichophytie, besonders bei jungen Hunden, diese Mykosen können von Katzen oder Meerschweinchen übertragen werden und sind auch für den Menschen ansteckend.

Hefepilze (Candida) sitzen besonders in Hautfalten, z.B. am Kopf, bei entsprechenden Hunderassen wie Boxer, Mops, Bulldogen und anderen.

Bakterien Sehr oft Staphylococcen oder Streptococcen. Sie verursachen eitrige Entzündungen der Haut, so genannte Pyodermien. Pyodermien werden aus homöopathischer Sicht als Folge innerer Störungen gesehen: Stoffwechselstörungen von Leber und Niere, auch Funktionsstörungen im Darm, sonstige Erkrankungen verändern den Säureschutzmantel und das

Milieu der Haut. Dadurch können sich die überall vorhandenen Eiterbakterien vermehren. Auch bei einer Schwächung oder Veränderung des Immunsystems kann z.B. nach einer kleinen Verletzung der Haut eine Pyodermie die Folge sein.
Pyodermien werden je nach Ablauf und Ausprägung unterschieden in akut, chronisch oder rezidivierend, generalisiert oder lokal (Nasenfalte, Liegeschwielen, Kopf, Kinn usw.), oberflächlich oder tief.
Man unterscheidet eitrige Entzündung der Haarfollikel (Follikulitis), „Eiterbeulen" (Furunkel), eitrige Entzündung der Haut am Kinn, so genannte „Akne".
Auch alle sonstigen, oben schon genannten Ursachen für Hauterkrankungen können in einer Pyodermie enden beziehungsweise die Pyodermie entwickelt sich zusätzlich, sodass ein komplexes Krankheitsbild entsteht, dessen eigentliche Ursachen nur schwer zu erkennen sind, das Monate und Jahre bestehen kann und in jedem Fall äußerst schwierig zu behandeln ist.

Allergien Allergien haben auch beim Hund sehr zugenommen und machen durch ihren Juckreiz mit den oben beschriebenen Folgen zu schaffen.
Man unterscheidet zwischen:

› Kontaktallergien z.B. durch Gräser, Pollen, aber auch Spritzmittel (Insektizide, Pestizide), sonstige Stoffe, Allergien, die durch Ektoparasiten ausgelöst werden, z.B. Flöhe und Milben (siehe oben), auch beim Hund gibt es Hausstaubmilben- und Futtermilbenallergien.
› Hunde können auf verschiedenste Stoffe allergisch reagieren: nickelhaltige Halsbänder oder -ketten, Teppichböden, alle Materialien der Umgebung.
› Auch Futtermittelallergien können sich in Juckreiz und Hautproblemen zeigen.

Hormonstörungen Hormonelle „Imbalanzen" oder hormonell bedingte Hauterkrankungen gehen meist ohne oder mit nur geringem Juckreiz einher. Charakteristisch ist symmetrischer Haarausfall rechts und links der Lendenwirbelsäule, der sich auch bis in die seitliche Brustwand ausdehnen kann. Auch Haarausfall an den Hinterläufen oder am gesamten Unterbauch kann eine hormonelle Ursache haben.
Die Haut ist meist auffallend dünn oder lederartig, erscheint oft dunkel pigmentiert bis schwarz. Bei Unterfunktion der Schilddrüse ist das Haarkleid insgesamt schuppig, fettig, die Unterwolle flusig oder verfilzt.
Hormonelle Ursachen können sein:

› Unterfunktion der Schilddrüse (Hypothyreose),
› Erkrankung der Nebennierenrinde (Cushing Syndrom),

- Imbalanzen der Hypophyse und Imbalanzen der weiblichen Hormone: Sie treten häufiger nach der Läufigkeit, aber auch bei kastrierten Hündinnen auf.
- Bei Rüden können Hodentumore ebenfalls Haarausfall hervorrufen.

Klarheit bringen Blutuntersuchungen.

Autoimmunerkrankungen Bei Autoimmunerkrankungen bildet der Organismus gegen sich selbst gerichtete Substanzen. Autoimmunerkrankungen verursachen oft sehr hartnäckige, äußerst aggressive, schlecht heilende Hautveränderungen. Sie können durch Blutuntersuchungen und Gewebeproben (Biopsien) abgeklärt werden. Die Liste der Hauterkrankungen ließe sich noch weiterführen.

Wichtige Hautveränderungen beim Hund

Leckekzem – Hot spot

Unter Leckekzem (Hot spot) versteht man eine veränderte Hautstelle, die zunächst nur gerötet ist, starken Juckreiz verursacht und dann durch Lecken (Name!) oder auch Kratzen nässend oder richtig eitrig, heiß und schmerzhaft werden kann. Man spricht daher vom „Hot spot“. Diese Erkrankung kommt besonders in den Sommermonaten vor, aber auch zu Zeiten des Fellwechsels.

Es sind oft eher langhaarige Rassen betroffen wie Deutscher Schäferhund, Golden Retriever, Berner Sennenhund, Bernhardiner und langhaarige Mischlinge, aber auch Rottweiler, Boxer, und andere Rassen.

Die Ursache ist oft harmlos:

- lokale Reizung z.B. durch einen Zeckenbiss,
- kleinste Rissverletzung durch einen Dorn, Nagel oder Ähnliches,
- Flohbefall,
- Unterwolle, die sich nicht richtig löst und Juckreiz verursacht.

Es kann aber auch, besonders im Sommer, eine Stoffwechselstörung durch zu eiweißreiche Nahrung vorliegen, die dann dazu führt, dass die Haut trocken, das Fell fettig und die Unterwolle filzig und schuppig wird und deshalb Juckreiz auftritt. Der Rest ist dann ein eigenständig ablaufender Kreislauf von Hautreizung, Juckreiz, Kratzen, Lecken, dadurch vermehrte Hautreizung, dadurch vermehrtes Lecken usw. Der Speichel vom Hund ist sehr aggressiv, dadurch können aus kleinen roten Pünktchen der Haut (Papeln) in wenigen Stunden handflächengroße Rötungen entstehen, die dann schnell nässen und auch eitrig werden. Besonders bei Lokalisation am Kopf kommt es auch durch Kratzen zu dicker Krusten- und Borkenbildung. Die Tiere haben Schmerzen, eventuell sogar erhöhte Temperatur oder Fieber.

Beim wohligen Wälzen auf der Wiese können Pollen oder Grasmilben Kontaktallergien hervorrufen.

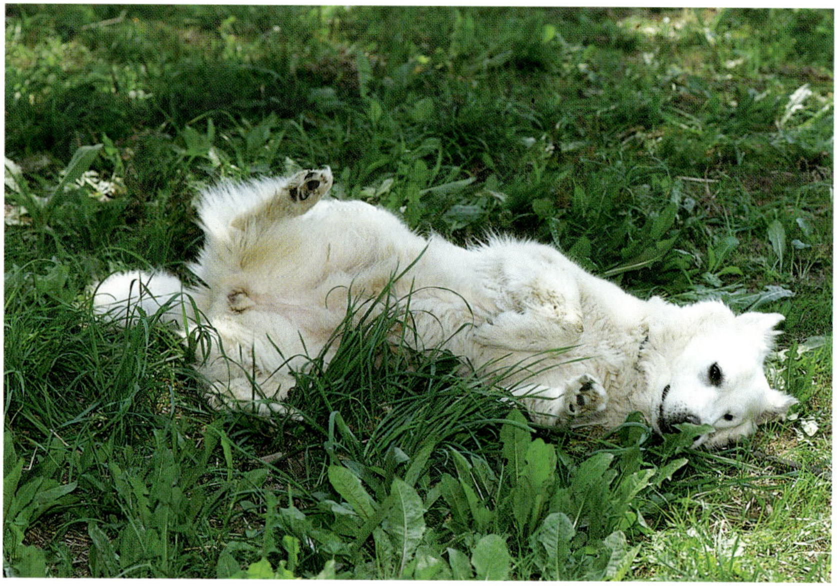

Zwischenzehenekzeme

Nässende, stark juckende Ekzeme zwischen den Zehen und Ballen sind inzwischen bei vielen Hunderassen bekannt. Ursachen können sein: Kontaktallergien gegen Pollen, Gräser, Spritzmittel usw., im Winter mit Streusalz verunreinigter Schnee.

Innere Ursachen Besonders Nahrungsmittelallergien und Unverträglichkeit von Futterzusatzstoffen wie Zucker, Geschmacksstoffe, Lockstoffe, die leider noch immer recht häufig in „Leckerlis" und Knabberstangen usw. zu finden sind.

Sonstige Erkrankungen anderer Organe (z.B. Leber oder Niere) Schwerste Verlaufsformen können auf eine Autoimmunerkrankung hinweisen.

Sind immer nur bestimmte Pfoten betroffen, so spricht Rechtsseitigkeit mehr für Erkrankungen oder Belastungen im Bereich Darm/Leber/Niere/Fütterung, Linksseitigkeit mehr für Veränderungen im hormonellen Bereich.

Begleitende Maßnahmen

Da Lecken und Kratzen jede Hautveränderung sowie den Juckreiz stark verschlimmern kann, ist es erforderlich, das Kratzen und Lecken zu unterbinden.

Ein Hund kann in 5 Minuten auflecken, was in 2 Tagen geheilt ist!

Es gibt verschiedene Möglichkeiten:

Der nicht so beliebte, aber sehr wirksame Halskragen. Viele Hunde gewöhnen sich erstaunlich gut daran, auch wenn sie am Anfang überall anstoßen.
Neu sind „Halsringe“, die wie Rettungsringe aussehen. Sie sind wesentlich bequemer und werden sehr schnell akzeptiert. Die Einsatzmöglichkeiten sind allerdings begrenzt, weil die Hunde Hautstellen an Pfote oder Schwanz auch mit dem Halsring erreichen können.
Selbsthilfe kann man durch Anziehen von Bodys, Hemden, T-Shirts, Kinderhosen oder selbst genähten „Leibchen“ schaffen. Sie sind leicht und luftdurchlässig und man kann sie waschen. Manche Hunde lecken allerdings auch durch diese „Kleidung“ hindurch.
Man kann es über Gehorsam versuchen und dem Hund das Lecken verbieten. So lässt sich die „Halskragenzeit“ auf nachts beschränken. Sie müssen selbst entscheiden, ob Ihr Hund mehr Stress hat, wenn er einen Halskragen oder Ähnliches trägt oder wenn Sie ihn ständig beobachten und ihn dauernd ermahnen.

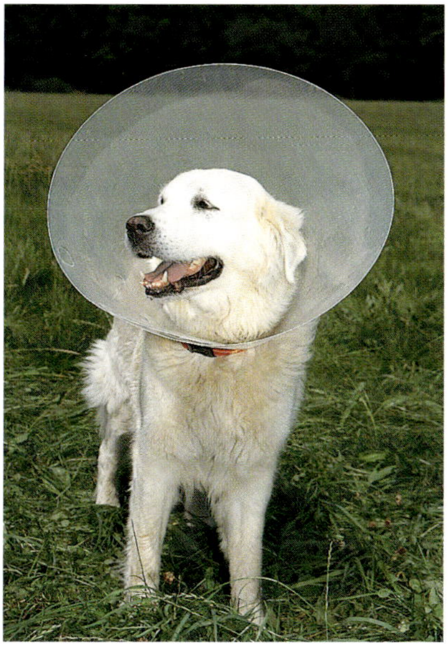

Ein Halskragen ist oftmals nötig, um das Lecken von Ekzemstellen zu verhindern. Die meisten Hunde gewöhnen sich schnell daran.

Lokale Pflege und Behandlung

Hygiene und Sauberkeit sind oberstes Gebot. Daher ist die wichtigste Maßnahme: Soweit es Ihnen möglich ist und der Hund es toleriert, müssen unbedingt die Haare an und um die veränderte Hautstelle entfernt werden! Sie verkleben sonst, in den verklebten Stellen vermehren sich leichter Bakterien und das Ekzem breitet sich aus. Oft sieht man erst, wenn man die Haare am Rand wegschneidet, wie groß die veränderte Stelle ist und wie am Rand unter den Haaren kleine rote Papeln oder Knötchen anzeigen, dass sich das Ekzem ausbreitet!
Bei der homöopathischen Therapie wollen wir die Tiere möglichst insgesamt heilen und Juckreiz und Ekzeme möglichst wenig von außen unterdrücken. Dennoch hat auch Hahnemann die Pflege der Haut ausdrücklich empfohlen. Sie dient der Reinigung, dem Lösen von Krusten, und unterstützt damit die Heilung und lindert den Juckreiz.

Beim Hund haben sich bewährt:

Calendula

Reinigung und Desinfektion mit verdünnter Calendula-extern®-Tinktur: 20 Tropfen auf eine halbe Tasse Wasser. Hiermit können Sie vor allem nässende und auch eitrige Hautstellen sehr gut abtupfen. Wenn sie schmierig sind, ruhig richtig abwischen. Calendula, die Ringelblume, ist eine bewährte Arznei für entzündete, infizierte Hautstellen. Sie reinigt, desinfiziert und regt die Wundheilung an. Etwaiger Geruch der Wunden verschwindet sofort. Anwendung im akuten Fall: 2–3 x täglich.

Johanniskrautöl (Hypericumöl)

Hypericumöl st ein ganz mildes „Wundöl". Es lindert Schmerzen und Juckreiz, das Öl ist ganz mild, die Hunde lassen es sehr gut auftragen. Es eignet sich zum Nachbehandeln nach der Reinigung mit Calendula-extern® bei nässenden Wunden, aber man kann es auch sehr gut auf Rötungen dünn auftragen. Bei der Behandlung der Hot spots kommt es, wenn der Hund nicht leckt, sehr leicht zur Krustenbildung. Diese ist hier nicht erwünscht, da die Krusten einerseits wieder Juckreiz und Schmerzen verursachen, andererseits sich unter den Krusten leicht Eiter bildet oder hält. Mit Hypericumöl kann man die Krustenbildung weitgehend verhindern und vor allem auch Krusten, die sich schon gebildet haben, leichter aufweichen. Krusten lösen sich leichter mit Öl als mit wässrigen Lösungen.
Anwendung: 2–4 x täglich.

Ringelblumensalbe (Calendulasalbe), z. B. Calendumed-Salbe® (DHU) fördert ebenfalls die Heilung. Sie eignet sich besonders für Stellen, die man unter Verband nehmen kann, wie Ekzemstellen am Schwanz oder an den Pfoten. Das in der Salbe enthaltene Wollwachs wird bei juckenden

Gut zu Wissen

Was man bei Ekzemen vermeiden sollte

Nie *Puder auf nässende Hautstellen! Der Puder trocknet nur scheinbar die Haut, die Stelle verkrustet, das Ekzem und die Entzündung breiten sich aus, der Juckreiz verstärkt sich!*
Keine Salben auftragen, die Zink enthalten. Sie scheinen zwar kurzzeitig und schnell die Haut zu heilen, aber das Ekzem wird unterdrückt. Die Gefahr, dass es zum Rückfall oder zu einer Verschlimmerung kommt, ist sehr groß.
Cortisonhaltige Salben können die Wirkung homöopathischer Arzneien stark beeinträchtigen oder blockieren. Sie sind verschreibungspflichtig und Ihr Tierarzt sollte entscheiden, ob sie unbedingt erforderlich oder überhaupt angezeigt sind!

Ekzemen manchmal nicht gut von den Hunden toleriert (kribbelt anscheinend nach dem Auftragen). Man kann dann eher Calendumed-Creme verwenden, die kein Wollwachs enthält. Halicar-Salbe oder Halicar-Creme® enthalten den Wirkstoff Cardiospermum. Cardiospermum, der Herzsame, ist eine neuere Pflanze, die stark juckreizlindernd wirkt. Auch hier entscheidet die Art und Lokalisation der Veränderung, ob man lieber Salbe oder Creme aufträgt.

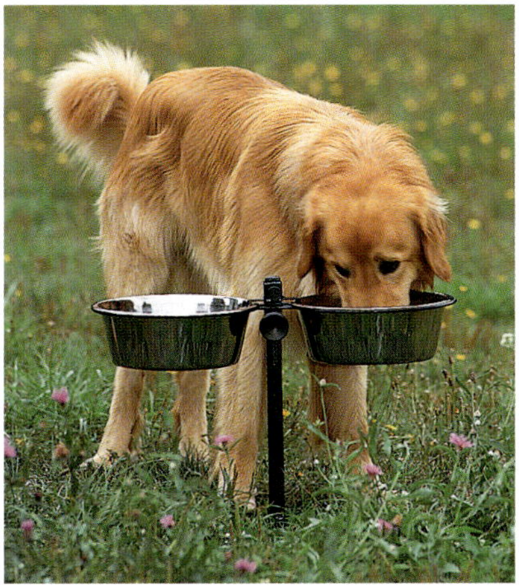

Bei Hauterkrankungen muss auf die Ernährung geachtet werden.

Fütterung

Steht eine Hauterkrankung im Zusammenhang mit der Fütterung, so muss diese entsprechend geändert werden.

Beispiel: Der Deutsche Schäferhund Rex ist 5 Jahre alt und ein zuverlässiger Leistungshund. In den Sommermonaten hat sein Besitzer nicht so intensiv mit ihm trainieren können, Rex hat aber weiterhin sein Hochleistungsfutter mit sehr hohem Eiweißgehalt (Rohprotein) bekommen. Erst wurden die Haare fettig und die Haut etwas schuppig, die Unterwolle war stumpf und Rex hat verstärkt gehaart. Sein Besitzer dachte, es wäre nur ein verlängerter Fellwechsel wegen der Sommerhitze. Dann fing Rex an sich zu jucken und hatte schließlich eine fast handtellergroße nässende, eitrige Ekzemstelle hinten rechts am Rücken. Neben der lokalen Pflege und der richtigen homöopathischen Arznei wurde Rex nun für den Rest des Sommers auf ein eiweiß- und histaminarmes Futter umgestellt.

Für alle Hautveränderungen gilt: Man soll bei der Ernährung möglichst alles vermeiden, was Juckreiz und Ekzeme fördert oder ihre Heilung behindern könnte.

Es sind zu vermeiden:

- Alle Futterarten, ob Dosen- oder Trockenfutter, die Zucker, Geschmacksstoffe, Farbstoffe, Lockstoffe, Konservierungsstoffe (E ...) enthalten, insbesondere alle Leckerlis, Knabberstangen, usw. Geben Sie nur Futter, Das ausdrücklich auf diese Stoffe verzichtet!
- Hunde mit Milbenallergie sollten kein Trockenfutter bekommen, da es immer Futtermilben enthalten kann. Auch das Einfrieren hilft wenig, da die Futtermilben dadurch zwar zerstört werden, aber zerfallene Milben

mindestens ebenso stark allergisierend wirken wie lebende Milben.

› Was noch zu vermeiden ist:
Knochen, so genanntes Kleinfleisch (Knochen mit Fleischanteil), Schweineohren beanspruchen den Darm vermehrt und verhindern damit die Stoffwechselvorgänge, die nötig sind, um den Hund von Allergenen, Stoffwechselschlacken usw. zu befreien. Es ist oft mühsam, sich durch die oft verwirrenden Inhaltsangaben auf den Verpackungen durchzuarbeiten, aber die Mühe lohnt sich. Eine sichtbare Erleichterung tritt nach 4–6 Wochen ein.

Was der Hund fressen darf

› Futter auf Basis von Lamm und Reis oder Geflügel wird oft besser vertragen als Futter auf Rinderbasis.

› Konventionelle Diätfutter vom Tierarzt sind in der Regel gut geeignet.

› Wollen Sie Ihren Hund schnell von allen Ekzem verursachenden Stoffen befreien, so füttern Sie für einige Wochen nur Reis und Hüttenkäse oder Reis und gekochten Fisch, dazu etwas Öl (Maiskeim oder Distellöl) und gekochtes Gemüse (Karotten, Suppengemüse, grüne Bohnen) und Spurenelementtabletten mit Biotin und Zink.

Gut zu wissen

Homöopathischer Therapieansatz

Wichtige Symptome

Worauf muss man achten, was muss man wissen, um eine passende homöopathische Arznei zu finden?

Aussehen der Hautveränderungen, des Ekzems:

Das Aussehen kann bei akuten, eitrigen Ekzemen wichtig sein für die Arzneimittelwahl.

› *Ist die Stelle umgrenzt oder sind große Bezirke der Hautoberfläche betroffen?*

› *Sind es mehr kleine Knötchen, entzündete Haarfollikel oder Bläschen (Papeln, Follikel, Vesiculae)?*

› *Ist die Stelle eher flächig gerötet oder punktuell?*

› *Ist die Haut noch trocken oder schon nässend? Ist sie eitrig? Krustig, oberflächlich oder tief geschädigt?*

Haut und Haare insgesamt:

› *Unverändert, fettig, trocken, schuppig, filzig, flusig usw.*

Hat sich der Hund in seinem Verhalten verändert:

› *Ist der Appetit beeinträchtigt? Trinkt er mehr oder weniger?*

› *Ist er unruhig, ruhig, unleidlich, berührungsempfindlich, lustlos, schreckhaft, aggressiv?*

Gibt es auslösende Ursachen:

› *Zeckenbiss, Flohbefall, Verletzung, Futterumstellung, Vorkrankheiten oder Ähnliches?*

Homöopathisches Therapiekonzept

Wahl der homöopathischen Arznei nach dem Aussehen der Hautstelle:
Die so genannte „organotrope" Arzneiwahl eignet sich mehr für akute Hautstellen, nässende Ekzeme, die noch nicht lange bestehen. Man kann diesen Ansatz auch unterstützend für akute Kontaktallergien versuchen. Die Mittel sind nachfolgend beschrieben.
Hot spot: Hepar sulfuris, Mercurius solubilis, Silicea.
Kontaktallergie: Apis mellifica, Rhus toxicodendron, Urtica urens, Staphisagria.

Wahl der homöopathischen Arznei bei Stoffwechselbelastungen
Die so genannten Reaktions- und Ausleitungsmittel stützen die Funktion von Leber oder/und Niere und damit die Ausscheidung über diese Organe. Eine Belastung kann auch vorliegen, wenn die entsprechenden Blutwerte noch im Normbereich sind. Ausleitungsmittel haben sich vor allem in Kombination mit Futterumstellungen bewährt, wenn das Haarkleid fettig, stumpf, schuppig oder filzig ist und Fütterungsfehler oder -unverträglichkeit angenommen werden müssen.
Wichtige Mittel sind: Berberis vulgaris, Carduus marianus, Okoubaka, Solidago.
Reaktionsmittel: Wie der Name schon sagt, sollen solche Mittel eine Reaktion des Organismus bewirken. Dies kann nötig sein, wenn Antibiotika gegeben wurden oder die Hauterkrankung längere Zeit fast unverändert besteht, die „Reaktion" zögerlich erscheint. Wichtigstes Reaktionsmittel für die Haut ist Sulfur.
Vorsicht: Bei akuten oder stark juckenden Hautveränderungen sollte Sulfur nur nach Anweisung eines erfahrenen Homöopathen gegeben werden.

Wahl der homöopathischen Arznei nach der Individualität des Patienten
Bei allen schon länger bestehenden, rezidivierenden oder hartnäckigen Hautveränderungen sollte eine tief greifende, das Tier mit seinem Verhalten, seinen Veränderungen und allen Symptomen erfassende homöopathische Arznei gewählt werden.
Die Behandlung von chronischen Hauterkrankungen ist auch mit homöopathischen Arzneimitteln eine wirkliche Herausforderung. Sie gehört in die Hand eines erfahrenen Homöopathen, möglichst eines Tierarztes mit Zusatzausbildung, der sowohl die sehr komplizierte klinische Diagnostik als auch die homöopathische Anamnese durchführen kann und dann entscheidet, welche Therapie möglich oder nötig ist.
Tiefgreifende Arzneien für chronische Hauterkrankungen sind oft bei den Konstitutionsmitteln zu finden. Sie können dort erste Anregungen finden.

Homöopathische Arzneien

Allergien

Apis mellifica

Apis mellifica, Honigbiene

Kontaktallergie durch Gräser, Sträucher, eventuell auch Grasmilben mit kleinen, roten Papeln oder auch Bläschen (wie ein Insektenstich). Es besteht starker Juckreiz, die Haut ist warm, kühle Umschläge bessern (oder auch Abreiben mit kaltem Apfelessig, mindestens 1 : 5 verdünnt).

Dosierung

Apis mellifica, Honigbiene

Apis D4 oder D30, 2 x täglich 1 Tablette oder 5–8 Tropfen Dilution oder 5–8 Globuli.

Eine Besserung sollte in 1–3 Tagen erreicht sein, das Mittel sollte dann wieder abgesetzt werden!

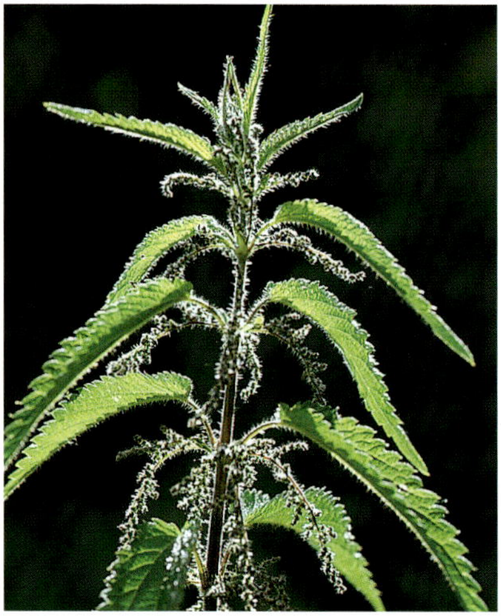

Urtica urens, die Brennnessel, ist eine wichtige Arznei bei nesselsuchtartigen Rötungen der Haut.

Rhus toxicodendron

Rhus toxicodendron, Giftsumach

Bewährtes Mittel bei Kontaktallergien durch Gräser, Pollen, Grasmilben, Insektizide usw.

Die Hunde haben starken Juckreiz und sind sehr unruhig, übererregt, ungeduldig. Es haben sich vor allem an Unterbauch und Innenschenkeln viele kleine Papeln und Bläschen gebildet, die auch leicht nässen können. Die Allergie ist hartnäckig und heilt nicht so schnell ab.

Dosierung

Rhus toxicodendron, Giftsumach

Rhus toxicodendron D6 oder D12, 2–3 x täglich, Rhus toxicodendron D30 1 x täglich jeweils 1 Tablette oder 5–8 Tropfen Dilution oder 5–8 Globuli.

Urtica urens

Urtica urens, Brennnessel

Kontaktallergie durch Gräser, Sträucher, sonstige Ursachen mit nesselsuchtartigen Rötungen und Papeln, „wie in Brennnesseln gefallen".

Starker Juckreiz, schmerzempfindliche Stellen. Eine Besserung sollte innerhalb von 24 Stunden eintreten. Äußerliche Behandlung wie Apis.

Dosierung

Urtica urens, Brennnessel

Urtica urens D4 oder D6, 2–3 x täglich 1 Tablette oder 5–8 Tropfen Dilution oder 5–8 Globuli.

Staphisagria

Delphinum staphisagria, Stephanskraut
Grasmilbenallergie, Insektenstichallergie, Kontaktallergie an Unterbauch, Innenschenkel, aber auch an den Pfoten. Die Haut hat viele kleine Papeln, die sich entzünden oder nach dem Lecken kleine Krusten bilden. Juckreiz, Unruhe, vor allem aber große Berührungs- und Schmerzempfindlichkeit stehen im Vordergrund. Die Hunde sind übererregt und beißen richtig in die Stellen hinein, besonders an den Pfoten.

Dosierung
Delphinum staphisagiria, Stephanskraut
Staphisagria D6 2–3 x täglich, D30 1 x täglich 1 Tablette oder 5–8 Tropfen Dilution oder 5–8 Globuli.

Okoubaka

Okoubaka aubrevillei, aus der Rinde eines westafrikanischen Baumes
S. Drainagemittel S. 145

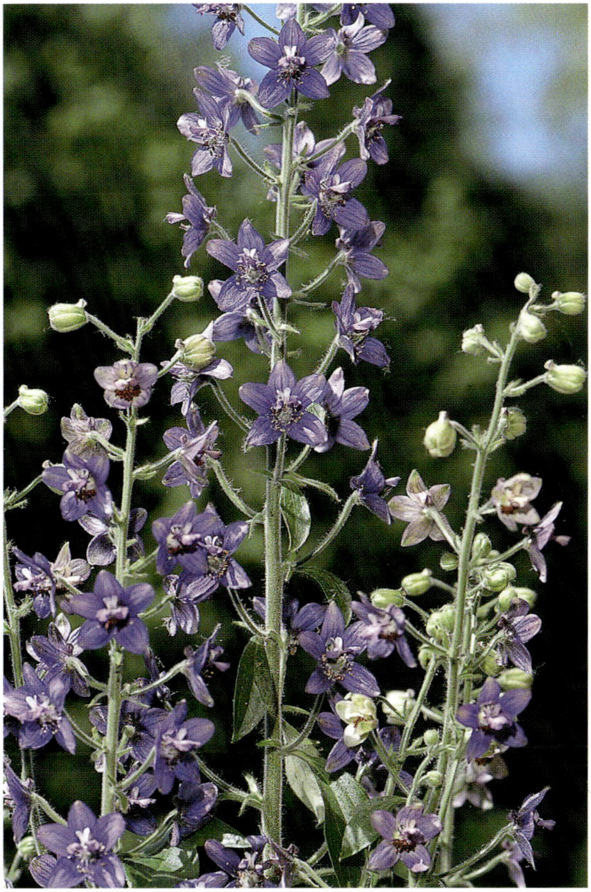

Staphisagria, das Stephanskraut, hilft bei starkem Juckreiz und Berührungsempfindlichkeit.

Hot spot – Akutes, nässendes Ekzem

Hepar sulfuris

Hepar sulfuris calcareum, Kalkschwefelleber
Hot spot, nässend eitrig, übelriechend. Schmerzhaft: Die Hunde lassen sich nur schwer die Haare wegschneiden und sind sehr berührungsempfindlich. Das Ekzem ist innerhalb von Stunden, maximal einem Tag entstanden.

Dosierung
Hepar sulfuris calcareum, Kalkschwefelleber
Hepar sulfuris D8, 3 x täglich 1 Tablette oder 5–8 Tropfen Dilution oder 5–8 Globuli.
Für die äußerliche Behandlung wird Calendula-extern ®, Hypericum-Öl und Calendumed-Salbe ® zur Pflege der Haut empfohlen.

Nässende Hautstellen mit kleinen Krusten und Juckreiz heilen mit Mezereum, dem Seidelbast, schneller ab.

Mercurius solubilis Hahnemanni

Hydrargyrum oxydulatum nigrum, Quecksilbergemenge

Hot spot, nässendes Ekzem, eher dunkelrot, geht in die Tiefe, die Haut erscheint dick und hart, ist auch schmerzhaft und berührungsempfindlich. Es dauert einige Tage, bis die tiefe Verletzung der Haut ausheilt.
Äußerliche Behandlung: S. Hepar sulfuris S. 143.

Dosierung
Hydrargyrum oxydulatum nigrum Quecksilbergemenge
Mercurius solubilis D8 oder D12, 2–3 x täglich 1 Tablette oder 5–8 Tropfen Dilution oder 5–8 Globuli.

Mezereum

Daphne mezereum, Seidelbast, Kellerhals

Daphne mezereum, der Seidelbast, ist bei hartnäckigen, juckenden Kontaktallergien mit schlechter Heiltendenz angezeigt.
Es bilden sich viele kleine Bläschen mit Krusten, die auch nässen können. Oft befindet sich ein roter Hof um die betroffene Stelle.

Dosierung
Daphne mezereum, Seidelbast, Kellerhals
Mezereum D4 oder D6, 2 x täglich 1 Tablette oder 6–8 Tropfen Dilution oder 5–8 Globuli.

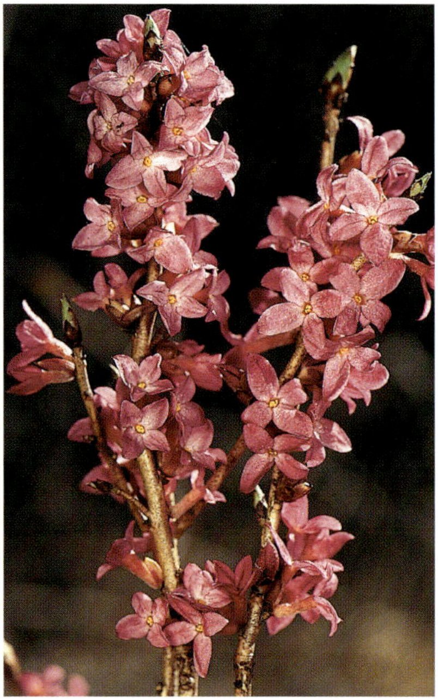

Zwischenzehenekzem

Allergisch bedingt: s. Allergien
Stoffwechselbedingt: Sulfur, Berberis, Carduus marianus, Solidago, Konstitutionsmittel

Ausleitungsmittel/ Drainagemittel

Berberis vulgaris

Berberis vulgaris, Berberitze

Bewährtes Mittel für Leber und Niere, auch als Ausleitungsmittel nach Vorbehandlung mit Antibiotika und Cortison, wenn Unverträglichkeiten des Futters oder zu eiweißreiches Futter die Ursache für fettiges Haarkleid, Schuppen und filzige Unterwolle sind.

Verlauf eher subakut oder schon länger bestehende Veränderungen. Die Hautveränderungen sind nicht so ausgeprägt und charakteristisch, der Juckreiz ist wenig ausgeprägt oder fehlt. Die Hunde haben oft einen deutlichen Eigengeruch. Meist erst nach Arzneigabe fällt einem auf, dass der Hund viel munterer und aktiver ist und vorher tatsächlich auch in seinem Gesamtbefinden beeinträchtigt war.

Dosierung

Berberis vulgaris, Berberitze

Berberis D4, 2–3 x täglich 1 Tablette oder 5–8 Tropfen Dilution oder 5–8 Globuli, das Mittel muss mindestens 3–6 Wochen gegeben werden.

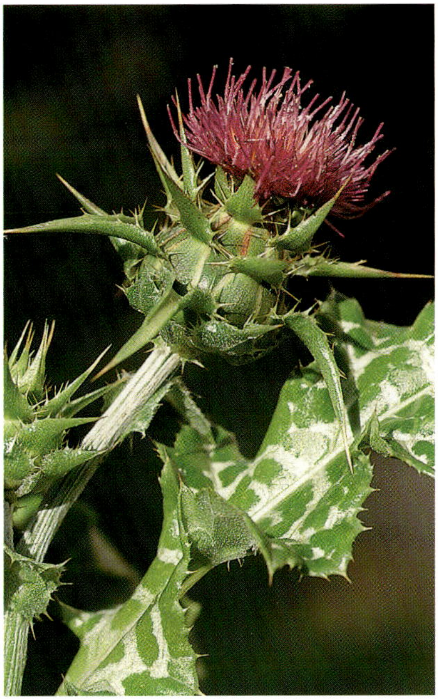

Carduus marianus, die Mariendistel, ist ein bewährtes Lebermittel.

Carduus marianus

Carduus marianus, Mariendistel

Carduus marianus ist ein ganz bewährtes, sehr mild wirkendes Lebermittel. Man gibt es als Drainagemittel bei Hunden, die wenig oder wechselnden Appetit zeigen, manchmal gelb erbrechen oder auch mal gelblichen Kot haben. Es sind eher schwache Hunde, die etwas müde und matt wirken.

Dosierung

Carduus marianus, Mariendistel

Carduus marianus D2 oder D4, 2–3 x täglich 1 Tablette oder 5–8 Tropfen Dilution oder 5–8 Globuli, das Mittel wird für 3–6 Wochen gegeben.

Okoubaka

Okoubaka aubrevillei, aus der Rinde eines westafrikanischen Baumes

Okoubaka hat sich als „Entgiftungsmittel" in der Homöopathie bei den Hunden sehr bewährt. Kontaktallergien nach Insektiziden oder Pestiziden, auch nach äußerlich aufgetragenen Mitteln gegen Flöhe und Zecken, übermäßige Aufnahme von Leckerlis usw. mit Zucker und Lockstoffen, akute Reaktion bei Kontaktallergien. Okoubaka unterstützt die Ausscheidung der Allergene und deren Stoffwechselprodukte. Die Hunde werden schneller von ihrem Juckreiz befreit. Das Mittel hat sich in den letzten Jahren sehr bewährt.

Dosierung

Okoubaka aubrevillei, aus der Rinde eines westafrikanischen Baumes

Okoubaka D2 oder D4, 2–3 x täglich 1 Tablette oder 5–8 Tropfen Dilution oder 5–8 Globuli. Das Mittel muss meist 2–4 Wochen gegeben werden, bei deutlicher Besserung absetzen, tiefgreifendere Mittel sollten folgen.

Solidago

Solidago virga aurea, Goldrute

Wichtiges Nierenmittel, ist dann angezeigt, wenn die Nierenwerte im Blut schon erhöht oder im oberen Grenzbereich liegen. Die Hunde trinken manchmal vermehrt, der Urin ist verändert. Besonders angezeigt, wenn durch sehr eiweißreiches Futter oder sonstige Ernährungsfehler eine Nierenbelastung angenommen werden muss.

Dosierung

Solidago virga aurea, Goldrute

Solidago D2 oder D4, 2–3 x täglich 1 Tablette oder 5–8 Tropfen Diltution oder 5–8 Globuli.

Verzögerter Fellwechsel

Sulfur

Der Fellwechsel ist für den Stoffwechsel des Hundes eine gewisse Belastung. Innerhalb von wenigen Wochen muss die alte Unterwolle und das Deckhaar abgestoßen und neues Haar gebildet werden. In dieser Zeit werden erheblich mehr Spurenelemente und Stoffe zum Haaraufbau gebraucht als sonst. Der Fellwechsel wird durch Witterungseinflüsse wie Wärmeperioden im Frühjahr und Kälteperioden im Herbst ausgelöst. Es kann auch witterungsbedingt zu stockendem Fellwechsel oder Zwischenhaarwechsel in Kälteperioden im Juni und Wärmeperioden im Dezember kommen. Bei gleich bleibender Fütterung gibt es immer wieder Hunde, die in dieser Zeit zu Juckreiz neigen, deren Unterwolle sich nur zögerlich löst. Fell und Unterwolle sehen stumpf aus, und fühlen sich fettig an. Die Hunde haben einen starken Eigengeruch. Wenn das Haar etwas verfilzt, wird schnell geleckt und es kann ein Hot spot entstehen.
Lang- oder längerhaarige Hunde sind wesentlich häufiger betroffen als kurzhaarige.
Mit Sulfur, über 5 bis 7 Tage gegeben, kann man den Fellwechsel sehr gut unterstützen. Die Haare lösen sich leichter und lassen sich ausbürsten. Auch der Geruch lässt nach.
Sehr günstig ist es, in dieser Zeit durch entsprechendes Futter zu entlasten. Vor allem Knochen, Schweineohren usw. sind konsequent wegzulassen.

Dosierung

Sulfur

Sulfur D12, 1–2 x täglich 1 Tablette oder 5–8 Tropfen Dilution oder 5–8 Globuli für 5–7 Tage.

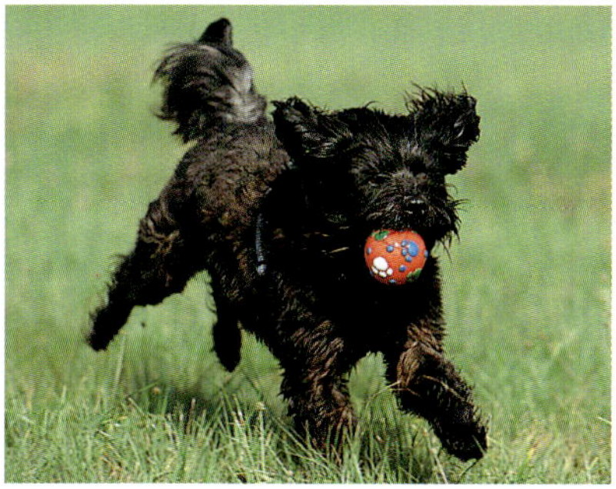

Sonstige Arzneien für chronische Hauterkrankungen

Acidum nitricum

Acidum nitricum, Salpetersäure
Acidum nitricum ist eine Arznei für Hautveränderungen, die sich besonders an den Körperöffnungen lokalisieren: um die Augen, an den Nasenöffnungen, um die Lefzen, an den Ohren, am After. Die Haut ist rissig, teils stärker verhornt, wund und nässend, wie geschwürig. Das Sekret ist dünnflüssig wässrig und dunkel bräunlich. Die Veränderungen bestehen schon länger. Sie sind schmerzempfindlich mit schlechter Heiltendenz. Es muss abgeklärt werden, ob nicht eine Erkrankung an anderen Organsystemen besteht.

Dosierung
Acidum nitricum, Salpetersäure
Acidum nitricum D10, 2 x täglich 1 Tablette oder 5–8 Tropfen Dilution oder 5–8 Globuli.
Acidum nitricum LM VIII, 2 x pro Woche 5–8 Tropfen oder 5–8 Globuli.

Antimonium crudum

Stibiatum sulfuratum nigrum, Antimon(III)-sulfid, Schwarzer Spießglanz
Die Hautveränderungen von Antimonium crudum sind durch vermehrte Verhornung (Hyperkeratose) gekennzeichnet. Es bilden sich dicke, verhornte Falten oder auch kleine, ca. linsengroße, verhärtete, rundliche Hautstellen, zum Teil mit dicken, gelblichen Krusten. Auch die Haut um die Lefzen oder an den Ohrmuscheln ist stärker verhornt, schrundig und juckt. Rissige Lefzenwinkel mit Schrunden (Rhagaden) können ein auffallendes Zeichen für die Arznei sein. Sie sind härter als bei Thuja, Graphites oder Petroleum. Hunde, zu denen Antimonium crudum passt, sind oft ungeduldig, unleidlich, auch aggressiv. Will man sie zu etwas zwingen, schnappen oder beißen sie gern zu. Sie schlingen alles in sich hinein und neigen dann zu Erbrechen. Sie stoßen oft auf. Durchfall wechselt mit Verstopfung.

Dosierung
Stibiatum sulfuratum nigrum, Antimon(III)-sulfid, Schwarzer Spießglanz
Antimonium crudum D4 oder D6, 2 x täglich 1 Tablette oder 5–8 Tropfen Dilution oder 5–8 Globuli, wenn die Therapie mehr auf die lokalen Veränderungen gerichtet ist.
Antimonium crudum D30, 1 x pro Woche 5–8 Globuli Einzelgaben, wenn die Arznei insgesamt zum Hund passt.

Er fühlt sich wohl in seiner Haut. Lässt der Juckreiz nach, geht es den Hunden oft viel besser.

› *Arsenicum album, Graphites, Lycopodium, Silicea, Thuja: s. Konstitutionsmittel* **Seite 174**

Causticum Hahnemanni

Destillat aus Calicumoxid und Kaliumhydrogensulfat, Ätzstoff Hahnemanns

Causticum ist eine Arznei für schon länger bestehende Ekzeme. Die Haut ist gerötet mit gelblichem, pappigem Sekret. Betroffen sind vor allem Körperöffnungen wie die Ohren und der Anus. Die Haut ist dort stärker verhornt (hyperkeratotisch), an der Innenseite der Ohrmuscheln auch schrundig. Der Gehörgang selbst ist etwas gerötet, nicht sehr schmerzempfindlich, das Sekret gelblich und pappig, der Geruch hefig oder süßlich. Es bilden sich leicht Knorpelwülste. Auch das Sekret der Analdrüsen ist gelblich und pappig beziehungsweise pastös. Die Hautveränderungen sind im Winter, bei kaltem, trockenem Wetter schlechter. Die Hunde sind meist gutmütig und lassen sich z.B. die Gehörgänge gut reinigen.

Juglans regia, die Walnuss, wird bei hartnäckigen, akneähnlichen Ekzemen eingesetzt.

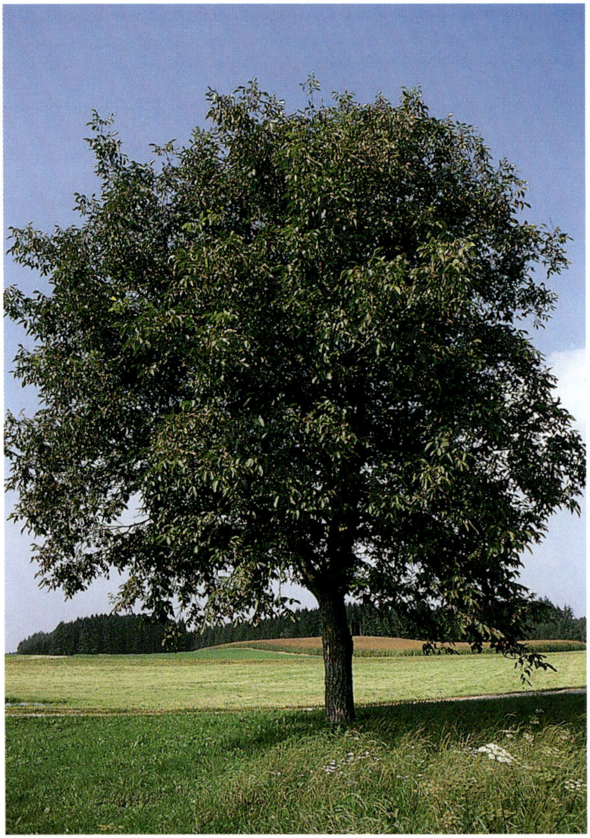

Dosierung

Causticum Hahnemanni, Ätzstoff Hahnemanns

Causticum D6 oder D12, 2 x täglich 1 Tablette oder 5–8 Tropfen Dilution oder 5–8 Globuli für mindestens 3–4 Wochen.

Causticum D30, 5–8 Globuli Einzelgaben, wenn die Arznei insgesamt zum Hund passt.

Juglans regia

Juglans regia, Walnuss

Bei hartnäckigen, akneähnlichen Ekzemen, die stark jucken, besonders am Kinn, aber auch an anderen Hautstellen, ist Juglans regia angezeigt, auch bei jungen Hunden.

Dosierung

Juglans regia, Walnuss

Juglans regia D6, 2 x täglich 1 Tablette oder 5–8 Tropfen Dilution oder 5–8 Globuli.

Psorinum

Psorinum, Nosode aus Krätzebläschen
Hartnäckige, chronische, nässende, stark juckende Ekzeme. Die Haut hat eine höckrige Oberfläche. Papeln, Pusteln und Krusten sind zu finden. Die Hunde fühlen sich insgesamt pappig an und riechen auffallend intensiv. Sie suchen die Wärme.
Psorinum hat sich auch als Anfangs- und Reaktionsmittel bei Milbenbefall oder auch Milbenallergie bewährt.

Dosierung
Psorinum, Nosode aus Krätzebläschen
Psorinum C12 oder C15, 1 x täglich 1 Tablette oder 5–8 Globuli für 5–7 Tage.

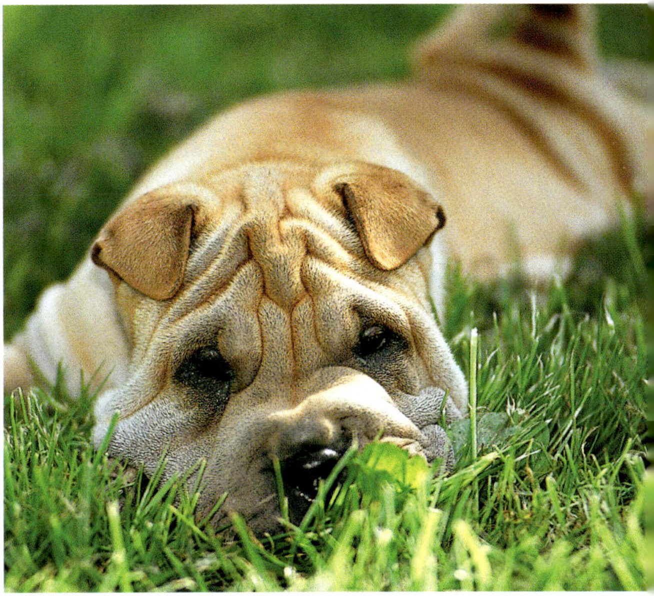

Hunderassen, die durch ihre Zucht zahlreiche Hautfalten besitzen, wie z.B. der Shar Pei, sind besonders anfällig für Mykosen.

Pilzbefall, Mykosen

Pilzbefall ist aus homöopathischer Sicht das Resultat eines gestörten Milieus der Haut: Der natürliche Säureschutz ist nicht vorhanden, daher können sich Pilzsporen festsetzen.
Demzufolge versucht man bei einer homöopathischen Therapie die Ausheilung und Regeneration der Haut zu fördern, um so den Pilzen den Nährboden zu entziehen. Zur Abklärung, ob es sich um einen ansteckenden Pilz wie Mikrosporie und Trichophytie handelt oder um einen so genannten Saprophyt, einen Pilz, der zur normalen Hautflora gehört und sich nur vermehrt hat, ist unbedingt ein Tierarzt aufzusuchen.
Wegen der Ansteckungsgefahr wird man bei Mikrosporie und Trichophytie konventionelle Arzneimittel, die lokal aufgetragen werden, anwenden müssen. Gegebenenfalls werden auch innerlich einzunehmende Arzneimittel eingesetzt.
Die Desinfektion der Umgebung ist ebenfalls wichtig. Trotz moderner Medikamente heilen Mykosen bei vielen Tieren nur sehr zögerlich ab.
Homöopathisch können wir die Hautflora und Regeneration der Haut unterstützen.
Auch „Organschwächen“ von Leber oder Niere oder sonstige Erkrankungen müssen abgeklärt und gegebenenfalls behandelt werden, da sie das Immunsystem beeinträchtigen.

> Welche Symptome sind wichtig? Es gelten die für Hauterkrankungen gemachten Angaben, s. **Seite 140**

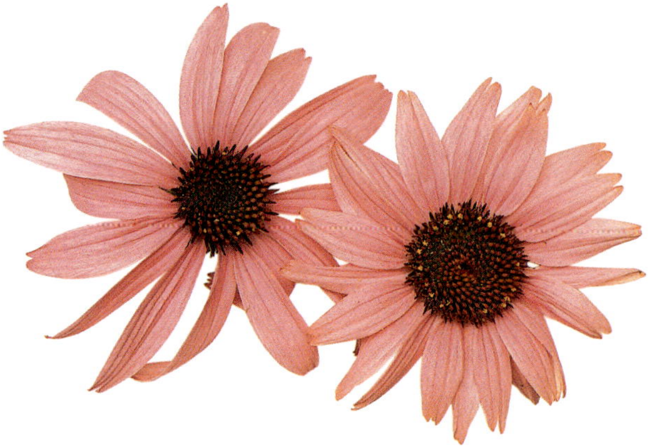

Echinacea, der Sonnenhut, wirkt entzündunshemmend und wird oft zu Beginn der Behandlung verabreicht.

Silicea, Sulfur, Thuja sowie alle bekannten Konstitutionsmittel können – je nach Symptomatik – und nach homöopathischer Anamnese auch für den Hund mit seiner Mykose erfolgreich eingesetzt werden.

Homöopathische Arzneien

Echinacea

Echinacea angustifolia, Echinacea pallida, Schmalblättriger Sonnenhut

Echinacea wirkt entzündungshemmend und regt das Immunsystem an. Echinacea kann daher zur unspezifischen Reizung des Immunsystems eingesetzt werden.

Das gilt auch für Mykosen und wird oft zu Beginn der Behandlung verabreicht.

Längerfristig sollte eine individuell zum Hund passende Arznei als „Simile“ gefunden werden.

Dosierung

Echinacea angustifolia, Echinacea pallida, Schmalblättriger Sonnenhut

Echinacea D2 oder D4, 2 x täglich 1 Tablette oder 5–8 Tropfen Dilution oder 5–8 Globuli für ca 10 – 14 Tage.

Warzen

Warzen kommen bei vielen Hunden vor allem im Alter vor. Sie sind im Allgemeinen harmlos. Oft stören sie beim Bürsten, führen zu Bindehautentzündung, wenn sie sich am Lidrand gebildet haben oder verursachen Juckreiz. Wenn der Hund leckt oder daran herumbeißt, können sie schnell größer werden oder aufgehen und bluten.

Ob es sich um eine harmlose Warze handelt oder ob sich eventuell ein Hauttumor entwickelt hat, muss Ihr Tierarzt entscheiden.

Gut zu wissen

Warzen

Warzen sind Ausdruck einer Reaktion im Organismus. Sie sollten daher nach Möglichkeit nicht entfernt, abgebunden oder eingepinselt werden, außer wenn sie stören oder starken Juckreiz verursachen.

„Warzenmittel“ sollen die Reaktion im Organismus regulativ beeinflussen, man soll und will die Warzen homöopathisch nicht einfach „unterdrücken“.

Form, Farbe und Aussehen der Warzen können für die Arzneiwahl von Bedeutung sein. Es sollten jedoch möglichst noch andere Symptome oder Veränderungen zu dem jeweiligen Mittel passen.

Thuja

Thuja occidentalis, Abendländischer Lebensbaum

Die Warzen sind eher dunkel, blumenkohlartig oder mit höckriger Oberfläche, sie können zu Blutungen neigen. Am Rand sind sie manchmal etwas „schmierig". Hunde, die Thuja brauchen, sind eher empfindlich gegen Kälte und Nässe und neigen nach Hautverletzungen oder Ekzem zu Verdickungen der Haut, die auch oft schmierig sind.

Dosierung

Thuja occidentalis, Abendländischer Lebensbaum

Thuja D6 2 x täglich oder Thuja D15 1 x täglich 1 Tablette oder 5–8 Tropfen Dilution oder 5–8 Globuli für 3–6 Wochen.

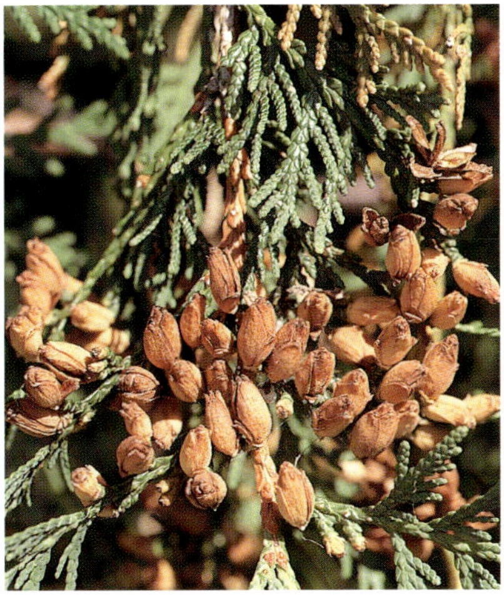

Thuja occidentalis, der Lebensbaum, ist eine wichtige Arznei für Warzen.

Causticum

Causticum Hahnemanni, Destillat aus Calciumoxid und Kaliumhydrogensulfat

Causticum-Warzen sind eher glatt, hart und verhornt. Sie können hell oder dunkel sein.

Warzenartig verformte, verstopfte Talgdrüsen (Atherome) passen sehr gut zu diesem Bild.

Auch Tiere, die Causticum brauchen, neigen zu Verdickungen der Haut mit schmierigen Rändern.

Die Hunde haben oft runde Wülste im Gehörgang, die den Gehörgang einengen.

Dosierung

Causticum Hahnemanni, Destillat aus Calciumoxid und Kaliumhydrogensulfat

Causticum D6 oder D12, 2 x täglich 1 Tablette oder 5 Tropfen Dilution oder 5–8 Globuli für 3–6 Wochen.

Acidum nitricum

Acidum nitricum, Salpetersäure

Die Warzen, die zu dieser Arznei passen, sind klein, oft eher hell mit feinhöckriger oder auch glatter Oberfläche.

Sie neigen zu Blutungen.

Lokalisation: Besonders am Kopf, an den Augenlidern.

Gerstenkörner sind entzündliche Reaktionen und brauchen andere Mittel.

Dosierung

Acidum nitricum, Salpetersäure

Acidum nitricum D10, 1 x täglich 8 Tropfen Dilution oder 1 Tablette oder 5–8 Globuli für 3–6 Wochen.

Augenerkrankungen – Bindehautentzündung (Konjunktivitis)

Klinische Grundlagen und Symptome

Bindehautentzündung (Konjunktivitis) zeigt sich durch Rötung und Tränenfluss, der wässrig, schleimig oder eitrig sein kann. Die Entzündung kann mit oder ohne Juckreiz einhergehen. Ursachen können sein: Reizungen durch Pollen, Staub, Wind, reizende Chemikalien.

Starke Lichtscheue, Schmerzhaftigkeit oder ständiges Wischen sind Anzeichen einer zusätzlichen Ursache wie z.B. Fremdkörper oder Hornhautentzündungen unterschiedlichster Ursache. Sie müssen unbedingt tierärztlich untersucht und behandelt werden.

Weitere Ursachen, die unbedingt durch einen Tierarzt untersucht und behandelt werden müssen, können sein:

- Verlegung des Tränennasenkanals, besonders bei kleinen Hunderassen, führen zu ständigem, wässrigen Tränenfluss. Man sieht bei diesen Hunden oft eine „Tränenrinne".
- Konjunktivitis follikularis: Bei hartnäckiger Bindehautentzündung können sich an der Innenseite des 3. Augenlids kleine Bläschen, so genannte Follikel bilden.

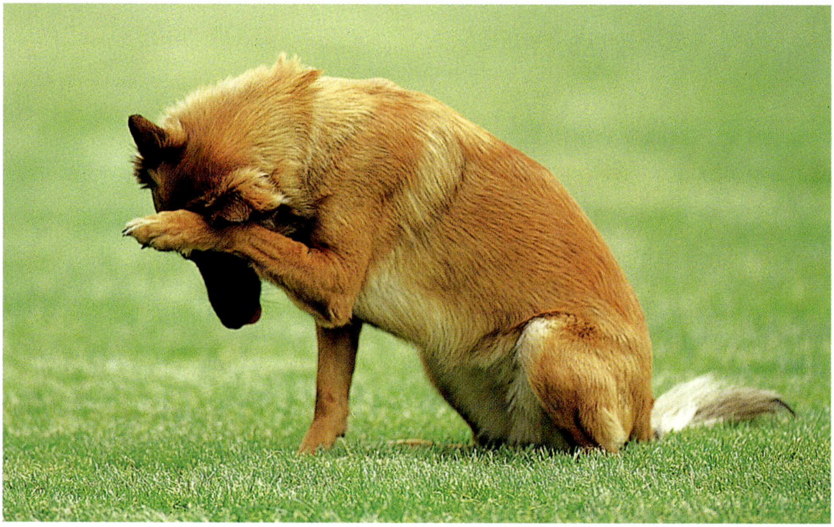

Hunde mit Bindehautentzündung haben oft Juckreiz an den Augen.

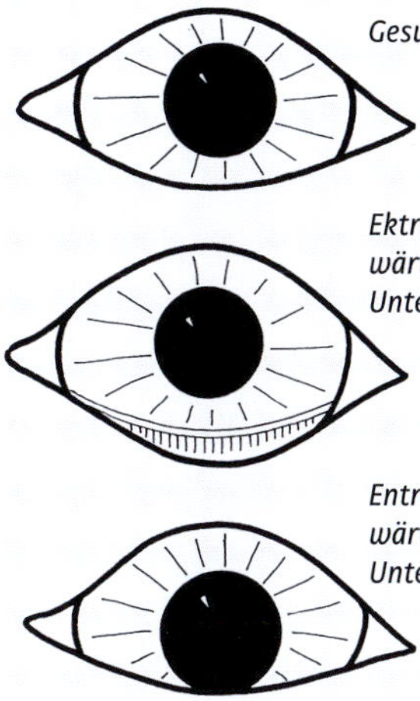

› Chronische Bindehautentzündung kann Ausdruck einer allgemeinen Erkrankung, z.B. mit Fieber oder auch Begleitsymptom von Organerkrankungen, z.B. von Leber oder Niere, sein.
› Es können sich auch kleine Haare innen am Lidrand bilden (Distiachiasis) oder Fehlstellungen am Augenlid vorliegen (siehe oben).
› Schwer zu erkennen ist manchmal ein so genanntes „Trockenes Auge", bei dem zu wenig Tränenflüssigkeit gebildet wird. Die Augenlider sind immer wieder mit einem auffallend zähen Schleim verklebt.
› Gelbes oder grünliches Sekret und Verkleben der Augenlider sprechen für eine bakterielle Infektion, die mit einer antibiotischen Augensalbe gegebenenfalls nach Resistenztest durch den Tierarzt behandelt werden muss.

Begleitende Maßnahmen

Äußerliche Behandlung – Reinigung

Zur Reinigung eignen sich spezielle Feuchttücher, die mild sind und an denen schleimiges Sekret gut haftet.

Euphrasia extern®

Euphrasia, der Augentrost
Euphrasia wirkt schmerz- und juckreizlindernd und eignet sich gut für allergisch bedingte Bindehautentzündung, für Folgen von lokalen Reizungen, auch bei chronischer Bindehautentzündung und zur Linderung bei Verlegung des Tränennasenkanals.

Dosierung
Euphrasia, Augentrost
Man gibt 4–5 Tropfen auf eine halbe Tasse Wasser (abgekocht) oder 2–3 Tropfen auf einen alten Eierbecher.

Gut zu wissen

Homöopathischer Therapieansatz

Wichtige Symptome
› *Ist die Bindehaut stark gerötet oder eher blass?*
› *Ist der Tränenfluss wässrig, schleimig oder eitrig?*
› *Ist der Tränenfluss wundmachend? Ist die Haut an den Lidrändern gerötet oder wund?*
› *Besteht Juckreiz oder nicht?*

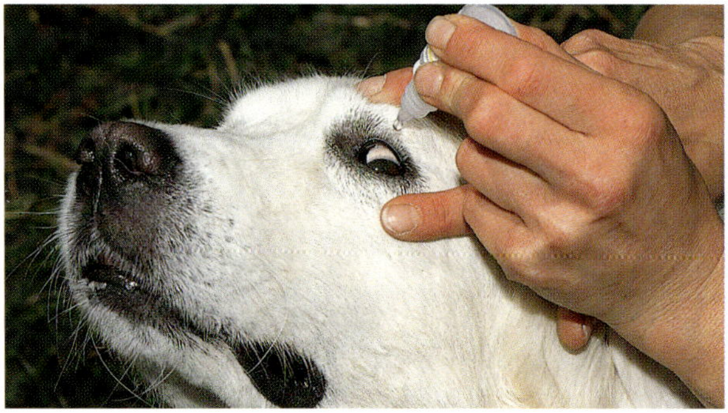

Für die Verabreichung von Augensalbe oder -tropfen zieht man die Augenlider zur Nase hin.

Homöopathische Arzneien

Apis

Apis mellifica, Honigbiene

Die Bindehaut ist eher hellrot, geschwollen (ödematös), der Tränenfluss wässrig. Die Tiere sind sehr schmerzempfindlich beim Reinigen und zeigen Juckreiz. Die Ursache ist oft Wind oder eine allergische Reaktion auf Pollenflug usw.

Dosierung

Apis mellifica, Honigbiene

Apis D4, 2–3 x täglich 1 Tablette oder 5–8 Tropfen Dilution oder 5–8 Globuli. Apis D30, 1–2 x täglich 5–8 Globuli.

Euphrasia

Euphrasia officinalis, Augentrost

Wässriger, wund machender Tränenfluss mit deutlicher Rötung der Bindehaut. Die Hunde sind manchmal schmerz- und lichtempflindich oder kneifen die Lider zusammen. Auch Juckreiz ist möglich. Andere Ursachen müssen abgeklärt werden (siehe oben). Euphrasia eignet sich auch bei Reizungen auf allergischer Grundlage oder lokaler Reizung, wie beispielsweise durch Staub, Wind, Klimaanlage im Auto oder wenn der Hund während der Fahrt den Kopf aus dem Autofenster gehalten hat.

Dosierung

Euphrasia officinalis, Augentrost

Man gibt 4–5 Tropfen auf eine halbe Tasse Wasser (abgekocht) oder 2–3 Tropfen auf einen alten Eierbecher.

Mercurius solubilis Hahnemanni

Gemisch aus Quecksilber(II)amidonitrat und metallischem Quecksilber

Mercurius ist eine Arznei für ausgeprägte Schleimhautentzündung mit starker Rötung der Bindehaut. Das Tränensekret ist wässrig, auch schleimig oder gelblich grünlich. Das Sekret ist wundmachend: Die Haare, auf denen das Sekret am inneren Augenwinkel klebt, gehen aus, die Haut darunter entzündet sich und wird rot. Häufige Reinigung kann dies verhimdern.

Dosierung

Mercurius solubilis Hahnemanni, Gemisch aus Quecksilber(II)amidonitrat und metallischem Quecksilber

Mercurius solubilis Hahnemanni D8 oder D12, 2 x täglich 1 Tablette, 5–8 Tropfen Dilution oder 5–8 Globuli.

Gehörgangsentzündung (Otitis externa)

Klinische Grundlagen und Symptome

Entzündungen des äußeren Gehörgangs kommen beim Hund recht häufig vor. Sie äußern sich durch Juckreiz und Schütteln. Bei sehr starken Entzündungen zeigt sich auslaufendes Sekret am Rand des Gehörgangs, das sehr geruchsintensiv sein kann.

Ursachen können sein:

- Zu viel Ohrschmalz, das sich zersetzt hat und damit zur Entzündung führt.
- Ohrmilbenbefall, mit meist mehr dunkelbraunem oder schwärzlichem Sekret und einem süßlichen Geruch.
- Befall mit Hefen oder Bakterien, häufiger bei Rassen mit stark hängenden Ohren, oft aber auch Ausdruck einer inneren Stoffwechselstörung von Leber oder Niere oder auch Magen-Darm, dann meist mehr rechtsseitig.
- Linksseite Gehörgangsentzündungen haben eher hormonelle Ursachen (Schilddrüse, männliche oder weibliche Genitale).
- Fremdkörper wie Grannen oder Pollen können in den Gehörgang eindringen und verursachen sehr plötzliche und heftige Symptome.
- Erkrankungen des Mittelohrs gehen meist mit Kopfschiefhaltung, Fieber oder Inappetenz einher.

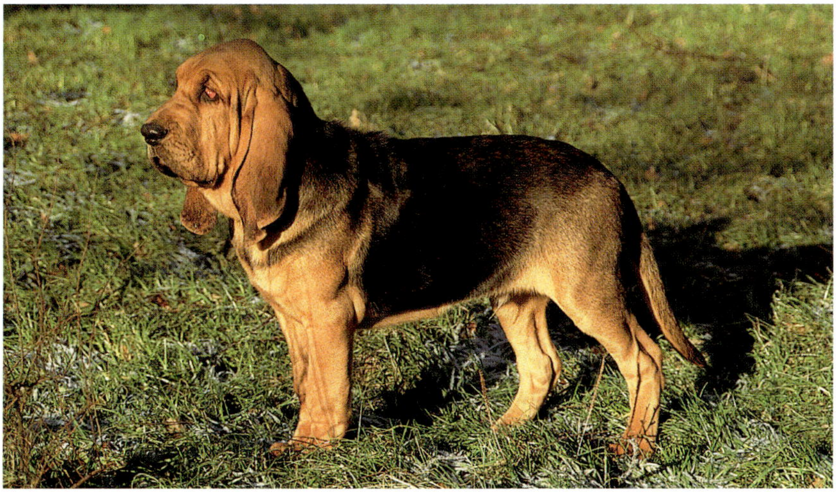

Hunderassen mit stark hängenden Ohren neigen zu Ohrenentzündungen, die oft durch den Befall von Hefen oder Bakterien entstehen.

› Chronische Gehörgangsentzündungen können auch zu starker Wulstbildung und dadurch Einengung im Gehörgang führen. Bei einzelnen Hunden kann sich auch die Innenseite der Ohrmuschel schrundig verändern. Hier kann sich eine Autoimmunerkrankung entwickelt haben.
› Neubildungen wie Blasen, Zysten und tumoröse Zubildungen im Gehörgang können ebenfalls eine Entzündung verursachen.

Alle genannten Ursachen müssen zuerst durch einen Tierarzt abgeklärt werden. Nur er kann entscheiden, ob eine antibiotische oder sonstige Behandlung äußerlich oder innerlich angezeigt und notwendig ist.

Homöopathisch können wir die Heilung unterstützen, den Stoffwechsel regulativ beeinflussen, Juckreiz lindern. Die Symptome klingen schneller ab. Die Entzündung heilt besser aus. Bei länger bestehenden Entzündungen ist die Rezidivrate geringer. Eine zusätzliche, lokale Behandlung mit konventionellen oder pflegenden Medikamenten ist in der Regel schon aus hygienischen Gründen nötig.

Homöopathische Arzneien

Acidum nitricum

Acidum nitricum, Salpetersäure

Die Entzündung kann schon einige Tage oder auch 1–2 Wochen bestehen. Das Sekret ist dünnflüssig, dunkelbraun blutig, wundmachend, ein- oder beidseitig, schmerzempfindlich. Es können Hefen beteiligt sein.

Dosierung

Acidum nitricum, Salpetersäure

Acidum nitricum D10, 2 x täglich 1 Tablette oder 5–8 Tropfen Dilution oder 5–8 Globuli.

Gut zu wissen

Homöopathischer Therapieansatz

Wichtige Symptome

› Ist das Sekret mehr wässrig, schleimig oder eitrig?
› Welche Farbe hat es: gelblich, grünlich, dunkelbraun, blutig?
› Mild oder wundmachend?
› Riecht das Sekret? Säuerlich, faulig, käsig, sonstig?
› Ist der Gehörgang gerötet oder nicht?
› Besteht Juckreiz oder nicht?
› Ist die Entzündung schmerzhaft oder nicht?
› Besteht die Entzündung akut seit 1–2 Tagen oder schon länger?
› Haben sich Knorpelwülste im Gehörgang gebildet?

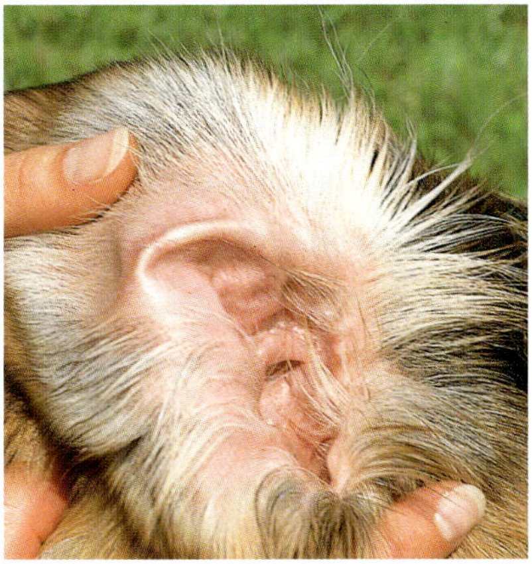

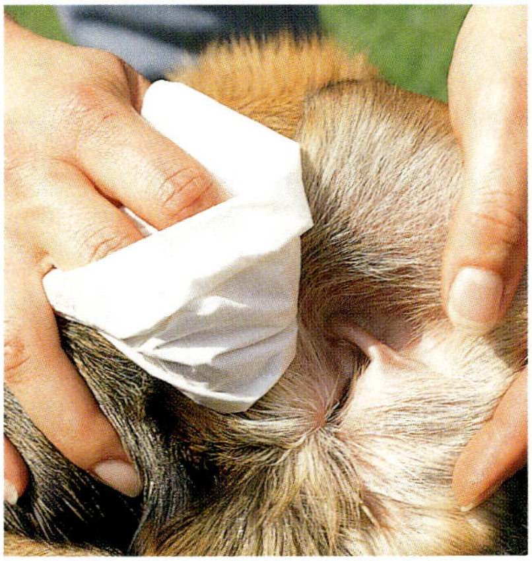

Ein gesundes Hundeohr. Wenn etwas Dreck im Ohr ist, kann man die Ohrmuschel vorsichtig mit einem sauberen Taschentuch auswischen.

Causticum Hahnemanni

Destillat aus Calciumoxid und Kaliumhydrogensulfat

Subakute, meist chronische Gehörgangsentzündung mit Rötung, pappigem, hellem, honigartigem oder gelblichem Sekret. Im Gehörgang haben sich deutliche Knorpelwülste gebildet und engen den Gehörgang weiter ein. Die Schmerzhaftigkeit ist gering.

Sind die Veränderungen noch nicht zu ausgeprägt, kann man mit Causticum eine Rückbildung der Wülste erreichen. Andernfalls muss operiert werden. Causticum hat sich zur Nachbehandlung und zur Verhinderung von Rückfällen (Rezidiven) bewährt.

Dosierung

Causticum Hahnemanni, Destillat aus Calciumoxid und Kaliumhydrogensulfat

Causticum D6, 2 x täglich 1 Tablette oder 5–8 Tropfen Dilution oder 5–8 Globuli.

Graphites

Graphites, Reißblei, Graphit

Die Gehörgangsentzündung besteht schon länger, über Wochen oder Monate. Das Sekret ist eher mild, bräunlich oder bräunlich gelblich, typisch pappig klebrig, riecht etwas süßlich.

Es können sich auch schrundige Verdickungen in der Ohrmuschel bilden. Oft ist der linke Gehörgang stärker betroffen als der rechte.

Es sind eher fettleibige Hunde, die zur Arznei Graphites passen. Sie neigen zu Stoffwechselstörungen (Fütterung überprüfen, nicht zu eiweißreich) oder Unterfunktion der Schilddrüse.

› *Graphites s. Konstitutionsmittel s.* Seite 189

Dosierung

Graphites, Reißblei, Graphit

Graphites D6 oder D8, 2 x täglich 1 Tablette oder 5–8 Tropfen Dilution oder 5–8 Globuli. Die Arznei sollte über längere Zeit, mindestens 2–4 Wochen, gegeben werden.

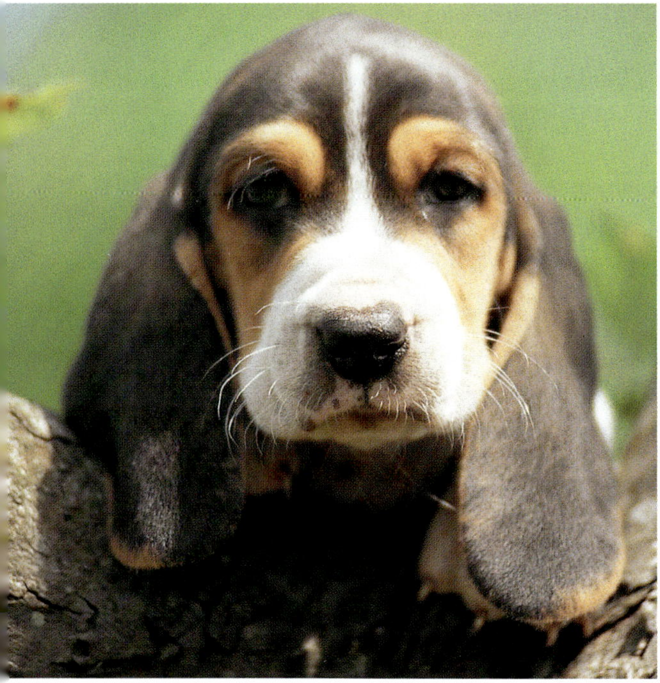

Bei ganz akuten Gehörgangsentzündungen lassen sich die Hunde kaum an den Ohren anfassen. Hepar sulfuris, die Kalkschwefelleber, nimmt den Schmerz.

Hepar sulfuris

Calcium sulfuratum Hahnemanni, Kalkschwefelleber

Wichtigste Arznei für ganz akute, eitrige Gehörgangsentzündung. Ausgeprägte Schmerzhaftigkeit (die Hunde lassen sich kaum an den Ohren anfassen), gelbliches oder gelblich grünliches Sekret, deutliche Rötung des Gehörgangs und ein typischer, käsiger Geruch sind charakteristisch für Hepar sulfuris. Die Entzündung kann ein- oder beidseitig sein, die Ursachen können rein bakteriell oder auch durch einen Fremdkörper ausgelöst worden sein.

Hepar sulfuris nimmt sehr schnell den Schmerz, die Hunde lassen sich besser untersuchen und behandeln, die Eiterung lässt nach.
Die Arznei wird im aktuen Fall nur 1–3 Tage gegeben.
Abklärung durch den Tierarzt unbedingt erforderlich!

Dosierung
Calcium sulfuratum Hahnemanni, Kalkschwefelleber
Hepar sulfuris D8, 2–3 x täglich 1 Tablette oder 5–8 Tropfen Dilution oder 5–8 Globuli für 1–3 Tage,
Hepar sulfuris D30, wenn die Schmerzhaftigkeit sehr im Vordergrund steht: 1–2 x täglich 5–8 Globuli für 1–3 Tage.

Mercurius solubilis Hahnemanni

Gemisch aus Quecksilber(II)aminonitrat und metallischem Quecksilber

Mercurius solubilis ist eine Arznei für Schleimhautentzündungen, die mit starker Rötung und eher dünnflüssigem, wässrigem oder auch wässrig eitrigem Sekret einhergeht.
Die Entzündung ist akut aufgetreten, schmerzhaft, wundmachend: Die Haut ist am unteren Gehörgangsrand unter diesem Sekret wund und entzündet.
Mercurius solubilis H. nimmt die Schmerzhaftigkeit und unterstützt die Heilung. Die Hunde lassen sich besser untersuchen und behandeln.

Dosierung

Mercurius solubilis Hahnemanni, Gemisch aus Quecksilber(II)aminonitrat und metallischem Quecksilber

Mercurius solubilis Hahnemanni D8 oder D12, 2 x täglich 1 Tablette oder 5–8 Tropfen Dilution oder 5–8 Globuli.

Pulsatilla

Pulsatilla pratensis, Wiesenküchenschelle oder Kuhschelle

Pulsatilla ist eine Arznei für subakute oder schon chronische Gehörgangsentzündung. Das Sekret ist gelblich oder gelblich grünlich, eher rahmig und auffallend mild. Die Tiere zeigen keine/kaum Schmerzen.

Oft ist der linke Gehörgang stärker betroffen als der rechte, es können Hefen beteiligt sein. Die Arznei passt meist eher zu weiblichen Tieren, die sehr schmusebedürftig sind. Wenn die Arznei passt, wird die Sekretmenge nach und nach geringer, auch mildere äußerliche Behandlung spricht jetzt an.

Dosierung

Pulsatilla pratensis, Wiesenküchenschelle oder Kuhschelle

Pulsatilla D4, 2 x täglich 1 Tablette oder 5–8 Tropfen Dilution oder 5–8 Globuli. Pulsatilla D30, 1–2 x pro Woche 5–8 Globuli. Die Arznei muss über längere Zeit, für 4–6 Wochen gegeben werden.

Thuja

Thuja occidentalis, Abendländischer Lebensbaum

Thuja ist eine Arznei für chronische, hartnäckige, schon länger bestehende Gehörgangsentzündung. Das Sekret ist schleimig, hell oder grünlich schmierig. Es besteht keine oder kaum Schmerzhaftigkeit. An der Innenseite der Ohrmuschel kann die Haut verdickt sein, auch im Gehörgang selbst. Oft finden sich auch am Anus schrundige, schmierige Hautveränderungen. Die Hunde haben oft Warzen, entzündete Talgdrüsen und viele Schuppen.

> *Thuja s. Konstitutionsmittel* Seite 215

Dosierung

Thuja occidentalis, Abendländischer Lebensbaum

Thuja D6, 2 x täglich 1 Tablette oder 5–8 Tropfen Dilution oder 5–8 Globuli. Thuja D15, 1 x täglich 1 Tablette oder 5–8 Tropfen Dilution oder 5–8 Globuli.

Thuja D30, 1 x pro Woche 5–8 Globuli. Die Arznei muss über längere Zeit, für ca. 4–6 Wochen gegeben werden.

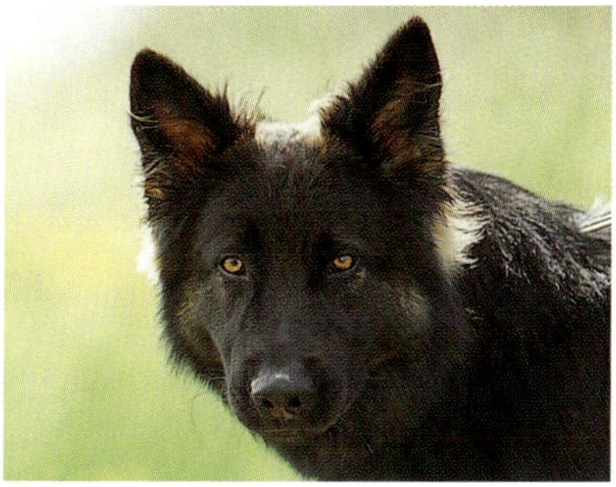

Epilepsie

Klinische Grundlagen und Symptome

Epileptische Anfälle mit Krämpfen, Zuckungen, Schaum vor dem Fang, eventuell auch Harn- oder Kotabsatz kommen bei unseren Hunden leider gar nicht so selten vor. Sie treten in der Regel ganz plötzlich, ohne jede Voranzeichen auf, aus der Ruhe, aber auch beim Laufen usw. Sie halten im typischen Fall nur 1–2–5 Minuten an. Danach erholen sich die meisten Hunde sehr schnell und man sieht ihnen die Krankheit nicht an.

Epileptische Anfälle können bei Hunden aller Rassen, auch bei Mischlingen und in jedem Alter auftreten. Die Häufigkeit kann sehr stark schwanken: nur 1- bis 2-mal im Jahr, alle paar Monate, alle 3–4 Wochen, mehrmals die Woche oder auch mehrmals täglich. Gefürchtet ist der so genannte Status epilepticus, bei dem die Anfälle unmittelbar aufeinander folgen beziehungsweise gar nicht mehr aufhören. Dieser Zustand ist lebensbedrohlich und bedarf umgehender tierärztlicher Behandlung. Ein „einfacher", einige Minuten andauernder Anfall ist in der Regel nicht lebensbedrohlich. Der Schreck des Zuschauens ist manchmal schlimmer als der Anfall für den Hund. Packt man den Hund ins Auto, um zum Tierarzt zu eilen, ist der Anfall in der Regel schon bei der Ankunft vorbei und der Hund springt scheinbar unbeeinträchtigt aus dem Auto.

Dennoch sollte nach einem Anfall eine Untersuchung durch den Tierarzt erfolgen. Neben der eigentlichen Epilepsie, die durch Fehlsteuerungen im Gehirn hervorgerufen wird und einen genetischen Faktor haben kann, gibt es auch andere Erkrankungen, die Anfälle hervorrufen können. Man kann durch klinische Untersuchung und Blutuntersuchungen diese Erkrankungen erkennen beziehungsweise ausschließen, z.B.:

- Erkrankungen von Herz, Leber, Niere (besonders bei älteren Hunden),
- Imbalanzen im Calcium- oder Mineralstoffwechsel.
- Unterfunktion der Schilddrüse.
- andere Ursachen.

In Einzelfällen können auch Veränderungen im Gehirn wie Zysten, Gewebsveränderungen oder Tumore epileptische Anfälle verursachen. Diese können mit Computertomographie (CT) oder Kernspintomographie/Magnetresonanztomographie (MRT) diagnostiziert werden.

Treten Krämpfe oder Umfallen und krampfähnliche Symptome bei einem älteren Hund auf, kann es sich auch um einen Schlaganfall (Apoplex) handeln. Die Hunde sind dann längere Zeit beeinträchtigt, können zunächst kaum laufen, laufen dann meist im Kreis, können anscheinend nicht richtig sehen. Charakteristisch ist auch die Kopfschiefhaltung und ein auffälliges Zittern der Augen (Nystagmus).

In der konventionellen Tiermedizin werden auch beim Hund Antiepileptika aus der Humanmedizin eingesetzt. Ob eine solche Therapie nötig ist und wie die Mittel dosiert werden müssen, muss individuell von Hund zu Hund mit dem Tierarzt entschieden werden.
Homöopathisch können wir Arzneien unterstützend einsetzen, die für ein Symptomenbild mit Anfällen bekannt sind. Da es leider keine messbaren Blutwerte oder sonstigen Parameter für bevorstehende Anfälle gibt, ist es schwer zu beurteilen, ob eine Arznei wirkt oder nicht, ob der Hund ohne die Arznei mehr Anfälle bekommen hätte oder nicht. Die Erfahrung zeigt, dass sich die Hunde mit einer passenden Arznei schneller von den Anfällen erholen und stabiler erscheinen. Manche Hunde vertragen die konventionellen Medikamente nicht. Wir haben dann mit den homöopathischen Arzneien wenigstens eine Alternative.

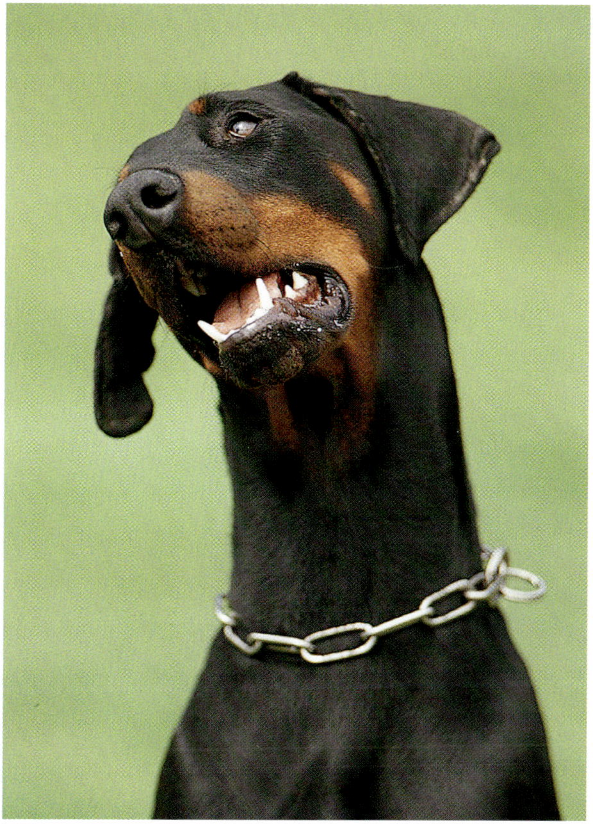

Der Dobermann ist kerngesund. Er hofft nur auf ein Leckerli. Die Kopfschiefhaltung nach einen Schlaganfall sieht anders aus.

In schweren Fällen können homöopathische Arzneien auch zusätzlich zu konventionellen Medikamenten gegeben werden. Man kann damit die manchmal notwendige, ständig höhere Dosierung vermeiden.
Bei rezidivierenden Anfällen oder wenn man das Tier insgesamt erfassen möchte, ist eine homöopathische Anamnese und die Behandlung durch einen erfahrenen, homöopathischen Tierarzt erforderlich.

Gut zu wisen

Homöopathischer Therapieansatz

Wichtige Symptome

Wie sieht der Anfall aus:

- *Liegt der Hund auf der Seite?*
- *Ist er noch ansprechbar oder nicht?*
- *Sind die Beine steif oder zucken sie?*
- *Wird der Kopf nach vorn, hinten oder seitwärts gestreckt?*
- *Wird Harn oder Kot abgesetzt?*
- *Speichelt der Hund?*
- *Wie lange dauert der Anfall?*
- *Erholt sich der Hund danach sehr schnell oder braucht er längere Zeit?*
- *Ist die Sehfähigkeit nach dem Anfall beeinträchtigt?*
- *Ist der Hund nach dem Anfall im Verhalten verändert? Wie lange?*

Homöopathische Arzneien

Belladonna

Atropa belladonna, Tollkirsche

Belladonna ist die wichtigste Arznei bei bzw. nach einem Anfall. Der typische epileptische Anfall mit Auf-die-Seite-Fallen, Zuckungen (klonisch) oder steif gehaltenen Beinen (tonisch), Speicheln, Harn- und Kotabsatz, weiten Pupillen, starrem Blick und relativ schneller Erholung nach dem Anfall entspricht dem Belladonna-Bild. Die Hunde sind danach noch einige Minuten übererregt und oft sehr hungrig!

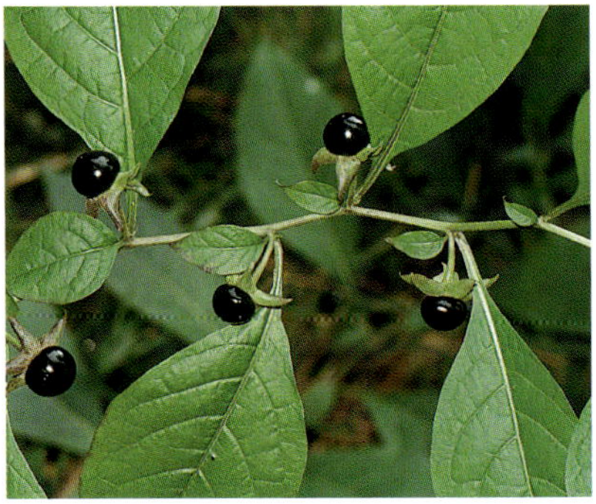

Dosierung

Atropa belladonna, Tollkirsche

Belladonna D6, 2–3 x täglich 1 Tablette oder 5–8 Tropfen Dilution oder 5–8 Globuli, zunächst für 10–14 Tage. Nach dem Anfall kann man die Arznei auch 2 x im Abstand von 30 Minuten geben.

Belladonna D30 oder C30, 5–8 Globuli Einzelgaben nach dem Anfall.

Cuprum aceticum, Cuprum metallicum

Kupferacetat, Metallisches Kupfer

Cuprum ist eine wichtige Arznei für Krämpfe und Krampfanfälle und wird oft als „metallisches Belladonna" bezeichnet.

Cuprum passt zu Anfällen, die mit einem Schrei beginnen, Anfälle aus dem Schlaf heraus, mit Schaum vor dem Fang und auffallend kalten Gliedmaßen.

Anfälle, die in regelmäßigen Intervallen kommen, wenn sie von den Gliedmaßenenden ausgehen.

Dosierung
Cuprum aceticum, Cuprum metallicum, Kupferacetat, Metallisches Kupfer
Cuprum aceticum oder Cuprum metallicum D6, 2 x täglich 1 Tablette oder 5–8 Tropfen Dilution oder 5–8 Globuli (Cuprum metallicum-Globuli ab D10). Cuprum kann auch ein Folgemittel von Belladonna sein.

Hyoscyamus

Hyoscyamus niger, Bilsenkraut
Hyoscyamus hat eine große Ruhelosigkeit. Die Anfälle können mit einem Schrei beginnen. Sie sind heftig, eher kurz, aber es können mehrere Anfälle hintereinander auftreten, die sich zuletzt abschwächen.
Harn- und Kotabsatz beim Anfall, Schaum vor dem Fang, Anfälle nach einem Schreck sind sehr typisch.

Dosierung
Hyoscyamus niger, Bilsenkraut
Hyoscyamus D30, 1 x täglich 5–8 Globuli für einige Tage.

Oenanthe

Oenanthe crocata, Giftige Rebendolde
Heftige Anfälle, Beginn mit einem Schrei möglich, viel Schaum vor dem Fang, Pupillen vergrößert oder ungleichmäßig, Zittern der Beine, auffallend kalte Extremitäten.
Oenanthe ist das Alternativmittel, wenn Belladonna und Cuprum nicht ansprechen.

Dosierung
Oenanthe crocata, Giftige Rebendolde
Oenanthe D4, 2 x täglich 1 Tablette oder 5–8 Tropfen Dilution oder 5–8 Globuli für mehrere Wochen oder noch längere Zeit.
Oenanthe D30, 1 x täglich 5–8 Globuli für 8–10 Tage.

Helleborus

Helleborus niger, Christrose
Helleborus gilt in der Homöopathie als das „Pflegemittel des Gehirns“. Man setzt die Arznei ein, wenn die Hunde noch sehr jung sind und es Anzeichen für Reizzustände im Gehirn gibt. Es ist auch eine bewährte Arznei, wenn Hunde nur epilepsieähnliche Symptome wie z.B. anfallsweises Kopfschütteln oder Kopfwackeln zeigen.

Dosierung
Helleborus niger, Christrose
Hellborus D4 oder D6, 2 x täglich 1 Tablette, 5–8 Tropfen Dilution oder 5–8 Globuli für 4–6 Wochen als Kur.

Helleborus, die Christrose, gilt als Pflegemittel des Gehirns und wird bei jungen Hunden eingesetzt.

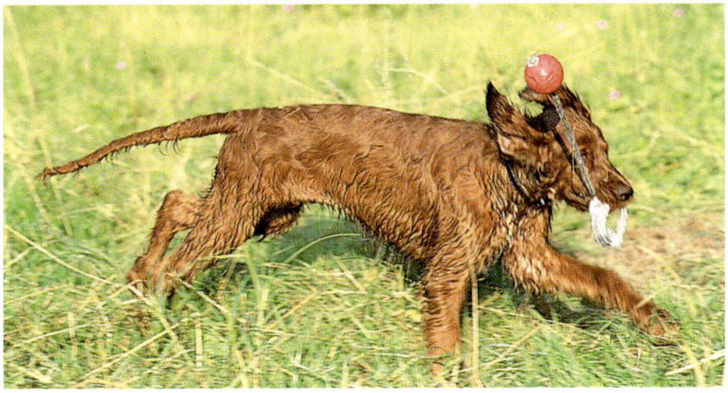

Verhaltensprobleme

Verhaltensprobleme sind Verhaltensweisen unserer Hunde, die im Zusammenleben mit dem Menschen zu „Problemen" führen. Sie können sich ganz verschieden zeigen:
An der Leine ziehen, Kläffen, Jaulen, Schwanzbeißen, Unrat aufnehmen, aber auch wenn der Hund nicht allein bleiben kann oder Heimweh hat, wenn Herrchen oder Frauchen in den Urlaub fahren oder krank sind und er in eine fremde Umgebung muss.
Es gibt eher robuste Hunde, die nicht so empfindlich auf Veränderungen der Umgebung reagieren, und andere, die sehr sensibel sind und Veränderungen im Tagesablauf, Ortswechsel, Tierheim oder Tierpension, aber auch Geräusche aller Art nicht so gut verkraften.

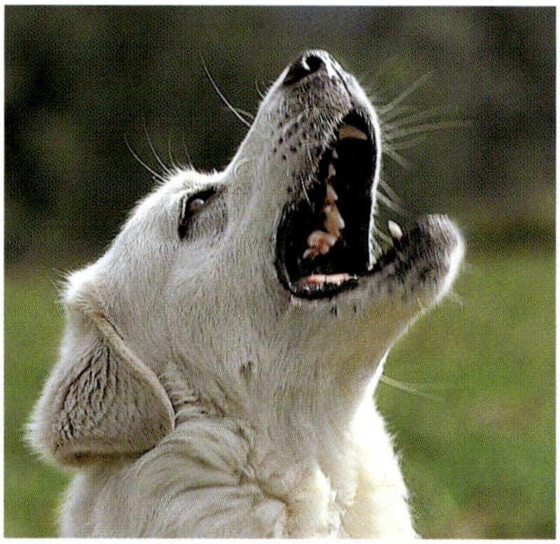

Viele Hunde sind nicht gern allein. Manche tun ihre Verlasensängste lauthals durch Jaulen oder Bellen kund.

Die Ursachen dieser Verhaltensweisen und die Darstellung der Grundlagen, die im Umgang mit dem Hund zu beachten sind, würden den Rahmen dieses Buches sprengen und müssen der Spezialliteratur vorbehalten sein. Nachfolgend ein paar Beispiele, wie wir unseren Hund homöopathisch unterstützen können, wenn er im Zusammenleben mit uns leidet.
Ob ein Hund Heimweh hat, schlecht allein bleiben kann oder auf Geräusche und sonstige Umwelteinflüsse überempfindlich reagiert oder nicht, ist aus homöopathischer Sicht in seiner Individualität begründet. Daher kommen in erster Linie Konstitutionsmittel bei der Behandlung von Verhaltensproblemen zum Einsatz.
Die genaue Symptomatik beim Hund kann dort nachgelesen werden!

Heimweh

Heimweh erkennen wir beim Hund daran, dass er in fremder Umgebung, bei fremden Menschen kein oder nur wenig Futter aufnimmt, sich zurückzieht, nicht oder kaum begrüßt, nicht spazieren gehen will, nicht spielt, wenig Freude zeigt usw.

Ignatia

Strychnos ignatii, Ignatiusbohne

Ignatia ist das wichtigste Kummer- und auch Heimwehmittel für unsere Hunde.

Bei geplantem Aufenthalt in Tierheim oder Tierpension gibt man die Arznei bei sensiblen Tieren schon 1–2 Tage vor der Abreise. Die Hunde spüren die Aufregung um Kofferpacken und Reisevorbereitungen sehr intensiv und sind schon dadurch verstört. Ist der Hund in fremder Umgebung und zeigt dort Heimwehsymptome, gibt man Ignatia D30 1-mal täglich, bis eine Besserung der Symptome eintritt. Dann wird die Arznei abgesetzt.

Dosierung

Strychnos ignatii, Ignatiusbohne

Ignatia D30 1 x täglich 5–8 Globuli oder 1 Tablette oder 5–8 Tropfen Dilution.

Allein bleiben

Hunde lebten früher im Rudel im Sozialverband. Allein bleiben war gefährlich; es war lebensnotwendig, beim Rudel zu bleiben. Unsere Hunde müssen daher erst lernen, dass Alleinsein keine Gefahr bedeuten muss und dass wir wiederkommen. Wie die Höhle für die Welpen ist auch unsere Wohnung, unser Haus oder auch das Auto ein vertrauter, geschützter Platz.

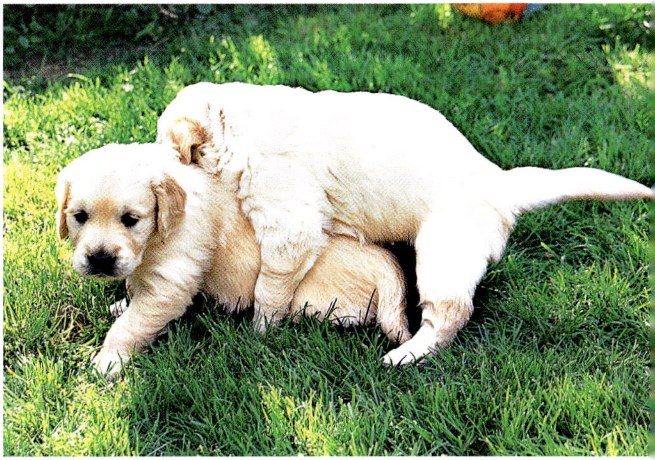

Welpen sind niemals allein. Die Wurfgeschwister und die Hundemutter sind immer in der Nähe. Daher muss der kleine Hund erst lernen, allein zu bleiben.

Die Gewöhnung an das Alleinbleiben muss beim jungen Hund sehr behutsam erfolgen. Auch hier gibt es Hinweise für das „Training", die in Spezialbüchern nachzulesen sind (z.B. Feltmann, Welpentraining mit Gudrun Feltmann).

Probleme mit dem Alleinsein haben häufig Hunde, die von ihren Besitzern verlassen oder ausgesetzt wurden und schon im Tierheim gelandet waren, doch es können auch Hunde sein, die als Welpen nicht behutsam an das Alleinbleiben gewöhnt wurden.

Homöopathische Arzneien unterstützen den Hund in seiner Gesamtheit, in seinen Entwicklungsmöglichkeiten. Daher werden hier in erster Linie Konstitutionsmittel eingesetzt. Diese Typen haben häufig Probleme mit dem Alleinsein:

Phosphor, Arsenicum album, Lycopodium, Ignatia, Natrium chloratum u.a.

› *S. Konstitutionsmittel* Seite 174 ff.

Angst, Ängstlichkeit

Angst, Ängstlichkeit und Schreckhaftigkeit beobachten wir immer wieder bei unseren Hunden. Sie können angeboren oder auch erlernt sein. Meist handelt es sich um eine Mischung aus beiden Faktoren. Es gibt immer wieder Hunde, die sich in wenigen Tagen trotz schlechter Haltung, Tierheimaufenthalten, Besitzerwechsel, unsachgemäßem Umgang, im Vertrauen wieder an einen Menschen binden, sich schnell im Tierheim eingewöhnen, mit jedem Kontakt aufnehmen und sich, zumindest nach unserem Eindruck, in fast jeder Umgebung wohl fühlen oder zumindest zurechtkommen. Homöopathisch gehören Tiere mit so hoher Anpassungsfähigkeit z.B. zu Arzneien wie Sulfur, Calcium carbonicum, mit Einschränkung zu Pulsatilla.

Im Gegensatz dazu gibt es Hunde, die durch kleine äußere Reize wie Geräusche jeder Art, Knacken, Knistern, Wind, Pfeifen, Maschinengeräusche, aber auch schnelle, ungeschickte Bewegungen, Berührung, Festhalten, Lichteffekte, Anblick von Menschen mit Hut, mit Stock, von fremden Artgenossen, von Lastwagen, großen dunklen Steinen usw. aus dem Gleichgewicht geraten und sofort Anzeichen von Angst wie Schwanzeinziehen, Ducken, Herabfallen der Ohren, Kopfeinziehen, Zittern, aber auch Flucht unter einen Stuhl, eine Bank, ins Auto, nach Hause oder Weglaufen zeigen.
Mangelnde Kontakte zum Menschen, zu Artgenossen und fehlende Möglichkeiten die Umgebung in den jeweils dafür sensiblen Phasen im Welpenalter zu erkunden, sind meist dafür verantwortlich.

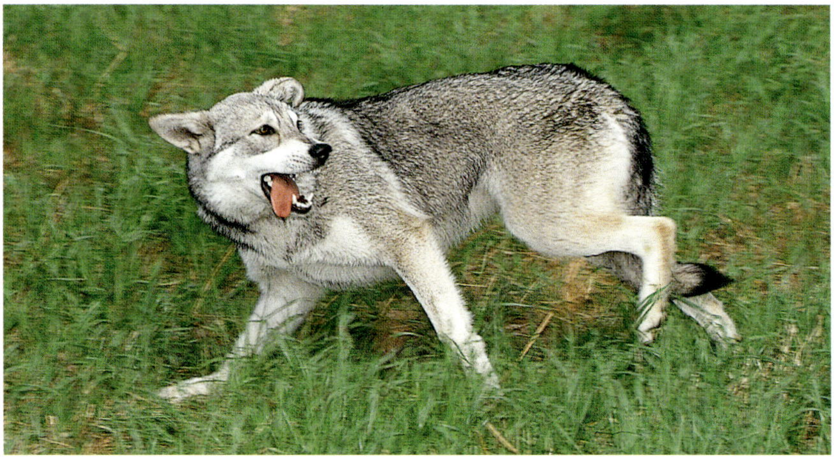

Eingeklemmte Rute, geduckte Körperhaltung und hängende Ohren signalisieren Angst.

Die genauen Zusammenhänge sind in der Spezialliteratur nachzulesen (z.B. Feltmann, Welpentraining mit Gudrun Feltmann, und andere). Dann wirken sich – bei entsprechender Veranlagung – Umgebungswechsel, schlechter oder ungeschickter Umgang mit dem Hund, Tierheimaufenthalte usw. aus. Wenn man einen solchen Hund aus Mitleid aufnimmt, bedarf es in der Regel professioneller Hilfe, um ein Zusammenleben für beide Teile möglichst erträglich zu machen.
Aber auch bei Hunden, die ohne „Traumatisierung" aufwachsen, kann sich ängstliches, schreckhaftes Verhalten entwickeln. Wir Menschen neigen dazu, Angst- oder Schreckreaktionen unseres Hundes ungewollt zu bestätigen: Zuckt unser junger Hund bei einem Geräusch von Lastwagen, Auto, Sonstigem zusammen, so reagieren wir sofort: Wir beugen uns zu ihm hinab und versuchen ihn zu beruhigen, reden ihm gut zu. Der Hund zieht daraus den Rückschluss, dass wir durch dieses Geräusch, durch diesen Gegenstand usw. auch beeindruckt sind, und wird daher in ähnlicher Situation wieder oder noch
stärker reagieren.
Aus homöopathischer Sicht kennt man Arzneien, die sehr zu diesem „erlernten Fehlverhalten" und damit auch zur Ängstlichkeit und Schreckhaftigkeit neigen:

Phosphor

Phosphor ist sehr sensitiv, extrem geruchs-, geräusch-, licht- und berührungsempfindlich. Tiere, die dem Phosphorbild entsprechen, sind temperamentvoll und reagieren daher gern sehr ausdrucksstark: Schreien, Jaulen, Fiepen, Hochspringen, fluchtartig einen geschützten Platz, eine Höhle suchen.

> *Dosierung der angegebenen Arzneien s. Konstitutionsmittel:*
> *Phosphor* Seite 199 ff.
> *Nux vomica* Seite 196 ff.

Nux vomica

Nux vomica reagiert ebenfalls sehr empfindlich auf äußere Reize wie Berührung, Geräusche oder Licht und kann ebenfalls sehr einfallsreiche Angstreaktionen entwickeln: Läuft keinen Schritt weiter, klemmt sich in einen Spalt, schreit, jault usw. Nux vomica ist empfindlich für Verdauungsstörungen, reagiert schnell mit Durchfall oder Erbrechen. Tiere, die dem Nux vomica-Bild entsprechen, sind sehr wechselhaft in ihren Reaktionen: Sie erscheinen zeitweise unkompliziert, fröhlich und sehr dem Menschen zugewandt, dann sind sie wieder ganz empfindlich und schreckhaft und können Enge, Festhalten oder intensives Streicheln gar nicht vertragen. Gar nicht so selten kann Nux vomica auch mit Aggression reagieren: wütend bellen, Lefzen ziehen und vor allem schnell zuschnappen!
Die Entwicklung der Tiere wird in besonderem Maß von der Aufzucht und vom Umgang mit ihnen bestimmt.

Ignatia

Tiere, die Ignatia brauchen, sind sehr wechselhaft in ihrer Stimmung. Appetitlosigkeit, Erbrechen oder Durchfall aus Kummer, wenn sie allein bleiben müssen, aus Heimweh, wenn Frauchen einen neuen Freund nach Hause bringt oder in der Familie ein Familienmitglied wegzieht oder sich Arbeitszeiten ändern. Ignatia neigt dann auch zu Unsauberkeit, setzt Urin oder Kot in der Wohnung ab, ohne dass Krankheitsursachen dafür zu finden sind.

Pulsatilla

Tiere, die Pulsatilla brauchen, suchen den Kontakt zum Menschen, möchten und brauchen viele Streicheleinheiten. Wenn sie diesen Kontakt haben, dann erscheinen sie auf den ersten Blick eher selbstbewusst und ausgeglichen. Sie lassen sich aber leicht durch äußere Einflüsse beeindrucken und können dann mit Angst reagieren. Lässt sich der Mensch durch die Angstreaktion nicht beeindrucken, dann verliert auch Pulsatilla die Angst. Bestätigt der Mensch die Angstreaktion, dann wird Pulsatilla sie auch sehr ausgeprägt zeigen. Im Grunde ist Pulsatilla zwar vorsichtig, aber neugierig und wird sich in fremder Umgebung immer gern umsehen. Pulsatilla ist häufiger bei Hündinnen zu finden. „Ängstliche Phasen" treten oft in Zusammenhang mit Hormonschwankungen auf: z.B. vor und nach der Läufigkeit.

> *Dosierung der angegebenen Arzneien s. Konstitutionsmittel:*
> *Pulsatilla* Seite 204
> *Silicea* Seite 210
> *Arsenicum album* Seite 176
> *Natrium chloratum* Seite 194

Silicea

Silicea ist durch Schwäche und Mangel an Selbstbewusstsein geprägt. Tiere, die Silicea brauchen, brauchen „Halt": Wenn Herrchen oder Frauchen einem solchen Hund Ruhe, Gelassenheit und Selbstbewusstsein vorleben und – oft nur durch lose seitliche Berührung – auch körperlich „Halt" geben, so kann Silicea die Angst, z.B. in fremden Situationen, nach und nach überwinden. Die Angst von Silicea ist mehr Schüchternheit und mangelndes Selbstbewusstsein. Sie wird sich eher in Schwanzeinziehen, Ducken, zum Besitzer Hindrücken oder anderen, nicht so „auffälligen" Reaktionen zeigen.

Arsenicum album

Nur manche Tiere, die Arsenicum album brauchen, sind auf den ersten Blick ängstlich. Sie fallen auf, wenn sie nicht allein bleiben können, dann in Panik geraten, zittern, jammern und leiden. Es sind eher die übrigen Symptome, die zu Arsenicum album führen.

Natrium chloratum

Bei Tieren, zu denen Natrium chloratum passt, können Angstreaktionen sehr ausgeprägt sein.
Es sind oft Ängste, die sich auf ganz bestimmte Auslöser richten: ganz bestimmte Geräusche, Angst vor ganz bestimmten Gegenständen, ganz bestimmten Menschen oder Hunden,

bestimmten Ereignissen. Diese können die Tiere „lähmen“:
Sie gehen dann keinen Schritt mehr, wollen nicht mehr aus dem Haus oder gehen an einer bestimmten Hauswand beziehungsweise an einem bestimmten Weg nicht mehr weiter. Natrium chloratum ist eine Arznei, die frühere Erlebnisse nicht vergessen kann.
Bei unseren Hunden sind es meist Erlebnisse, die schon im Welpenalter auf sie eingewirkt haben.

Gelsemium

Gelsemium sempervirens, Gelber Jasmin
Gelsemium ist eine Arznei für Tiere, die bei Angst sehr stark zittern. Sie erschrecken vor allem durch Geräusche, z.B. auch bei Gewitter, Knallgeräuschen wie Schüsse, Silvesterknaller und Ähnlichem.
Gelsemium ist auch eine Arznei für „Prüfungsangst“. Bei unseren Hunden kann man an die Arznei denken, wenn die Hunde schon in Erwartung eines bestimmten Geräusches, einer Situation, in der sie Angst gezeigt haben, sehr auffällig zittern.

Dosierung
Gelsemium sempervirens, Gelber Jasmin
Gelsemium D30, im akuten Fall 2 x im Abstand von 30–60 Minuten, eventuell nach 12 Stunden nochmals geben.

Knallangst – Silvesterangst

Unsere Hunde haben ein viel empfindlicheres Gehör als wir Menschen. Sehr laute Geräusche, insbesondere Knallgeräusche, können daher regelrecht „Schmerzen“ im Ohr verursachen.
Die meisten Hunde lernen, dass bestimmte laute Geräusche, auch ein Knallen, zwar unangenehm, aber keineswegs beängstigend sind. Sie schrecken hoch oder zucken, aber dann ist es vorbei.
Ein Teil der Hunde verknüpft diese Geräusche jedoch mit großer Gefahr oder vielleicht auch mit der unangenehmen Empfindung im Ohr und reagiert mit Angst oder Panik. Besonders gefährdet sind Hunde, die zum panischen Weglaufen neigen, denn sie landen leicht unter einem Auto oder unter dem Zug. Alle Hütehundrassen haben ein besonders empfindliches Gehör, das sie für ihre Hüteaufgaben ja auch brauchen. Bei diesen Rassen finden wir besonders häufig Hunde mit „Knallangst“.
Auch für die Knallangst gilt, dass wir Menschen sie fast immer ungewollt bestätigen und damit den Hund in seiner Reaktion bestärken. Bei Versuchen, erzieherisch einzuwirken, sollte unbedingt Fachliteratur oder fachlicher Rat eingeholt werden, sonst kann es leicht zu immer schlimmeren Reaktionen kommen.

Homöopathisch können wir hier nur unterstützend einwirken: Die Hunde reagieren nicht so heftig, sind nicht so nachhaltig beeindruckt, können danach schneller ihre Angst überwinden, sind dadurch nicht mehr so beeinträchtigt.
Sind die Hunde insgesamt ängstlich, ist ein passendes Konstitutionsmittel angezeigt!

Auf einen Blick

Silvester

Viele Hunde leiden auch an Silvester. Hier ist individuell zu differenzieren:

- *Reagiert der Hund mehr auf die Geräusche, auf die Lichtblitze, auf den Geruch? Reagiert er mit Zittern, mit Verkriechen, mit Flucht?*
- *Wie lange wirkt das Erlebnis nach: Nur solange das Feuerwerk ist, einige Stunden danach, einige Tage, Wochen?*

Borax

Borax, Natriumtetraborat
ist die wichtigste Arznei mit direktem Bezug zu Knallgeräuschen.
Die Tiere reagieren nur auf bestimmte Knallgeräusche, auf das Knallen an Silvester und sind ansonsten nicht sehr ängstlich. Die Reaktion zeigt sich in Erschrecken, Ducken, auch etwas Zittern. In einzelnen Fällen kann auch Weglaufen oder Verstecken hinzukommen.

Dosierung
Borax, Natriumtetraborat
Borax D30 1 x täglich 5–8 Globuli für 8–14 Tage.
Zwischen den Jahren verabreicht man Borax D30 2 x täglich. Man beginnt ab dem 28.12. und gibt es bis einschließlich Silvester.

Belladonna

Atropa belladonna, Tollkirsche
Belladonna hat Knallangst, die mit Panik einhergeht:
Die Tiere rennen panisch und scheinbar kopflos weg und kommen auch nicht wieder von allein zurück!
Es sind Tiere, die insgesamt mit heftiger Panik auf äußere Einflüsse reagieren können.
Bei Silvesterangst sind es überwiegend die Geräusche, auf die die Hunde reagieren. Manche Vierbeiner haben jedoch auch vor den Lichtblitzen Angst.

Dosierung
Atropa belladonna, Tollkirsche
Belladonna D30, 1 x täglich für 3–5 Tage, wenn ein Hund in Panik geraten ist und sich nicht davon erholt.
An Silvester: Belladonna D30 ab 28.12. 1–2 x täglich an Silvester: 5–8 Globuli in einer halben Tasse Wasser auflösen und davon bei Bedarf alle 2–4 Stunden einen Teelöffel geben (vorher immer wieder mit dem Plastiklöffel aufschlagen).

Gelsemium

Gelsemium sempervirens, Wilder Jasmin
Gelsemium, der wilde Jasmin, hilft bei Hunden, die mit extrem starkem Zittern und deutlicher Ängstlichkeit reagieren.
An Silvester zittern diese Hunde schon nach den ersten Knallern am Nachmittag in Erwartung auf das bevorstehende Feuerwerk.

Dosierung
Gelsemium sempervirens, Wilder Jasmin
Gelsemium D30, ab 30.12. oder wenn die ersten Symptome auftreten: 2–3 x täglich 5–8 Globuli.
An Silvester eventuell auch 5–8 Globuli in einer halben Tasse auflösen und davon alle 1–2 Stunden bei Bedarf geben (vorher immer wieder aufschlagen).

Argentum nitricum

Silbernitrat, Höllenstein
Die Tiere sind insgesamt leicht ängstlich, reagieren auf Geräusche mit Zittern oder panischem Umherlaufen.
Sie sind in ihrer Angst sehr unruhig.
Auch Argentum nitricum hat die Erwartungsangst. Diese Tiere reagieren sofort mit heftigem Durchfall, der sich entleert und dann wieder vorbei ist.

Dosierung
Argentum nitricum, Silbernitrat, Höllenstein
Argentum nitricum D30, bei Bedarf 2 x im Abstand von 30–60 Minuten.
An Silvester: Argentum nitricum ab 28.12. 1 x täglich, am 31.12. 2 x täglich 5–8 Globuli oder 5–8 Globuli in einer halben Tasse Wasser auflösen und davon 3–4 x einen Teelöffel geben.

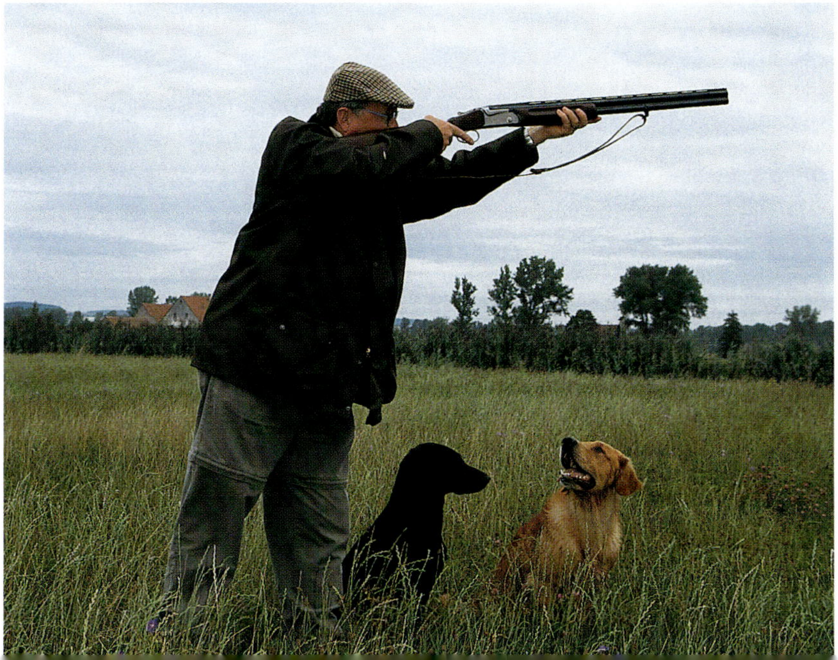

Jagdhunde müssen schussfest sein und dürfen sich von Knallgeräuschen nicht beeindrucken lassen.

Reisekrankheit

Klinische Grundlagen und Symptome

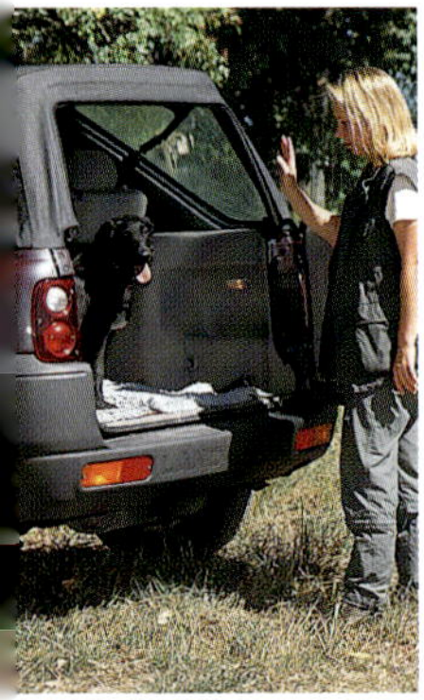

Mit Cocculus und anderen Arzneien wird das Autofahren besser vertragen.

Die Fahrkrankheit (Kinetose) finden wir vor allem bei Welpen und Junghunden. Sie zeigt sich in Speicheln, Erbrechen, manchmal auch Zittern oder Unruhe. Es ist wichtig, die Hunde langsam an das Autofahren zu gewöhnen: nur ins Auto setzen, er findet dort ein Leckerchen, einen Ball, ein Spielzeug. Man setzt sich ins Auto ohne zu fahren, dann nur eine kleine Strecke fahren, eventuell nach Hause laufen, dann langsam steigern. Es ist wichtig, dass der Hund mit dem Autofahren angenehme Dinge wie Gassigehen oder Spiel verbindet. Zu Beginn sollte man darauf achten, dass der Hund mindestens 2–4 Stunden vorher keine Nahrung aufgenommen hat.
Homöopathisch kann man das „Vegetativum" unterstützen. Den Hunden wird nicht so leicht übel.

Homöopathische Arzneien

Cocculus

Anamirta cocculus, Kockelskörner

Der Hund sitzt sehr ruhig im Auto, lässt den Kopf und die Ohren hängen. Man sieht ihm die Übelkeit an. Nach einigen Minuten oder auch etwas später fängt er an zu speicheln. Dann erst beginnt das Erbrechen.
Steigt der Hund aus dem Auto, kann er kurzzeitig noch etwas schwankend laufen, erholt sich dann aber sehr schnell.
Cocculus ist die wichtigste und wirksamste Arznei bei Fahrkrankheit. Man kann sie auch noch bei Hunden im Alter von 8–10 Monaten oder erwachse-

Gut zu wissen

Homöopathischer Therapieansatz

Wichtige Symptome

› Ist der Hund im Auto eher ruhig oder unruhig?
› Reagiert er mit Speicheln, Erbrechen?
› Wie schnell treten die Symptome auf? Sofort? Nach einigen Minuten, nach einer Stunde?
› Hat die Fahrweise Einfluss auf das Entstehen der Übelkeit?
› Hat der Platz, an dem der Hund ist, Einfluss?
› Erholt sich der Hund nach dem Autofahren schnell oder nicht so schnell?

nen Hunden versuchen, die nicht ans Autofahren gewöhnt wurden.
Es hat sich bewährt, die Arznei für die Eingewöhnungsphase 2 x täglich zu geben. Hat sich der Hund ans Autofahren gewöhnt, wird die Arznei in der Regel nicht mehr gebraucht.
Bleibt eine gewisse Empfindlichkeit, gibt man Cocculus nur noch bei längeren Strecken oder z.B. bei kurvenreichen Fahrten im Gebirge.
Hatten Hunde Angsterlebnisse oder Ähnliches im Auto, müssen andere Arzneien, oft Konstitutionsmittel, zum Einsatz kommen.

Dosierung
Anamirta cocculus, Kockelskörner
Cocculus D6, 2 x täglich 1 Tablette oder 5–8 Tropfen Dilution oder 5–8 Globuli für 2–3 Wochen, wenn man den Hund ans Autofahren gewöhnen möchte.
Später dann: Cocculus D6, 1–2 Stunden vor Fahrtbeginn, eventuell unterwegs bei Bedarf wiederholen.

Nux vomica

Strychnos nux-vomica, Brechnuss
Tiere, die Nux vomica brauchen, sind im Auto sehr unruhig: Sie stehen oder versuchen herumzuspringen, hecheln, fiepen, jaulen. Sie speicheln, können auch mit Erbrechen oder Durchfall reagieren.
Die Hunde sind auch insgesamt sehr anfällig für Verdauungsstörungen.

Dosierung
Strychnos nux-vomica, Brechnuss
Nux vomica D6, 2 x täglich 1 Tablette, 5–8 Tropfen oder 5–8 Globuli für 2–3 Wochen. Nux vomica D30, 1 x täglich 5–8 Globuli, wenn Verhaltenssymptome im Vordergrund stehen.

Petroleum

Petroleum rectificatum, Steinöl
Petroleum ist eine Arznei für Hunde, die beim Autofahren mit schnell eintretender Übelkeit und Erbrechen reagieren. Sie erscheinen wie schwindlig. Kommen sie aus dem Auto, geht es ihnen sofort besser. Sie vertragen die Autofahrt besser, wenn sie nicht ganz nüchtern sind.

Dosierung
Petroleum rectificatum, Steinöl
Petroleum D8, 1 Tablette oder 5–8 Tropfen Dilution oder 5–8 Globuli ca. 30–60 Minuten vor Fahrtbeginn.

Tabacum

Nicotiana tabacum, Virginischer Tabak
Übelkeit wie nach dem 1. Tabakgenuss. Die Hunde sind im Auto sofort sehr schlapp, legen sich hin, können sich nicht mehr auf den Beinen halten. Sie speicheln, erbrechen sofort.

Dosierung
Nicotiana tabacum, Virginischer Tabak
Tabacum D30, ca 1/2–1 Stunde vor der Fahrt, unterwegs bei Bedarf nochmals.

Konstitutionsmittel

In der Homöopathie gibt es eine Reihe von Arzneien mit sehr vielen Symptomen, die sich bei bestimmten Erkrankungen und Krankheitsbildern bewährt haben. Wegen ihrer umfassenden Symptomatik werden sie auch als „Polychreste" bezeichnet. Bei den Arzneimittelprüfungen am gesunden Menschen und auch bei der klinischen Bestätigung am Tier haben sich für bestimmte Arzneien immer wieder bestimmte Verhaltensweisen, aber auch körperliche Merkmale bestätigt. Man findet daher gar nicht so selten Tiere, deren Krankheitssymptome und Verhalten einer Arznei so ähnlich sind, dass man vom Nux-vomica-Hund oder Pulsatilla-Hund usw. spricht.

Die Konstitution des jeweiligen Tieres ergibt sich aus genetischen Gegebenheiten für Körperbau, Verhalten und Organfunktion, ist aber auch durch Aufzucht, Haltung und Umwelt geprägt. Konstitution macht eine Aussage über den Gesundheitszustand eines Hundes insgesamt, über sein Vermögen an Gesundheit, aber auch seine Schwächen und Belastungen (Diathese).

Wir kennen die Hunde aus dem Tierheim, die durch ihr Vorleben, schlechte Haltung, schlechten Umgang und mangelnde Sozialisierung leider oft er-

Auf einen Blick

Die Konstitution

Konstitution im homöopathischen Sinn umfasst körperliche Gegebenheiten und Merkmale wie:

- *kräftiger oder zarter Knochenbau, Bänderfestigkeit, bestimmte Kopfformen oder Haarkleideigenschaften usw.*
- *Verhaltensweisen wie: Selbstbewusstsein, Ängstlichkeit, Unsicherheit, Schreckhaftigkeit, Aggression, Anhänglichkeit, Zurückgezogenheit und vieles andere.*
- *Organsymptome und Anfälligkeit für bestimmte Erkrankungen: Erkältlichkeit, Magen-Darm-Erkrankungen wie Blähungen, Anfälligkeit für Durchfall, Erbrechen, Blasen-Nieren-Erkrankungen, Atemwegserkrankungen, Hauterkrankungen usw.*
- *Modalitäten, alles, was sich bessernd oder verschlimmernd auswirkt: Wärme, Kälte, Nässe, Tageszeiten, vor oder nach der Mahlzeit, Berührung …*
- *Auslösende Ursachen (Causa): kalter Wind, Nässe, Schreck, Stress, Aufregung etc.*

hebliche Probleme im Verhalten und im Umgang zeigen wie Aggression, aber auch Ängstlichkeit, Unsicherheit oder auch gesundheitliche Probleme wie Verdauungsstörungen, Hautprobleme usw. In der homöopathischen Therapie suchen wir nach der Arznei, deren Symptome den Symptomen des zu behandelnden Tieres möglichst ähnlich sind. Bei schon länger bestehenden oder rezidivierenden Erkrankungen oder wenn Erkrankungen sich ständig abwechseln, brauchen wir tief greifende Mittel, die unseren Hund in seiner Gesamtheit, mit allen körperlichen Symptomen, seinem Verhalten und seinem Körperbau erfassen. Ein solches Mittel wird in der Lage sein, unseren Hund zu heilen.
Oft sind es organbezogene Erkrankungen wie Verdauungsstörungen, Hauterkrankungen, Erkrankungen von Blase oder Niere oder auch Verhaltensprobleme, die Anlass sind, nach einem Konstitutionsmittel zu suchen.

Schwerpunkte der Konstitutionstypen

Bei der nachfolgenden Beschreibung der Mittel werden folgende Schwerpunkte gesetzt:

- Verhalten, Typ, Körperbau, sichtbare Zeichen, charakteristische Symptome;
- Schwerpunkt der Erkrankungen, gegebenenfalls pathophysiolog. Aspekte;
- Funktionelle Auswirkungen und Erkrankungen;
- Lokalsymptome, Organbelastungen;
- Modalitäten;
- Dosierung.

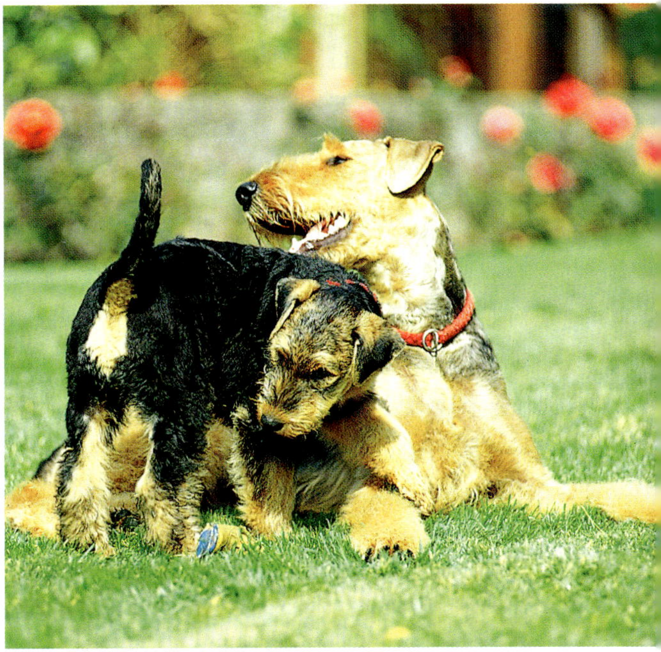

Der Welpe bekommt bereits viele Eigenschaften in die Wiege gelegt. Andere entwickeln sich im Laufe seines Lebens.

Was muss man wissen, um ein Konstitutionsmittel zu finden?
Wichtig ist, dass nicht nur die aktuell krankheitsbedingten Symptome z.B. der Haut oder des Magens usw. für die Arzneiwahl aufgenommen werden, sondern dass der Hund auch im Verhalten und/oder Körperbau Symptome zeigt, die zu einer Arznei passen. Die genaue Auflistung ist im Kapitel Chronische Krankheiten nachzulesen.

› *Chronische Krankheiten/ Anamnese s.* **Seite 23 ff.**

Wie Konstitutionsmittel wirken

Wie wirkt ein Konstitutionsmittel? Wenn das Mittel passt, wird sich zunächst das Allgemeinbefinden und das Verhalten des Hundes ändern: Je nach Erkrankung kann sich das in mehr Aktivität, mehr Anteilnahme an der Umgebung zeigen, der Hund wirkt viel fröhlicher, spielfreudiger oder auch ausgeglichener. Hunde haben es nicht mehr so nötig, ständig um die Rangordnung zu kämpfen, oder sind deutlich weniger ängstlich und schreckhaft. Dann bessern sich die lokalen Beschwerden der Haut oder der Verdauung.
Die Wirkung ist besonders gut, wenn die Besserung eher langsam oder in leichten Wellen verläuft. Eventuell früher schon einmal da gewesene Symptome oder leichte Beschwerden können für 1–2 Tage wieder auftreten. Diese so genannte „Rückspulung" ist immer ein sehr gutes Zeichen und sollte nicht durch andere Medikamente gestört werden.
Man kann auch homöopathisch einen Hund nicht „umdrehen", genetisch verändern. Aus einem temperamentvollen, aktiven Vierbeiner wird kein lethargischer Hund werden, den nichts mehr zu einer Reaktion bewegen kann. Aus einem ruhigen, alten Hund, der fast den ganzen Tag schläft, wird kein Temperamentsbündel werden. Aber man kann mit einem Konstitutionsmittel das Bestmögliche an Entwicklung erreichen, bestmöglichen und stabilen Gesundheitszustand und innere Ausgeglichenheit – sofern auch die Haltungsbedingungen entsprechend sind. Dies gibt Lebensqualität für den Hund und uns Menschen Freude mit ihm.
Konstitutionsmittel werden daher auch als „Wohlfühlkügelchen" bezeichnet.

Wichtige Konstitutionsmittel

Arsenicum album

Acidum arsenicosum anhydricum, Weißes Arsenik

Leitsymptome, Typ, Körperbau, sichtbare Zeichen, charakteristische Symptome
Hunde, die Arsenicum album brauchen, wirken auf den ersten Blick oft älter, als sie sind: Die Haare am Fang oder Kopf sind vorzeitig ergraut, manchmal durch eine schwere Erkrankung. Das Fell ist stumpf. Sie wirken eher matt und schwach und suchen die Wärme. Der Körperbau ist eher schmal oder zierlich, sie haben in letzter Zeit abgenommen. Die Hunde sind oft ängstlich und schreckhaft, besonders, wenn sie schon älter sind. Sie wollen dann auch nicht mehr allein bleiben.
Tiere, die Arsenicum album brauchen, halten sich sehr sauber. Jeder Schmutz

an den Pfoten stört und wird sofort weggeleckt, jede kleine Klette, jeder Halm muss sofort entfernt werden. Sie lieben einen geregelten Tagesablauf, alles soll auf seinem Platz bleiben. Alle Erkrankungen verlaufen eher schleichend, aber sehr hartnäckig. Periodizität, das heißt immer wiederkehrende Symptome, wie z.B. Diarrhoe oder Hauterkrankungen charakterisieren die Arznei.

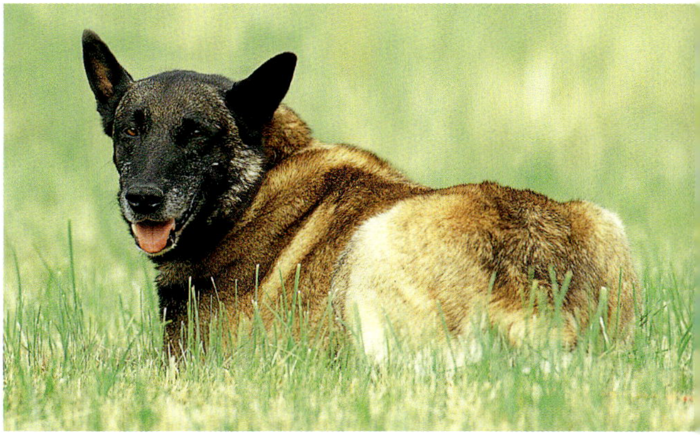

Hunde, die Arsenicum album (Weißes Arsenik) brauchen, wirken oft älter als sie sind.

Schwerpunkte der Erkrankungen, pathophysiologische Aspekte

Arsenicum album kann man sich sehr gut aus dem Bild der chronischen Arsenvergiftung ableiten. Sie führt zu Erkrankungen von Magen-Darm, Degeneration von Leber und Niere, die Haut ist schuppig und fettig. Bei Fortschreiten der Vergiftungssymptome sind auch Herz-Kreislauf betroffen und infolge neurologischer Schädigungen kommt es zu Schwäche, Steifheit und Schmerzen am Bewegungsapparat. Die Tiere magern sehr stark ab. Sie werden schreckhaft, ängstlich und auffallend unruhig – oder durch die Schwäche sehr ruhig.

Lokalsymptome, Organbelastungen

Magen-Darm

Arsenicum album ist ein ganz bewährtes Mittel für akute und chronisch oder rezidivierend verlaufende Magen-Darm-Erkrankungen, sowohl mit Erbrechen als auch mit Durchfall.

Der Kot ist bei akutem Durchfall eher dunkel, auch blutig, wird häufig in kleinen Mengen abgesetzt, kann schlecht gehalten werden. Der Geruch ist unangenehm faulig stinkend. Die Hunde sind durch die Krankheit deutlich geschwächt, wie „vergiftet". Sie nehmen kaum Nahrung auf und haben Durst, trinken aber immer nur ganz kleine Mengen.

Man findet die Symptome recht häufig, wenn die Hunde Verdorbenes, wie Grillreste, Wurst, Aas etc., aufgenommen haben oder auch bei virusbedingter Magen-Darm-Grippe oder nach Schneefressen.

Bei den mehr chronisch oder rezidivierend verlaufenden Erkrankungen kommt es immer wieder zu Erbrechen von Schleim, die Hunde riechen dann süßlich faulig aus dem Fang. Auch Wasser kann erbrochen werden. Zu Arsenicum album passen auch Hunde mit wiederkehrenden Durch-

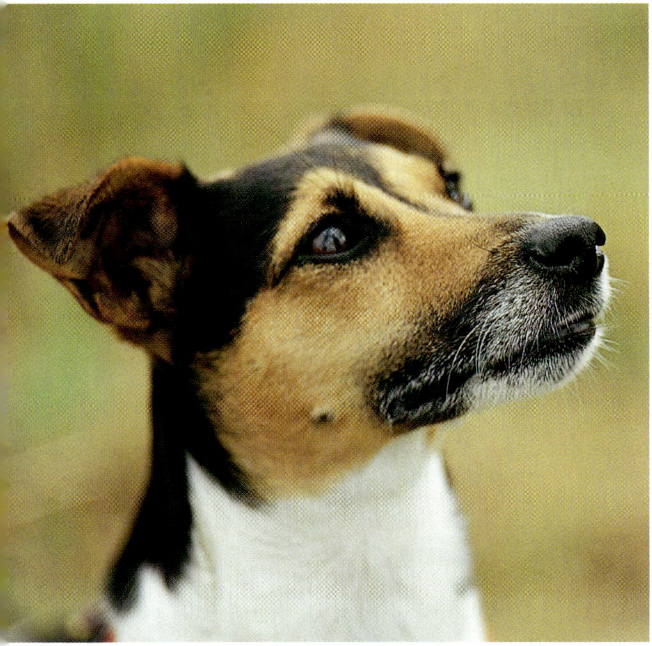

Vorzeitiges Ergrauen rund um den Fang und Schwäche können dem Arsenicum album-Bild entsprechen.

fallschüben und Dickdarmentzündung (Colitis), wenn der Kot im akuten Schub sehr faulig riecht und die Tiere dabei matt sind.

Leber-Niere

Arsenicum album ist ein wichtiges Mittel für Hunde mit Leber- oder Nierenstörungen, auch wenn die entsprechenden Leber- oder Nierenwerte erhöht sind. Der Urin ist sehr eiweißhaltig, der pH-Wert (Säuregrad) erhöht, das spezifische Gewicht kann zu hoch, aber auch zu niedrig sein. Im Sediment sind viele Zellen von Nierenbecken und Niere zu finden. Allgemeine Schwäche, mangelhafter Appetit, Durst auf kleine Mengen und fauliger Geruch gehören auch hier zum Krankheitsbild.
Man kann Arsenicum album auch unterstützend bei Hunden mit Tumorerkrankungen an Leber oder Niere oder auch an anderen Organen geben. Die Tumore lassen sich dadurch zwar nicht beseitigen, doch die Lebensqualität der Hunde steigt: Sie haben wieder Appetit, das Allgemeinbefinden wird besser, sie nehmen wieder mehr Anteil, zeigen mehr Aktivität.

Haut

Die Haut ist trocken und schuppig, das Fell stumpf und fettig. Die Hunde haben Juckreiz, besonders nachts. Haarbruch zwischen den Schulterblättern oder hinten am Rücken, aber auch Ekzeme mit Papeln, Entzündung der Haarfollikel passen zu Arsenicum album. Der Urin enthält vermehrt Eiweiß, und viele Nierenzellen sind im Sediment zu finden. Das Futter muss entsprechend eiweißärmer und leicht verdaulich sein. Auch hier sind Schwäche und Lustlosigkeit, viel Durst auf kleine Mengen Wasser und Unruhe, oft auch nachts, charakteristisch. Die Hauterkrankung steht oft in Zusammenhang mit einer Erkrankung von Magen-Darm, Leber oder Niere oder ist im Anschluss an eine schwere, akute Erkrankung, z.B. eine Vergiftung oder schwere Infektion, aufgetreten.

Bewegungsapparat
Arthrose, Spondylose, vor allem aber auch Muskelabbau und beginnende Innervierungsstörungen passen zu Arsenicum album. Das Mittel wird insgesamt mehr nach dem Verhalten und den Leitsymptomen der Arznei für den kranken Hund eingesetzt.

Verhalten
Arsenicum album kann auch bei Jungtieren angezeigt sein: Sie sind klein und zierlich, werden sofort sauber, machen nichts kaputt, gehorchen auffallend gut. Ähnlich wie die älteren Hunde können sie sehr ängstlich und geräuschempfindlich sein und bleiben nicht gern allein. Die Ängstlichkeit kommt mehr aus einer Schwäche heraus und nicht allein aus der Überempfindlichkeit der Sinne wie bei anderen Arzneien, z.B. Phosphor oder Nux vomica.

Modalitäten
Auffallend ist die Verschlimmerung nachts, die Besserung durch Wärme beziehungsweise das große Bedürfnis, sich warm zu legen: neben die Heizung, auf die warme Decke, auch zugedeckt liegen bleiben.
Entsprechend beobachten wir eine Verschlimmerung durch Kälte und Nässe, besonders am Bewegungsapparat. Die Hunde gehen bei Regenwetter kaum hinaus, sind dann sehr lustlos.
Verschlimmerung nachts, nach Mitternacht ist ebenfalls eine sehr wichtige Modalität für Arsenicum album. Dies betrifft sehr häufig die Magen-Darm-Symptome, die den Besitzer nachts und gegen Morgen die Nachtruhe rauben.

Dosierung
Arsenicum album, Weißes Arsenik
Bei akuten Erkrankungen: Arsenicum album D6 oder D12, 2 x täglich 1 Tablette oder 5–8 Tropfen Dilution oder 5–8 Globuli für 3–5–8 Tage.
Bei Funktionsstörungen von Leber und Niere wird Arsenicum album auch über längere Zeit gegeben, wenn die Organschädigung nicht mehr ausgeheilt werden kann.
Als Konstitutionsmittel: Arsenicum album D30 oder C30 1–2 x pro Woche, Arsenicum album D200, einmalig, Wiederholung eventuell nach 6–8 Wochen.
Arsenicum album LM VIII oder höher: 1–2 x pro Woche. Bei Verhaltensproblemen muss D30 oder C30 eventuell auch 3 x pro Woche gegeben werden. Bei Besserung der Symptome ist das Mittel abzusetzen und abzuwarten.
Bei sehr alten Tieren und schlechtem Allgemeinzustand, eventuell Tumorverdacht, darf die Potenz nicht zu hoch gewählt werden. Die Lebenskraft kann überfordert sein und der Zustand kann sich verschlechtern.

Calcium carbonicum Hahnemanni

Calcarea carbonica Hahnemanni, Austernschalenkalk

Calcium carbonicum ist in erster Linie ein Mittel für Welpen und Jungtiere. Neugeborene Welpen entsprechen fast immer dem Calcium-carbonicum-Bild. Im Alter von 12–16 Wochen gibt es oft schon Unterschiede. Calcium-carbonicum-Welpen und Jungtiere wirken auf den ersten Blick sehr groß und kräftig: Sie haben einen großen Kopf, einen kräftigen Körper, kräftige Beine. Das Bindegewebe und der Bandapparat sind schwach: Sie haben einen Hängebauch, sehr viel Haut und die Gelenke sind schwach, besonders vorn treten sie deutlich durch. Die Bewegungen sind tapsig und für das jeweilige Alter eher ungeschickt, die Koordination zwischen Vorder- und Hinterbeinen ist verzögert.

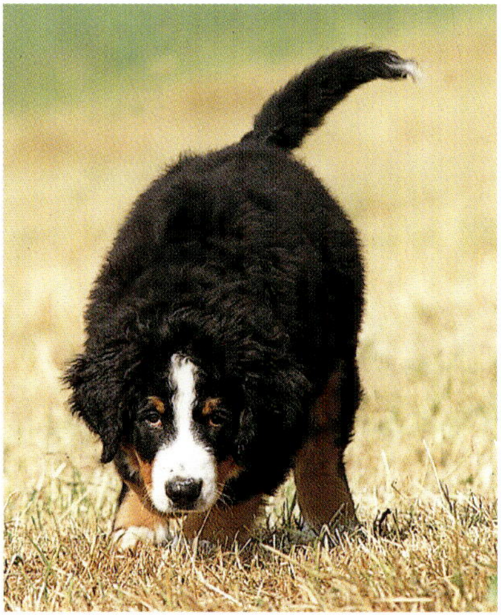

Ein Calcium-carbonicum-Hund erscheint auf den ersten Blick kräftig und robust.

Das Temperament ist eher etwas ruhiger. In fremder Umgebung sind die Welpen eher unbedarft und wirken dadurch ruhig und nicht ängstlich. Geräusche oder sonstige Einflüsse, fremde Menschen und andere Hunde können die freundlichen, dem Menschen zugewandten Welpen und Junghunde nicht beeinträchtigen. Sie wirken robust. Sie lernen etwas langsam, werden auch etwas später sauber. Sie nagen gern an Kalkwänden oder auch an Holz.

Der Appetit ist immer gut, sie haben eine Vorliebe für Eier. Schon relativ früh vertragen sie keine Milch und bekommen dann weichen, gelblichen Durchfall oder sie bekommen ein milchschorfähnliches Ekzem am Unterbauch. Die Babywolle geht sehr spät aus, die Welpen haben oft im Alter von 10–14 Wochen Juckreiz, für den keine Ursache gefunden werden kann. Sie lernen schwer und spät, sind scheinbar stur, aber was sie gelernt haben, das können sie auch anwenden.

Als erwachsene Hunde erreichen sie ein durchaus gutes Leistungsniveau und sind als Leistungshunde wegen ihrer Konstanz und Zuverlässigkeit und ihres ausgeglichenen Wesens treue Kameraden.

Sie suchen den Kontakt zum Menschen, lassen sich auch gern von fremden Personen anfassen und streicheln.

Anderen Hunden gegenüber zeigen diese Hunde oft eine natürliche Dominanz: Sie werden fast nie in Raufereien verwickelt. Fremde Hunde erkennen sie sofort an. Manche Besitzer denken, dass der Hund der Auseinandersetzung aus mangelndem Selbstbewusstsein aus dem Weg geht, aber in Wirklichkeit sind es in der Rangordnung hochstehende Hunde. Nur ganz selten gibt es ängstliche und vorsichtige Hunde, die Calcium carbonicum brauchen. Fast immer sind es Hunde, die in der wichtigen Aufzuchtphase zwischen 5 und 12 Wochen keinen oder zu wenig Kontakt zum Menschen, zu anderen Hunden oder zur Umwelt hatten. Sie fürchten sich vor dunklen Schatten oder Gegenständen und vor allem Unbekannten.
Ansonsten sind Calcium-carbonicum-Hunde nicht sehr krankheitsbelastet.

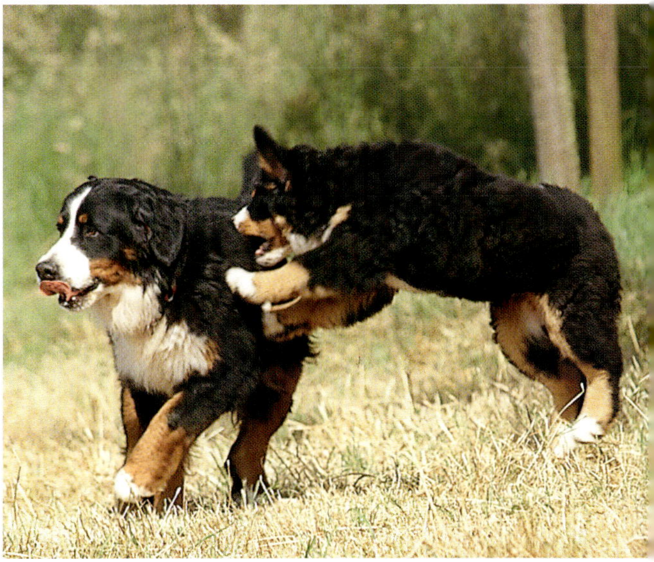

Calcium-Carbonicum-Hunde sind in der Rangordnung hochstehende Hunde. Sie werden von anderen Hunden anerkannt und geraten fast nie in Raufereien.

Schwerpunkte der Erkrankungen, pathophysiologische Aspekte
Calcium carbonicum ist vom verzögerten Kalkstoffwechsel im Wachstum geprägt. Die Tiere wachsen zwar schnell, wirken sehr groß und kräftig, aber es fehlt die Festigkeit der Knochen und Gelenke und von Bändern und Bindegewebe. Die Junghunde werden leicht zu dick, man muss vorzeitig mit der Fütterung sein.
Wachstumsbeschwerden oder -störungen wie Knochenentzündung (Panostitis), aber auch Chondrosisherde am Ellbogen oder der Schulter beziehungsweise Hüftgelenksdysplasie kommen vor. Es ist jedoch mehr die Schlaffheit des Bindegewebes, die sich spät entwickelnde Festigkeit und Leistungsfähigkeit, die diese Arznei prägen. Verbunden ist damit eine allgemeine Verzögerung der Entwicklung in der Geschicklichkeit, beim Lernen, beim Sauberwerden.
Die Hunde sind als Junghunde anfällig für Erkältungen. Kälte und Nässe lassen die Halslymphknoten anschwellen und sie bekommen leicht eine Mandelentzündung (Tonsillitis) oder sonst einen Atemwegsinfekt. Dieser verläuft in der Regel nicht hoch fieberhaft oder dramatisch, aber die Neigung zu Infektionen ist ein wichtiger Hinweis auf Calcium carbonicum.

Haut

Die Unverträglichkeit von Milch führt sehr früh zum „Milchschorf“ oder Welpenekzem am Unterbauch, das mit dem Weglassen der Milch und Calcium carbonicum in der Regel schnell verschwindet.
Der Welpenflaum geht verzögert aus und führt im Alter von 10–14 Wochen zu Juckreiz, für den sonst keine Ursache zu finden ist.
Später können Junghunde Kontaktallergien durch Pollen oder Gräser am Unterbauch und den Unterschenkeln bekommen. Die kleinen Papeln und Krusten machen keine sehr ausgeprägten Beschwerden und heilen mit milder Pflege der Haut und Calcium carbonicum auch leicht wieder ab.

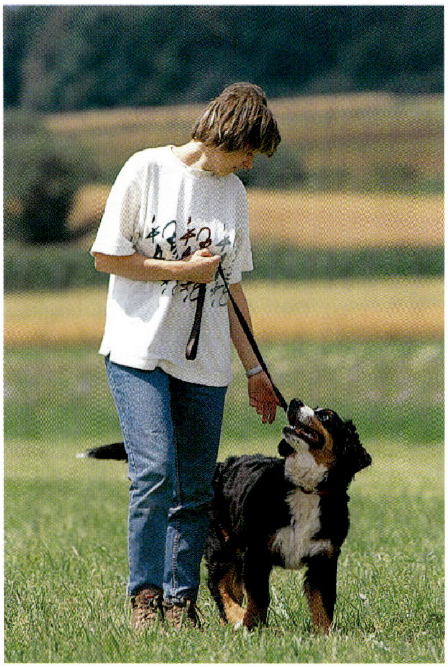

Aufmerksamkeit und Lernfähigkeit sind wichtige Aspekte für die Bewertung der Konstitution.

Verdauung

Calcium-carbonicum-Welpen vertragen schon bald keine Milch und reagieren mit säuerlich riechendem, weichem Kot.
Sie haben ein Bedürfnis nach Kalk und Unverdaulichem wie Erde oder Lehm und knabbern deshalb gern Wände an oder fressen Erde oder Holz.

Modalitäten

Verschlimmerung: Kälte und Nässe werden nicht so gut vertragen und führen bei Junghunden leicht zu Erkältungen.

Dosierung

Calcium carbonicum Hahnemanni, Austernschalenkalk

Neugeborene Welpen: Calcium carbonicum D30 am Tag der Geburt 1 Globulus, dann 1 x pro Woche 1 Globulus, wenn sie größer sind 2 Globuli.
Welpen: Calcium carbonicum D12, 2 x täglich 1 Tablette oder 3–5 Globuli über mehrere Monate, solange das Mittel zu dem Welpen passt.
Alternativ: Calcium carbonicum D30, 1 x pro Woche 5 Globuli.
Erwachsene Tiere: Einmalige Gabe von Calcium carbonicum D200.
Ängstliche Hunde: Calcium carbonicum LM VIII oder LM XII, 1 x täglich 5 Tropfen oder 5 Globuli oder Calcium carbonicum D30 oder C30, 1–2 x pro Woche.

Calcium fluoratum

Calcarea fluorica, Calcium fluorid, Flussspat

Calcium fluoratum ist ein Mittel für junge und für alte Hunde. Der Fluoranteil steht für schwerwiegendere Veränderungen am Knochen-, Band- und Sehnenapparat.

Junge Hunde

Sie sind oft schnell, aber ungleichmäßig gewachsen, wirken dadurch dysproportioniert. Sie haben, ähnlich wie Calcium carbonicum, eine Bänder- und Bindegewebsschwäche, die jedoch viel ausgeprägter ist als bei Calcium carbonicum. Die Junghunde treten deutlich durch, können vorn oder/und hinten x-beinig sein. Häufig haben sie Probleme mit Wachstumsstörungen, Hüftdysplasie usw. Ihre Bewegungen sind sehr ungeschickt, sie stolpern oder fallen dadurch leicht. Ihr Temperament ist übermäßig, sie sind oft sehr hektisch.

Zusammen mit dem Bewegungsdrang und der Ungeschicklichkeit bleiben sie an jeder Ecke hängen, laufen gegen Gegenstände, was sie aber wenig beeindruckt. Sie sind nicht besonders schmerzempfindlich. Bei der Hektik und dem vielen Anstoßen oder Hinfallen bleiben Lahmheiten und auch ernsthaftere Schäden am Gelenkknorpel oder Knochen nicht aus: Chondrosisherde, Chips, Hüftdysplasie und alle Wachstumsstörungen, auch die Panostitis, finden wir bei Calcium fluoratum besonders häufig.

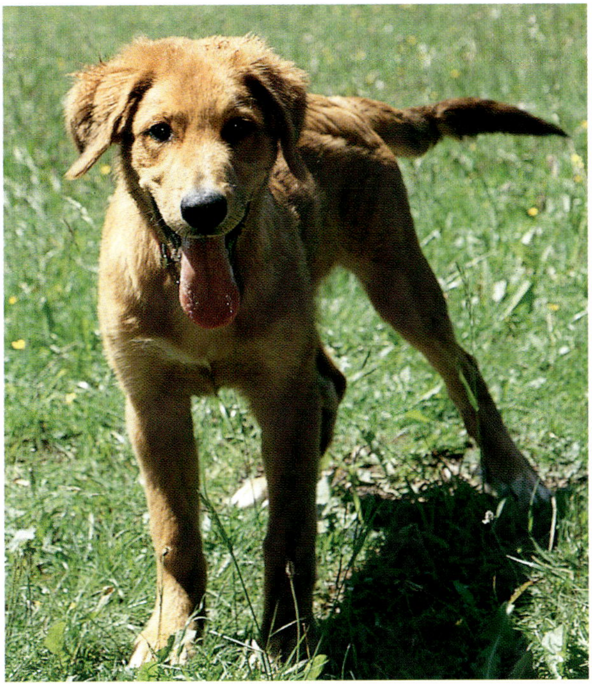

Calcium-flouratum-Hunde sind hyperaktiv – lebhaft und immer in Bewegung.

Die jungen Hunde machen sehr viel kaputt, zernagen und zerlegen alles, was sie bekommen können. Sie nehmen Kalk und Erde, aber auch Kot und jeden Dreck auf. Sie sind einerseits gutmütig und sehr freundlich, andererseits ist ihre Hektik schwer zu ertragen und eine wirkliche Herausforderung! An Erziehung ist lange Zeit gar nicht zu denken, da unser junger Hund sich überhaupt nicht konzentrieren kann und sich von jedem kleinsten Geräusch, jedem Schatten, jeder Bewegung eines anderen

ablenken lässt. In der Hundeschule nimmt man besser Einzelunterricht, da sie in der Gruppe sowieso nicht zur Ruhe zu bringen sind und nur alle anderen stören. Dabei sind sie durchaus lernfähig, wenn man sie mit viel Geduld zur Ruhe bringt. Versucht man es mit Strenge und Härte, so drehen diese Hunde vollends durch und können auch zuschnappen, wenn man sie zu etwas zwingen will.
Sie lieben ihre Besitzer und auch andere Menschen und Hunde sehr, aber sie sind schwer zu ertragen, zumal sie jeden anspringen oder einfach überrennen, wenn man sie nur eine Sekunde sie aus den Augen lässt.
Calcium-fluoratum-Junghunde können ihren Konstitutionstyp mit dem Wachstum ändern und werden dann oft zu Sulfur oder Jodum.

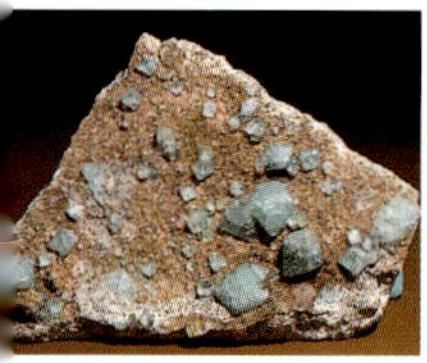

Flussspat

Alte Hunde

Alte Hunde fallen durch ihre Bindegewebs- und Bänderschwäche auf:
Sie haben einen Senkrücken oder die Gelenke sind stark durchgetreten. Die Hunde laufen auf den Zehen (normal: Zehenspitzen) und setzen fast die ganze Pfote auf. Dieser Effekt ist besonders an den Vorderpfoten zu sehen. Das Gangbild ist verändert. Auch das Bindegewebe am Bauch hängt durch. Sie haben oft Probleme mit Arthrosen, Spondylosen, Hüftgelenksdysplasie. Auch Verhärtungen oder dicke Narben gehören zu Calcium fluoratum.

Schwerpunkte der Erkrankungen, Lokalsymptome, Organbelastungen

Fluor steht für starke Störungen in der Entwicklung des Knochenbaus, für Schädigung des Gelenkknorpels und vorzeitige Verschleißerscheinungen an Gelenken, Bändern, Sehnen und der Wirbelsäule.
Im Vordergrund stehen die Veränderungen am Knochenapparat mit den oben schon beschriebenen Wachstumsstörungen, Chondrosisherden, der Bänderschwäche und den altersbedingten Erscheinungen. Hier kann man mit Calcium fluoratum, oft als Kur, noch sehr viel erreichen!
Calcium fluoratum ist auch nach Operationen von Chondrosisherden oder Chips (Proc. coronoideus, Proc. anconaeus, Osteochondrosis des Schultergelenkes) angezeigt, vor allem wenn die Ausheilung sehr zögerlich vorangeht.

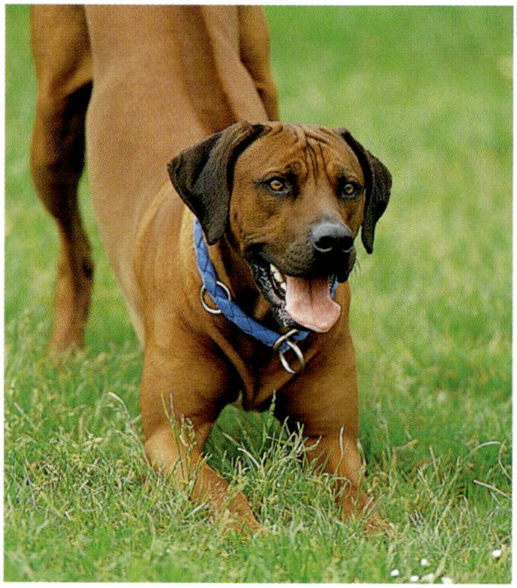

Wenn das Mittel zum Hund insgesamt passt, kann man auch eine höhere Potenz D30 1–2 x pro Woche einsetzen.

Haut

Bei Calcium fluoratum ist das Haarkleid oft sehr stumpf, oft haben die Hunde auch Würmer oder Darmparasiten aufgelesen.
Die Heiltendenz bei Verletzungen ist nicht so gut: Es kommt auch bei leichten Verletzungen schnell zu entzündlicher Reizung, die Haut verdickt sich dann und neigt zu starker Narben- oder sogar Wulstbildung (Narbenkeloid).

Modalitäten

Verschlimmerung von Lahmheiten durch Kälte und Nässe, aber die Hunde vertragen auch Wärme und Hitze nicht so gut.

Dosierung

Calcium flouratum, Flussspat

Welpen und Junghunde mit Wachstumsstörungen, Gelenkproblemen usw.:
Calcium-fluoratum-Kur:
3 Wochen Calcium fluoratum D4, 2 x täglich 1 Tablette oder 5 Globuli,
danach 3 Wochen Calcium fluoratum D6, 2 x täglich 1 Tablette oder 5–8 Globuli,
danach 3 Wochen Calcium fluoratum D12, 1–2 x täglich 1 Tablette oder 5–8 Globuli. Die Kur hat sich auch für alte Hunde bewährt.
Nach OP's hat sich auch Calcium fluoratum D6, 2 x täglich für 4–6 Wochen bewährt.
Verhaltensprobleme: Calcium fluoratum D30, 2 x pro Woche 5 Globuli für 4–6 Wochen, dann einige Wochen abwarten, eventuell die Gabe wiederholen, wenn das Mittel noch passt.

Ungestüm und hektisch ist der Hund, der Calcium fluoratum braucht.

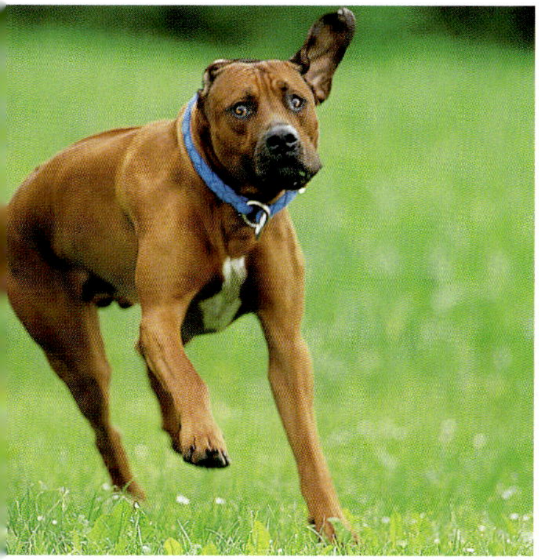

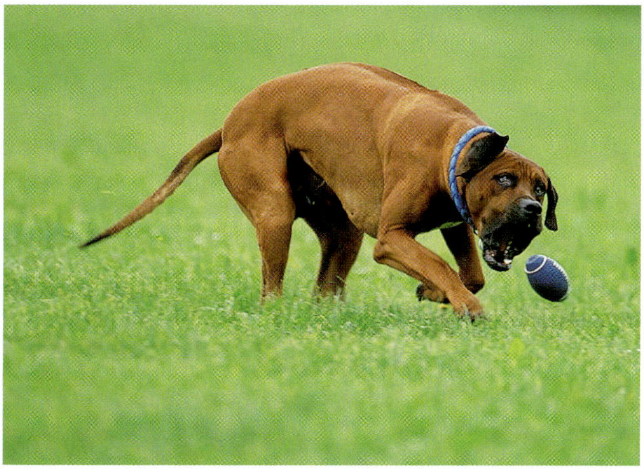

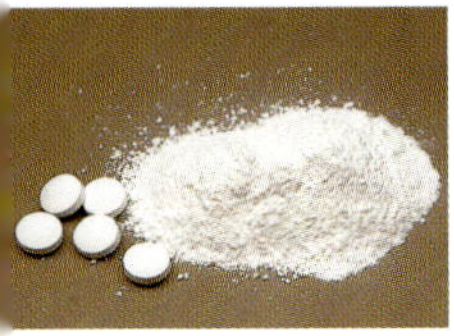

Calcium phosphoricum

› Phosphor s. Seite 199

Calcium phosphoricum

Calciumphosphat, $CaHPO_4$

Auch Calcium phosphoricum ist ein wichtiges Jungtiermittel. Es passt mehr für Welpen, die schon 10–12 Wochen alt sind, und für Junghunde bis zu 1–2 Jahren. Die Hunde stehen im Temperament und Körperbau zwischen Calcium und der Arznei Phosphor. Sie sind im Körperbau oft relativ klein und zierlich, können aber auch sehr groß und langbeinig sein. Sie haben einen schmalen Brustkorb und einen schmalen Kopf. Das Bindegewebe ist eher straff. Das Fell glänzt fast immer, sie wirken schon früh erwachsener und haben fast immer einen sehr harmonischen Körperbau.

Sie sind viel lebhafter und agiler als Calcium-carbonicum-Welpen und -Junghunde. Sie sind sehr verspielt, zerreißen Decken, knabbern Spielzeug an. Auch Welpen, die Calcium phosphoricum brauchen, werden manchmal spät sauber, aber nicht, weil sie Spätentwickler sind, sondern weil sie die Umgebung erkunden müssen und keine Zeit haben, an ihre „Geschäfte“ zu denken. Sie lernen sehr schnell, begreifen alles sofort, aber sie lassen sich auch leicht ablenken und vergessen scheinbar, was sie gelernt haben. Sie wollen viel Abwechslung beim Üben, ständige Wiederholungen sind viel zu langweilig. In fremder Umgebung sind sie sehr neugierig, wollen alles erkunden. Sie reagieren empfindlich auf Geräusche und alle Reize der Umgebung und neigen dazu, Ängstlichkeit oder Schreckhaftigkeit zu entwickeln.

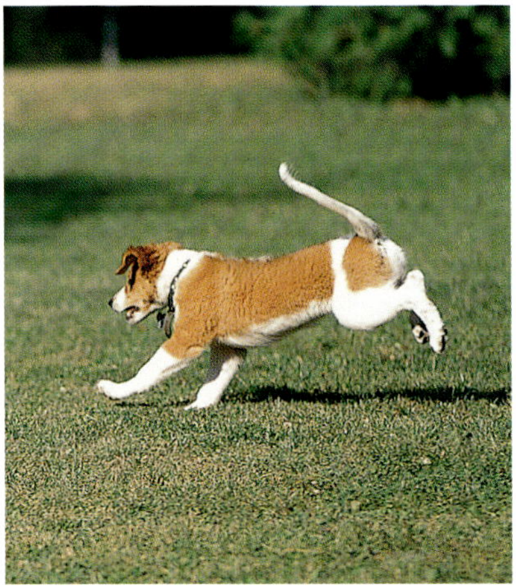

Bewegungsfreude und Sprungkraft gehören zu Calcium phosphoricum.

Als Junghunde sind sie in der Unsicherheitsphase zwischen 8–10 Monaten sehr anfällig für erlerntes Fehlverhalten: Ein Mann mit Stock, eine Frau mit Kinderwagen, die von vorn auf sie zugehen, können sie verunsichern. Sie reagieren dann oft mit lautem Bellen, das sich bei der nächsten Begegnung weiter steigern kann. Besonders wenn der Besitzer durch Beruhigen oder auch Schimpfen die Aufregung eines solchen Hundes bestätigt, können wirkliche Probleme auftreten. Oft hilft dann nur eine gute Hundeschule, die aber sehr behutsam mit den sensiblen Hunden umgehen muss – und Calcium phosphoricum!

Junge Rüden zeigen aufkommendes Selbstbewusstsein und zweifeln die

Rangordnung sowohl bei anderen Rüden als auch beim Besitzer an: Erwachsene Rüden werden schon mal angekläfft, besonders wenn man an der Leine ist. Beim Besitzer nimmt Rex es nicht sehr genau mit dem Gehorchen; wenn Herrchen ungeschickt einschreitet, wird er angeknurrt oder es wird sogar geschnappt. Hat Rex dies einige Male mit Erfolg getan, ist es gar nicht so einfach, damit zurechtzukommen. Die scheinbare „Aggressivität“ ist dann Anlass für das Aufsuchen einer Hundeschule oder eines homöopathischen Tierarztes.
Andererseits sind Calcium-phosphoricum-Hunde sehr freundlich, suchen den Kontakt zu anderen Menschen und Hunden. Ihr fröhliches, temperamentvolles Wesen erobert gleich jedes Herz und es fällt daher oft schwer, in der Erziehung konsequent zu sein.
Sie stellen viel an, zerlegen besonders gern Papier, fressen Papiertaschentücher, aber auch Erde und alles, was sich draußen findet. Man muss sehr auf sie aufpassen. Ihre Bewegungen wirken schon sehr früh geschickt und elegant, es ist eine Freude, ihnen beim Rennen und Spielen zuzusehen.
Der Appetit kann wechselhaft sein, sie mögen keine Flocken, lieber Fleisch oder Gewürztes.
Calcium phosphoricum kann ein sehr liebenswerter, gelehriger, leistungsfähiger und leistungsfreudiger, toller Hund sein – aber in nicht so günstiger Umgebung oder Aufzucht auch sehr schnell zum Problemhund werden und deswegen sogar im Tierheim landen.
Bei dieser Arznei erkennt man die Breite, die ein Konstitutionsmittel abdeckt. Calcium phosphoricum hilft, das Bestmögliche an Entwicklung zu erreichen.

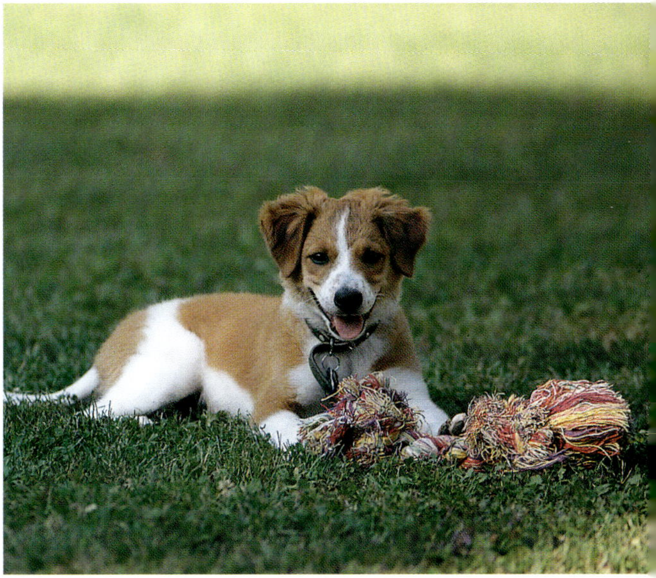

Calcium phosphoricum liebt es, Spielsachen oder Holz zu sammeln und zu zerlegen.

Schwerpunkte der Erkrankung – Pathophysiologie

Erkältlichkeit

Calcium phosphoricum ist, ähnlich wie Calcium carbonicum, anfällig für Erkältungen. Neben Atemwegsinfektionen bekommen diese Hunde auch leichter Blasenentzündung.

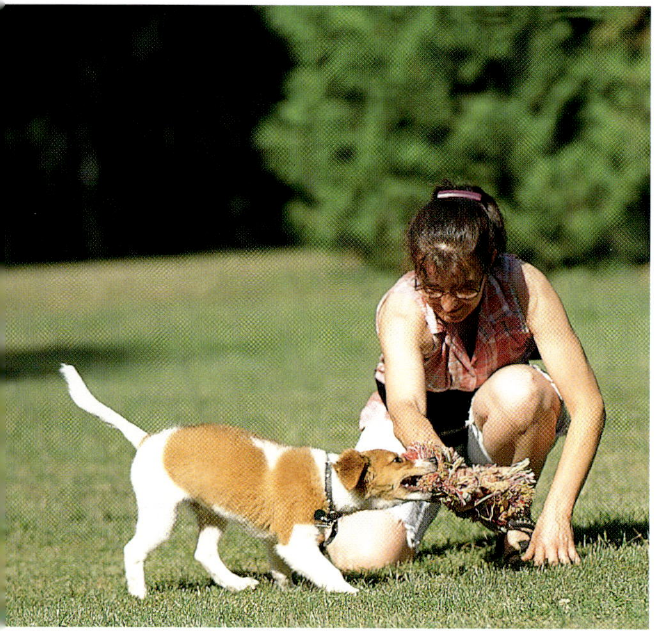

Das Spiel mit der Beute will gelernt sein.

Bewegungsapparat

Durch ihr Temperament und ihre Bewegungsfreude überlasten sich die schnell gewachsenen Junghunde leicht und neigen dann zu Verstauchungen. Auch Knochenhautentzündung (Panostitis) kann durch eiweißreiche Nahrung und Überlastung auftreten und ist dann oft hartnäckig. Calcium phosphoricum wird nach Operation von Chips und Chondrosisherden an Ellbogen und Schulter eingesetzt, wenn das Mittel zum Hund passt.

Calcium phosphoricum ist eine wichtige Arznei zur Unterstützung der Frakturheilung, besonders bei Junghunden mit zarten Knochen.

Hunde kleiner Rassen wie Yorkshire, Pudel mit ihren zarten Knochen und ihrem Temperament neigen als Junghunde zu Fraktur oder Knochenriss, wenn sie vom Arm gesprungen sind. Hier unterstützt Calcium phosphoricum die oft zögerliche Frakturheilung. Generell gibt man zur Unterstützung des Knochenbaus in der Wachstumsphase immer das Calciumsalz, das am besten zum Welpen passt: Calcium carbonicum, Calcium phosphoricum oder Calcium fluoratum.

Verhalten

Für die oben genannten Verhaltensweisen und Verhaltensprobleme hat sich Calcium phosphoricum sehr bewährt. Die Junghunde können ihre Flegeleien leichter ablegen, man kann sie leichter erziehen, sie werden erwachsener. Oft ändern sie dabei den Konstitutionstyp und brauchen danach eine andere Arznei. Ein erfahrener homöopathischer Tierarzt kann die Veränderung zuordnen.

Dosierung

Calcium phosphoricum, Calciumphosphat

Welpen in der Wachstumsphase, zur Unterstützung des Knochenbaus: Calcium phosphoricum D6 oder D8, 2 x täglich 1 Tablette oder 4–5 Globuli. Stehen die Verhaltenssymptome im Vordergrund: Calcium phosphoricum D30, 2 x pro Woche 4–5 Globuli für 4–6 Wochen.

Graphites

Graphites, Reißblei

Graphites ist ein Mittel für eher fettleibige, meist gutmütige, sehr gefräßige Hunde. Sie haben ein sehr ruhiges Temperament, wirken inaktiv. Sie lehnen sich nicht auf, wollen aber auch zu nichts gezwungen werden. Dann können sie auch mal missmutig reagieren. Äußerlich fallen sie meist durch fettige Haut und stark verhornte, rissige, schmierige Hautstellen, besonders an den Körperöffnungen auf: Lefzen, Augen, Ohren, After. Sie haben sehr große und dicke Liegeschwielen außen an den Ellbogen oder auch an den Hinterbeinen und neigen zu chronischen Ekzemen. Die Hunde riechen oft intensiv, eher süßlich.
Weil sie so pappig sind, hat man das Bedürfnis sie zu baden, was sie aber überhaupt nicht mögen und was auch nur kurzzeitig Besserung bringt. Die Haut wird dadurch nur immer fettiger. Der Appetit ist immer gut, sie neigen eher zu Verstopfung (Obstipation) oder festem Kot.

Lokalsymptome, Organbelastungen

Unterfunktion der Drüsen wie Schilddrüse (Hypothyreose), Eierstöcke (Läufigkeitsblutung sehr kurz und schwach, verspätet oder ausbleibend) und kleine, schlaffe Hoden sind verantwortlich für das ruhige Temperament, die Inaktivität, die Tendenz zur Fettleibigkeit, die Veränderungen der Haut. Fettige Haut und Schuppen, rissige, verhornte Haut (Rhagaden) an den Körperöffnungen mit einem typischen, honigartigen Sekret und der intensive, eher süßliche Geruch der Tiere sind charakteristisch für Graphites. Die Krallen sind verdickt oder auch verkrüppelt. Die Analbeutel sind häufiger verstopft, auch hier entleert sich ein eher dickes Sekret.
Sie haben sehr oft eine Gehörgangsentzündung, auch hier bildet sich immer wieder süßlich riechendes, honigartiges Sekret, und die Knorpelwüste im Gehörgang oder die Ohren selbst sind verdickt. Im Gehörgang werden oft Hefen nachgewiesen. Die konsequente Behandlung mit Lotionen und Salben, die in den Gehörgang gebracht werden, bessert die Symptome nur kurzzeitig, da die ursächliche Stoffwechselstörung damit nicht geheilt wird.

Modalitäten

Verschlimmerung durch Kälte.

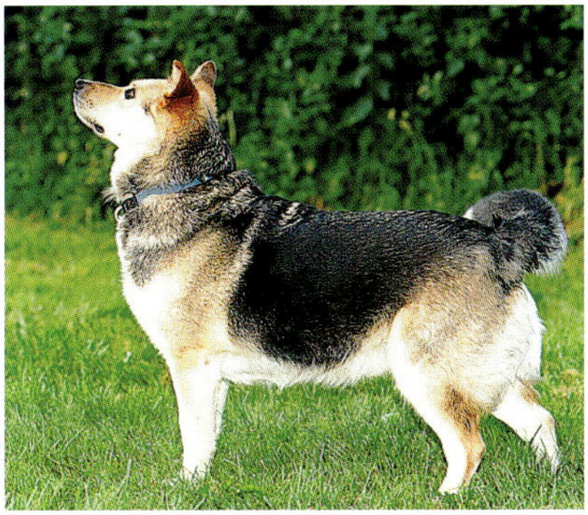

Ein Hund, der Graphites braucht, ist immer kräftig und neigt zu Übergewicht.

Dosierung

Graphites, Reißblei

Graphites D6 oder D8, 2 x täglich 1 Tablette oder 5–8 Tropfen Dilution oder 5–8 Globuli für 4–8 Wochen. Entsprechend der Verlangsamung der Stoffwechselvorgänge braucht auch die Arznei Graphites etwas Zeit, bis man die Wirkung sehen kann. Die Tiere werden deutlich aktiver, wollen mehr spielen, laufen lieber und länger beim Spaziergang mit. Sie riechen nicht mehr intensiv, die Schwielen werden etwas flacher und sondern kaum noch Sekret ab. Auch die Gehörgangsentzündung kann zumindest deutlich besser werden und bedarf vielleicht nur noch eines Ohrreinigers 1–2 x pro Woche.
Man kann auch Graphites D30, 1 x pro Woche 5–8 Globuli, geben. Gerade bei Graphites gibt es individuelle Unterschiede bei der Ansprechbarkeit auf die Arznei.

Lycopodium

Lycopodium clavatum, Bärlapp

Hunde, die Lycopodium brauchen, haben meist einen ausgeprägten Charakter und eine sehr lange Krankengeschichte. Alle Erkrankungen verlaufen sehr hartnäckig und sprechen nur schwer auf Medikamente an, ganz gleich, welche Therapie man wählt. Die Heiltendenz ist deutlich verzögert, Wunden und Ekzeme heilen nur zögerlich.

Besonders Rüden können sehr eigenwillig und launisch sein. Sie fragen immer wieder nach der Rangordnung, sowohl beim Besitzer als auch bei anderen Rüden. Dabei ist ihre Dominanz gar nicht so ausgeprägt: Merken sie, dass der Mensch oder ein anderer Hund konsequent ist oder sich nicht alles gefallen lässt, ziehen sie sich gleich zurück, gehorchen oder zeigen sich friedlich. Der menschliche Begriff „Launenhaftigkeit" äußert sich in sehr wechselhaftem Verhalten und anscheinend auch im Allgemeinbefinden der Hunde: Geht es ihnen gut, dann sind sie fröhlich, freundlich, umgänglich. Einige Stunden später oder am nächsten Tag erscheinen sie lustlos, traurig oder auch ausgesprochen grantig bis aggressiv, knurren Mensch und Artgenossen an, wenn sie sich nähern oder sie berühren wollen. Rüden nutzen gnadenlos aus, wenn Herrchen oder Frauchen unerfahren oder eher gutmütig und nachgiebig sind. Sie gehorchen dann nur, wenn sie wollen, entscheiden, wann man sie bürsten, wann man sie anfassen darf, schnappen scheinbar grundlos zu. Wenn sie Futter oder etwas zum Kauen haben, darf keiner in die Nähe kommen. Diese Verhaltensweise zeigt sich oft schon bei Junghunden, die erst 4–5 Monate alt sind. Schon sehr früh können sich groteske Rituale und Verhaltensweisen zwischen Besitzer und Hund entwickeln: Der Hund entscheidet, welcher

Besuch ins Haus darf, wer wann an ihm vorbeigehen darf; das Sofa oder der Sessel gehört dem Hund allein! Will der Besitzer einschreiten, so zeigt der Hund sofort, dass er sich nicht mehr einschränken lässt. Da hilft oft nur eine Hundeschule – und Lycopodium! Die Eigenwilligkeit und „Dominanz“ hat auch ihre Vorteile: Schon früh verteidigt unser Hund die Wohnung, das Haus, den Garten oder auch die Besitzer, wenn sie im Dunkeln mit ihm spazieren gehen. Diese, auf den ersten Blick „angenehme“ Seite hat jedoch ihren Preis: Der Hund entscheidet in Situationen, die eigentlich sein Hundeführer entscheiden müsste! Dafür muss dieser in Kauf nehmen, dass sich Tasso beim nächsten Rüden wieder unmäßig aufführen und nicht gehorchen wird. Lycopodium hat jedoch auch noch eine andere Seite: Er ist sehr liebebedürftig und anhänglich, braucht Streicheleinheiten, wenn er es wünscht. Es macht den Besitzer stolz, von solch einem Hund geliebt zu werden. Lycopodium ist sehr leistungswillig und lernt sehr gut und schnell, wenn es ihm Spaß macht. Als Leistungshund im Hundesport ist er im Wettkampf oft sehr gut, auch wenn es ein hartes Stück Arbeit ist, ihm etwas beizubringen, wenn er keine Lust dazu hat.

Bei einem dominanten Besitzer, der sehr konsequent ist und nichts durchgehen lässt, fühlt Lycopodium sich am wohlsten, erscheint ausgeglichen, freundlich und umgänglich.

Lycopodium braucht einen Hundeführer, der ihn auch führt. Dann ist er auch als Familienhund geeignet und liebt es, mit den Kindern zu spielen, lässt sich alles von ihnen gefallen oder verzieht sich friedlich, wenn es ihm zu viel wird. Hat er jedoch als Junghund schlechte Erfahrungen mit Kindern gemacht oder mit wem auch immer,

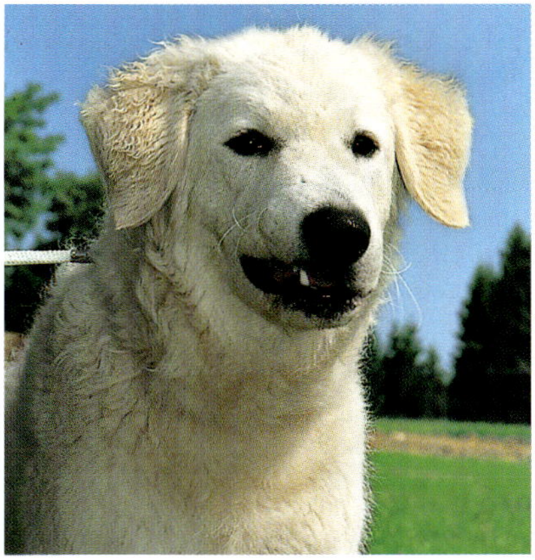

Eigenwilligkeit charakterisiert viele Verhaltensweisen von Lycopodium.

hat der Besitzer dies nicht gleich erkannt oder ist entsprechend eingeschritten, so kann man ihn mit Kindern oder auch anderen Hunden nicht mehr zusammenlassen. Glücklicherweise deutet er fast immer mit lautem Grollen und Knurren an, wenn seine Grenzen erreicht sind, sodass man sich noch rechtzeitig zurückziehen kann. Schreitet der Besitzer oder wer auch immer sehr energisch ein, zieht sich Lycopodium auch zurück.

Lycopodium ist sehr krankheitsanfällig. Meist schon als Welpe hat er hartnäckige Verdauungsprobleme mit immer wiederkehrenden Durchfällen, die nur schwer zu behandeln sind. Es dauert einige Zeit, bis ein Futter gefunden ist, das der Hund verträgt. Auf Knochen bekommt er meist Durchfall oder erbricht sie. Der Appetit ist sehr wechselhaft und „launisch“: Lycopodium mag Abwechslung im Speiseplan, isst nicht oft dasselbe hintereinander. Er mag meist kein Trockenfutter, es muss mit Dosenfutter oder Fleisch verbessert werden. Zu viel Fleisch mag er auch nicht oder verträgt es nicht. Obst und Gemüse nimmt er gern und vor allem Süßes. Lycopodium liebt Kuchen, Plätzchen, Schokolade, eventuell auch Eis. Und natürlich alles, was die Besitzer sonst noch essen, besonders wenn es gewürzt ist. Die Hunde sind meist sehr schlank, fast mager.
Es gibt aber auch den verfressenen Lycopodium, der alles in sich hineinschlingt und eher etwas fettleibig ist. Aber auch er ist anfällig für Verdauungsstörungen.
Lycopodium-Welpen werden sehr schnell sauber, sie machen nichts kaputt. Erwachsene Hunde sind meist sehr reinlich und dulden keinen Schmutz, keine Verunreinigung am Fell. Sie gehen immer um die Pfütze herum und machen sich nicht schmutzig.
Es gibt allerdings einzelne Ausnahmen. Lycopodium isst oft Kieselsteine und erbricht sie anschließend. Das Steinefressen ist nicht ungefährlich, da es zum Darmverschluss führen kann. Viele Lycopodium-Hunde spielen auch mit Steinen: tragen sie umher, holen sie aus dem Wasser usw.

Lokalsymptome, Organbelastungen

Lycopodium hat oft eine Leberschwäche mit mangelnder Gallesekretion. Diese lässt sich zunächst nicht im Labor nachweisen, ist aber für den wechselnden Appetit, die mäkelige Futteraufnahme, das Verlangen nach Süßem und Gewürztem verantwortlich und fördert die Anfälligkeit für Verdauungsstörungen. Auch das wechselnde Allgemeinbefinden, das wir bei Lycopodium fast immer finden, hat oft hierin seine Ursache.

Magen-Darm

Hartnäckige oder wiederkehrende (rezdivierende) Magenerkrankungen mit Erbrechen oder Darmerkrankungen mit Durchfall oder auch Schleim im Kot (Colitis), die schubweise immer wieder auftreten. Der Kot kann unterschiedlich aussehen, sehr wässrig oder auch breiig, schleimig oder blutig sein. Darmgurgeln und stinkende Flatulenzen gehören ebenfalls dazu. Das Gesamtbild muss zur Arznei passen, dann ist mit Lycopodium eine deutliche Stabilisierung zu erreichen.

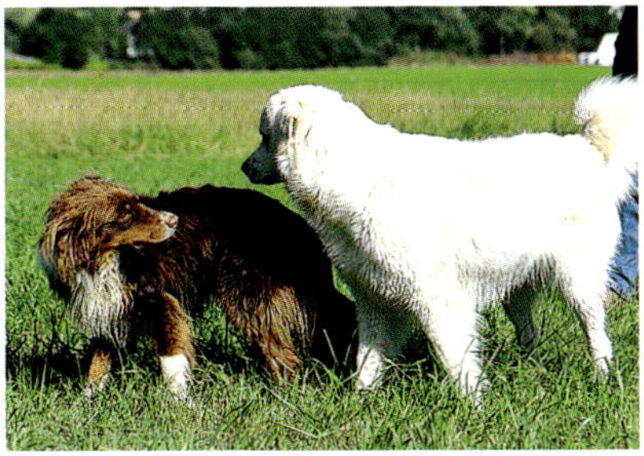

Blase-Niere

Die zweite Organschwäche liegt bei Blase und Niere: Immer wiederkehrende Blasenentzündung und die Bildung von Harngries oder Blasensteinen passen ebenfalls zu Lycopodium. Diese Hunde sind oft unleidlich wie oben beschrieben. Eine entsprechende Diät ist schwierig durchzusetzen. Mit Lycopodium sind die Hunde viel ausgeglichener, der Appetit ist gleichmäßiger, sie nehmen die Diätnahrung an. Es ist allerdings sinnvoll, immer wieder zwischen zwei Sorten zu wechseln.

Haut

Hartnäckige Ekzeme, deren Ursache der instabile Darm oder auch Leber und Niere sind, gehören zu Lycopodium. Juckreiz, Hot spots im Fellwechsel oder bei kleinsten Verletzungen, chronische Ekzeme, immer wieder kleine entzündete Hautstellen, die stark jucken, kleine Papeln hinten am Rücken, am Unterbauch, aber auch am ganzen Körper finden wir häufig bei Lycopodium. Bei der Eigenwilligkeit der Hunde ist es in der Regel sehr schwierig, betroffene Hautstellen freizuschneiden oder zu behandeln. Ohne Halskragen geht es meistens nicht. Über Monate und Jahre können sich Magen-Darm und Haut oder Blase-Niere und Haut oder sonstige Erkrankungen abwechseln.

Dominanzverhalten ist wichtig zur Beurteilung der Konstitution.

Bewegungsapparat

Ältere Hunde haben häufig Arthrosen, Spondylosen, sonstige chronische Erkrankungen des Bewegungsapparates. Das Gesamtbild entscheidet, ob Lycopodium angezeigt ist.

Modalitäten

Verschlimmerung durch Kälte und Nässe, Besserung durch Wärme ist bei Lycopodium sehr ausgeprägt zu beobachten. Die Tiere legen sich lieber warm, wollen bei Regen gar nicht raus.

Dosierung

Lycopodium clavatum, Bärlapp

Organotrop bei Erkrankungen von Magen-Darm, Leber oder Niere: Lycopodium D6 oder D12, 2 x täglich 1 Tablette oder 5–8 Tropfen Dilution oder 5–8 Globuli.

Sonst: Lycopodium D30 oder C30, 1–3 x pro Woche oder auch Lycopodium D200 Einzelgaben (Wiederholung frühestens nach 3 Monaten). Bewährt hat sich auch Lycopodium LM VIII oder LM XII, 2 x pro Woche. Bei Besserung das Mittel reduzieren oder absetzen (Ausnahme: bei irreparablen Organschäden von Leber oder Niere).

Natrium chloratum

Natrium muriaticum, NaCl, Kochsalz

Hunde, die Natrium chloratum brauchen, sind in der Regel sehr schlanke, oft eigenwillige, aber auch sehr sensible Hunde. Sie binden sich meist nur an einen Menschen – oder auch einen

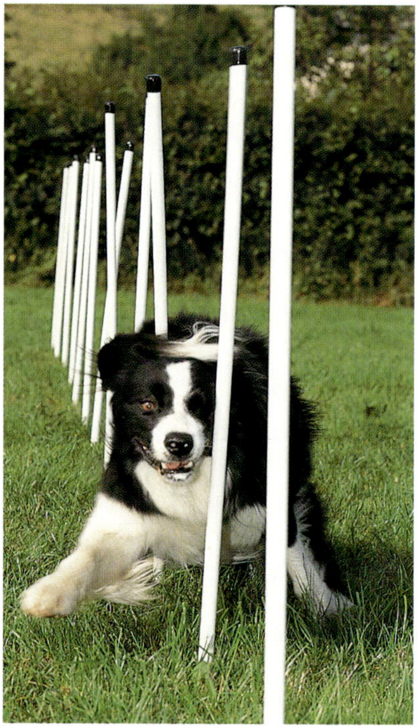

Natrium-chloratum-Hunde sind sehr leistungswillig und haben Freude an der Arbeit.

Artgenossen –, dem sie dann treu ergeben sind. Sie sind dieser Bezugsperson gegenüber sehr gehorsam, tun alles, um ihr zu gefallen. Sie sind sehr leistungswillig und zuverlässig im Hundesport. Verlieren sie die Bezugsperson, so können sie ganz aus dem Gleichgewicht geraten:

Sie trauern Wochen und Monate, nehmen nur wenig Nahrung auf, werden sehr eigenwillig oder ziehen sich ganz zurück. Sie können dann Verdauungsstörungen mit Durchfall oder Erbrechen bekommen, deren Ursache nicht gefunden werden kann, – oder auch Hautprobleme oder sonstige, so genannte funktionelle Störungen, bei denen keine oder nur geringgradige Veränderungen nachweisbar sind. Sie können mit großer Ängstlichkeit oder Schreckhaftigkeit reagieren, aber auch scheinbar aggressiv werden, lassen Niemanden mehr an sich heran. Landen sie im Tierheim, leiden sie sehr unter den vielen Artgenossen und dem ständigen Lärm. Sie werden apathisch, „depressiv" oder scheinbar aggressiv. Erst wenn sie zu einer Person vertrauen fassen können, bessert sich ihr Zustand. Sie kommen oft nicht gut mit anderen Hunden zurecht, besonders nicht mit gleichgeschlechtlichen. Diese Hunde haben oft Probleme, wenn sie im Rudel leben müssen. In der Rangordnung stehen sie eher unten, können aber durchaus Selbstbewusstsein zeigen und sich verteidigen. Die Hunde sind sehr treu ergeben, wollen auch die Nähe, aber nicht die Enge der Berührung. Es sind keine Schmusehunde. Sie können nur schwer ertragen, wenn man sie fest umarmt oder festhält. Tut man das mit Gewalt, so können sie sehr aggressiv werden.

Der Appetit ist gut oder wechselhaft, sie brauchen unbedingt etwas Salz ans Futter. Nach Verdauungsstörungen entwickeln sie leicht Nahrungsmittelunverträglichkeiten. Bekommen sie Dosenfutter, ist das Fell meist besonders stumpf, die Haare sind wie abgefressen. Sie trinken wenig, manchmal auch vermehrt.

Lokalsymptome, Organbelastungen

Haut

Natrium chloratum steht für einen gestörten Salzhaushalt. Dieser zeigt sich in Schwäche und Mattigkeit, aber auch in der Trockenheit der Haut und dem Bedürfnis nach Salz.
Das Fell wirkt oft stumpf und trocken, die Haare sehen wie abgefressen aus. Es entstehen eher trockene, hartnäckige Ekzeme.

Bewegungsapparat

Ältere Hunde mit Spondylosen zeigen einen deutlichen Muskelabbau an den Hinterbeinen oder der Wirbelsäule. Rückenmarksschädigungen mit Innervierungsstörung passen oft zu Natrium chloratum. Ältere Schäferhunde, die sehr viel Leistung gebracht haben und mit einem Mal allgemeine Lustlosigkeit und Schwäche der Hinterbeine zeigen, sonst aber gesund erscheinen und im Verhalten zu Natrium chloratum passen, kann man mit Natrium chloratum behandeln.

› *S. Erkrankungen der Wirbelsäule* **Seite 47 ff.**

Verhalten

Die beschriebene „Traurigkeit“ nach Verlust des Tierbesitzers oder eines befreundeten Artgenossen ist die wichtigste Indikation für Natrium chloratum. Es ist oft erstaunlich, wie eine einzelne Gabe einer Hochpotenz Natrium chloratum D200 einen Hund aus seiner Lethargie lösen kann und er wieder anfängt „zu leben“.
Ängstlichkeit und Schreckhaftigkeit können sich bei Natrium chloratum entwickeln. Es sind frühere Erlebnisse, die der Hund nicht verkraftet hat.
Dies kann ein Kind sein, das ihn erschreckt hat, oder der Hund wurde mit einem Stock oder Ähnlichem bedroht. Auch Geräusche durch Umfallen von Gegenständen können Ängste auslösen oder eine Autofahrt, die mit einem Unfall endete. Die Reaktion mit Angst und Panik wird immer schlimmer. Der Hund zittert, versucht sich zu verkriechen, geht nicht weiter, geht nicht aus dem Haus, ist nicht ansprechbar. Will man ihn zwingen, wird er beißen oder schnappen.
Aggressionen gegen Artgenossen beruhen meist auf einer fehlenden Sozialisierung im Welpenalter, die bei diesem Hund kaum reparabel ist. Sie kann aber auch wieder durch Erlebnisse, z.B. Angriff durch einen anderen Hund, ausgelöst sein und richtet sich dann gegen alle Hunde dieser Rasse.

Aggression gegen Menschen tritt vor allem auf, wenn sich im Umfeld des Hundes keine Person befindet, zu der er wirklich Vertrauen fassen konnte.

Modalitäten

Verschlimmerung durch Kälte und Nässe bei Erkrankungen des Bewegungsapparates, aber auch Verschlimmerung durch Sonnenhitze.

Dosierung

Natrium chloratum, NaCl, Kochsalz

Natrium chloratum D30, C30 oder D200, als Einzelgaben! Das Mittel darf nicht vorzeitig wiederholt werden! Die Wirkung tritt langsam ein, hält aber länger an. Man erkennt den Wirkungseintritt daran, dass der Hund leichter zeigen kann, was er verkraften kann und was nicht, oder dass er wieder Zuwendung zeigt, anfängt zu spielen oder spazieren gehen will.
Bei Hauterkrankungen kann man auch Natrium chloratum D6, 2 x täglich 1 Tablette oder 5–8 Tropfen Dilution oder 5–8 Globuli für 4–6 Wochen, versuchen.

Nux vomica

Strychnos nux-vomica, Brechnuss

Nux vomica ist eine für den Hund häufig gebrauchte Arznei. Es ist das wichtigste Mittel für Erbrechen oder Durchfall nach zu viel oder falsch zusammengesetzter Nahrung, wenn Hunde Kompost, Wurst, Knochen, Süßigkeiten oder Ähnliches aufgenommen haben. Nux vomica ist aber auch ein Konstitutionsmittel. Die Hunde können äußerlich ganz verschieden aussehen: schlank oder auch dick, zierlich oder kräftig im Körperbau sein. Sie sind fast immer anfällig für Verdauungsstörungen, reagieren leicht mit Erbrechen, stinkendem Durchfall oder schleimigem Kot mit Bauchgurgeln und Blähungen, wenn sie nur etwas fetthaltigere Nahrung aufgenommen haben, das Futter zu eiweißreich ist oder Zusatzstoffe enthält, die sie nicht vertragen. Eigenartigerweise haben diese Hunde oft ein großes Verlangen nach Gewürztem, Süßem, oder Knochen, nach allem, was sie nicht vertragen.
Nux-vomica-Hunde können sehr unterschiedlich im Verhalten erscheinen: Sie sind einerseits sehr freundlich, kommen auf jeden Menschen zu, lassen sich aber nicht von jedem streicheln. Beim Besitzer wollen sie viele Streicheleinheiten, aber sie können Enge nicht vertragen, wollen nicht festgehalten, nicht fest umarmt werden. Wer dies nicht merkt oder nicht respektiert, der wird kurz angeknurrt, dann wird zugeschnappt.
Hunde, die Nux vomica brauchen, sind sehr anfällig für „erlerntes Fehlverhalten“: Hat ein Kind sie geärgert, so werden sie für alle Zeiten Kinder dieser Größe anknurren; ist draußen ein Gegenstand neben ihnen herunter-

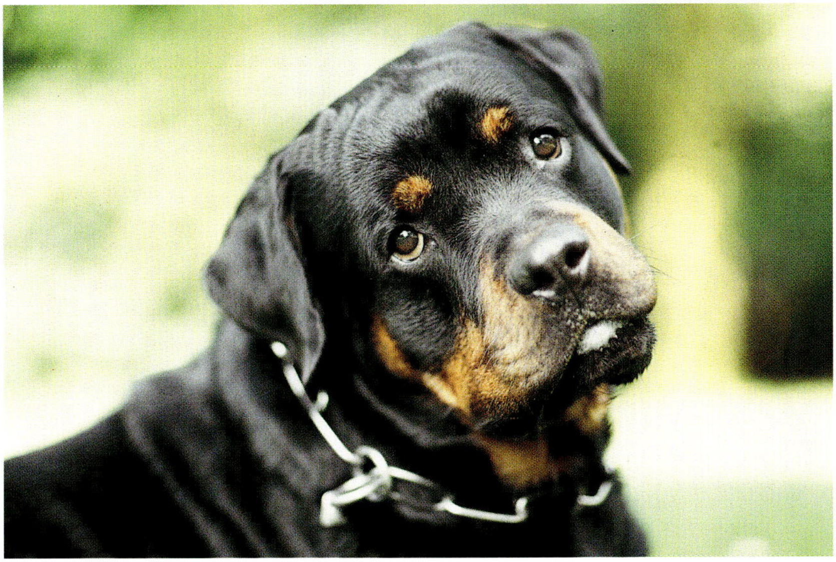

Diesem Blick kann keiner widerstehen! Nux-vomica-Hunde wissen ihren Charme einzusetzen, um ihren Willen zu bekommen.

gefallen, werden sie an dieser Stelle nicht so schnell wieder freiwillig vorbeigehen und auch ähnliche Stellen meiden. Dasselbe gilt für Angriffe von fremden Hunden usw. Sie werden sehr leicht „handscheu" und reagieren in jeder Hinsicht empfindlich auf Erziehungsfehler: entweder mit extremer Angst oder mit Aggression. Charakteristisch ist: Die Reaktion scheint in keinem Verhältnis zu dem eigentlichen Ereignis zu stehen. Das ursprüngliche Ereignis ist vom Besitzer oft gar nicht als solches wahrgenommen worden, er wundert sich nur über die scheinbar unvermittelte und heftige Reaktion.
Andererseits können die Hunde Unsicherheiten und Inkonsequenz des Besitzers schamlos ausnutzen. Sie fiepen, quietschen, bellen, schreien, bis sie erreichen, was sie wollen: Herrchen oder Frauchen sollen beim Spaziergang endlich weitergehen, sollen den Ball werfen, sollen Futter geben, den Hund ins Bett lassen usw.
Je mehr Herrchen oder Frauchen versuchen zu beruhigen oder zu schimpfen, desto sicherer ist der Hund, dass sie verstanden haben, was er will, und es nur eine Frage des Durchhaltens ist, um den eigenen Willen durchzusetzen. Liebevolle ältere Menschen, Besitzer kleiner Hunde sind hier besonders gefährdet, zum Opfer ihrer kleinen Haustyrannen zu werden, die sich keineswegs scheuen zuzuschnappen, wenn ihnen etwas nicht passt.
Das gilt natürlich auch für Dinge wie Bürsten, Ohrenreinigen, Augensalbe verabreichen usw.

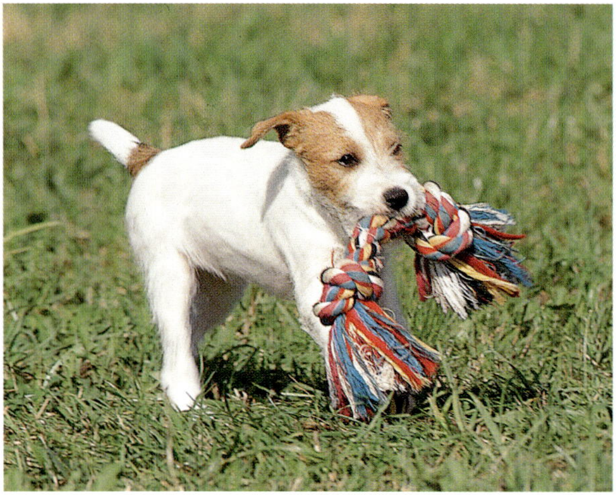

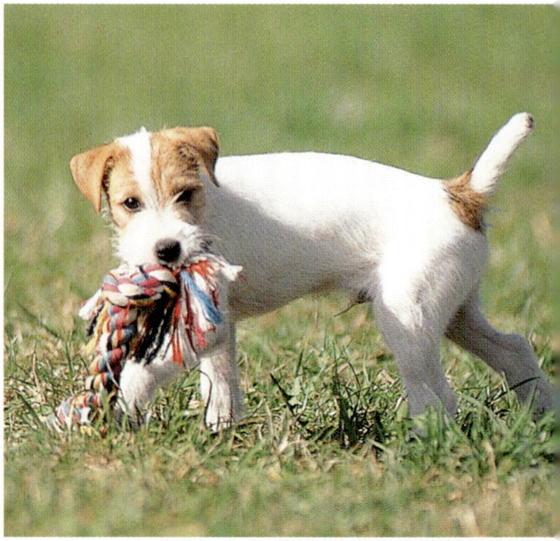

Meistens sind es die kleinen Hunde, die ihre Besitzer im Griff haben: Frauchen wird sicher gleich mit ihm spielen, da ist er sich ganz sicher.

Ähnlich wie Lycopodium merkt allerdings auch Nux vomica schnell, wer der Ranghöhere ist, und kann dann wie selbstverständlich alles mit sich machen lassen und das Gefiepe lassen.
Nux vomica ist sehr empfindlich für alle äußeren Reize: Berührung, Geräusch, Licht, Gerüche. Die Hunde sind extrem wachsam: Beim leisesten Geräusche heben sie den Kopf und bellen los. Bei Berührung verspannen sie sich sofort, auch wenn sie festgehalten werden. Der Rücken wird aufgekrümmt und ist hart, ebenso die Bauchdecke. Dies kann schon ein Alarmzeichen für eine sehr heftige Reaktion sein, denn sie kämpfen schnell und gern. Nur mit Ruhe und Konsequenz kann man diesen Zustand friedlich lösen.
Rüden führen sich anderen Rüden gegenüber gern als „Macho" auf. Sie sind bei weitem nicht so dominant und aggressiv, wie es auf den ersten Blick erscheint, aber sie versuchen auf jeden Fall erst einmal, den anderen zu beeindrucken. An Hündinnen sind sie überaus interessiert, Hündinnen umgekehrt an Rüden auch, sie werden sofort umworben.
Nux-vomica-Hunde sind in der Regel eifersüchtig, wenn die Besitzer mit anderen Hunden Kontakt aufnehmen. Sie gehen auf jeden Fall dazwischen und wollen lieber selbst im Mittelpunkt stehen.

Lokalsymptome, Organbelastungen

Nux vomica ist eine Arznei, die einerseits eine deutliche Wirkung auf das Nervensystem hat: Die Hunde sind leicht erregbar durch äußere Reize, sie sind sehr schmerzempfindlich, sie verspannen sich leicht.

Erkrankungen, die mit Nervenquetschungen einhergehen, wie Bandscheibenvorfall, Verstauchung oder Prellung der Wirbelsäule passen zu Nux vomica.
Nux vomica wirkt auch auf die Innervierung des Darms, führt dort zu Krämpfen (Spasmen), die sich dann in Durchfall, Koliken oder auch Verstopfung (Obstipation) äußern können.
Nux vomica hat auch eine Wirkung auf die Leber. Es kann entgiftend wirken bei zu viel oder fettreicher Nahrung, aber auch bei Vergiftungen.

Magen-Darm
Nux vomica ist ein Mittel für akute Verdauungsstörungen. Es ist Konstitutionsmittel für Hunde mit chronischem oder immer wiederkehrendem Durchfall, Erbrechen, oder auch schleimigem Kot (Colitis) oder Koliken, bei denen viel Gras oder Blätter gefressen werden, wenn die übrigen Symptome passen.

Bewegungsapparat
Wirbelsäulenerkrankungen stehen im Vordergrund.

Verhaltensprobleme
Ängstlichkeit, Aggressionen, erlerntes Fehlverhalten.

Modalitäten
Verschlimmerung durch Berührung, äußere Reize, Nässe und Kälte.

Dosierung
Strychnos nux-vomica, Brechnuss
Nux vomica D6, 2–3 x täglich 1 Tablette, 5–8 Tropfen Dilution oder 5–8 Globuli bei „organotroper" Anwendung, z.B. akute Verdauungsstörungen oder Wirbelsäulenerkrankungen.
Nux vomica D30 oder C30, 1 x täglich 5–8 Globuli für ca. 1 Woche, dann 2–3 x pro Woche bei Verhaltensproblemen. Bei Besserung der Symptome wird das Mittel ausgesetzt oder die Dosierung verringert.
Nux vomica LM VIII oder LM XII, 1 x täglich oder 1–2 x pro Woche 5 Globuli oder 5 Tropfen Dilution.

Phosphor

Phosphor, Gelber Phosphor
Hunde, die Phosphor brauchen, sind sehr bewegungsfreudig, temperamentvoll und verspielt. Sie sind eher schlank mit schmalem Kopf und schmalem Brustkorb, wirken wohlproportioniert und sportlich. Die Haare sind für die jeweilige Rasse meist seidig, fein und weich. Ihre Bewegungen sind äußerst elegant, kraftvoll und schön anzusehen. Es sind sehr sensitive Tiere, die jeden Reiz aus der Umgebung, jedes kleinste Geräusch, jede Bewegung eines Blattes, jeden Geruch aufnehmen und jedes Ereignis und jeden Reiz sehr intensiv erleben. Sie lernen unglaublich schnell, da sie aber auf jeden Reiz reagieren, lassen sie sich sehr leicht ablenken.

› *S. Kapitel Magen-Darm-Erkrankungen* Seite 75 ff.

› *S. Kapitel Erkrankungen am Bewegungsapparat* Seite 39 ff.

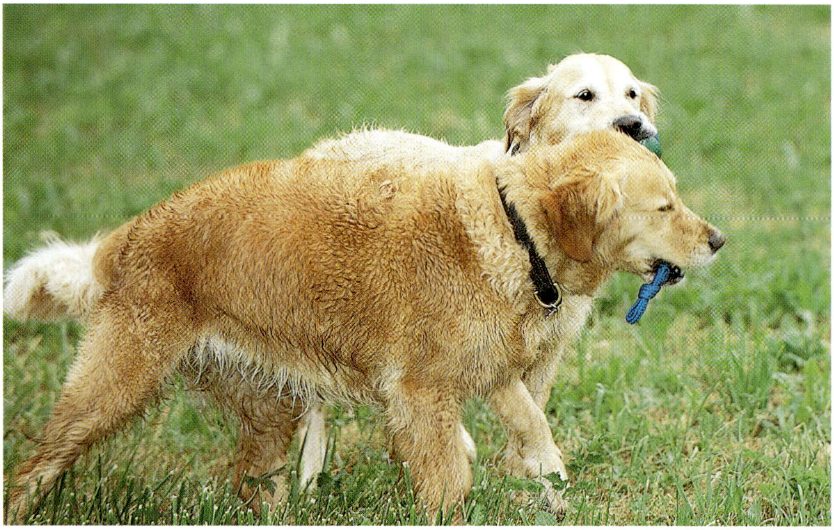

Phosphor-Hunde sind sehr gesellige Tiere und spielen gern mit Artgenossen.

Besonders junge Hunde können sich nur sehr schwer auf Übungen konzentrieren. Wiederholungen sind viel zu langweilig, da gibt es schon wieder Interessanteres aufzunehmen. In der Erziehung brauchen die Hunde eine ruhige und konsequente Hand, sonst werden sie leicht zu hektischen, ständig kläffenden oder an der Leine zerrenden Nervenbündeln. Ob ein Phosphor-Hund ein toller Höchstleistungshund wird oder ein unerträglicher Hektiker, ein lustiger, lebensfroher Familienhund oder ein Angstbeißer, hängt in erster Linie von seiner Haltung und Umgebung ab. Es steckt immer beides in diesen Hunden. Sie brauchen oft einige Jahre, bis sie gefestigt sind. Phosphor-Hunde sind gesellige Tiere: Sie spielen und toben gern mit anderen Hunden, finden darin kein Maß, bis sie plötzlich eine kurze Ruhepause brauchen. Dann geht es aber gleich weiter. Sie lieben auch den Kontakt zu Menschen, gehen zu vielen freundlich hin, aber sie sind empfindlich, wenn man sich von vorn über sie beugt, frontal auf sie zugeht, sie gleich anfasst oder zu eng nimmt. Phosphor braucht immer viel Raum und Abstand und kann die Enge nicht gut ertragen. Da das Verhalten der Hunde für uns Menschen vordergründig anders aussieht, kommt es sehr leicht zu Missverständnissen, und hier liegt häufig die Ursache, wenn es Probleme im Verhalten gibt. Auch die Enge des Halsbandes können sie nicht gut ertragen: Sie sind an der Leine scheinbar oft extrem aggressiv oder ziehen so, dass man sie kaum halten kann. Man führt sie besser mit einem

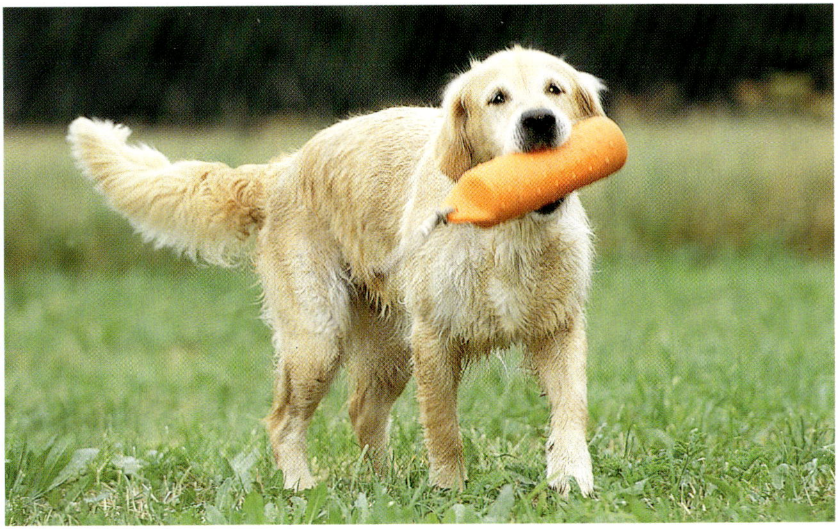

Oftmals finden Phosphor-Hunde kein Ende. Kaum hat man die Beute geworfen, steht er wieder freundlich auffordernd da: „Noch mal, bitte!"

Geschirr, das nicht so eng ist und vor allem keinen Zug am Hals ausübt. Phosphor-Hunde brauchen immer Gesellschaft und können daher nicht gut allein bleiben. Sie fiepen, jaulen, bellen, zerlegen Teppiche oder Kissen, oder zernagen schon mal Türrahmen. Sie können sich so aufregen, dass sie auch Harn oder Kot in der Wohnung absetzen, wenn sie allein sind. Man muss sehr behutsam das Vertrauen aufbauen und das Alleinbleiben üben. Phosphor-Hunde sind extrem geräuschempfindlich und erschrecken leicht. Es können sich sehr leicht richtige Ängste oder Phobien entwickeln, ähnlichen denen, die wir auch bei Nux vomica beobachten. Sie haben auch große Angst bei Gewitter, z.B. beim Donnerknall, aber sie spüren wohl auch die atmosphärische Spannung des Gewitters. Auch hier ist es wichtig, die Ängste weder durch Beruhigen noch durch Schimpfen zu bestätigen. Am besten ist es, sie zu ignorieren oder dem Hund ein Signal zu geben oder eine Aufgabe (z.B.: Geh in deinen Korb, hol deinen Ball).

Phosphor-Tiere regen sich leicht auf, jede Erregung kann Durchfall oder auch kurzes Erbrechen zur Folge haben. Sie sind sehr kitzlig und reagieren auch überempfindlich bei Injektionen beim Tierarzt. Fast alle Phosphor-Hunde lieben Wasser, gehen gern schwimmen, gehen bei jeder Gelegenheit ins Wasser. Sie „beißen" vor Freude in den Wasserstrahl eines Gartenschlauchs.

Junghunde haben oft eine Blasenschwäche: Bei Freude, Begrüßung oder Angst verlieren sie etwas Urin.

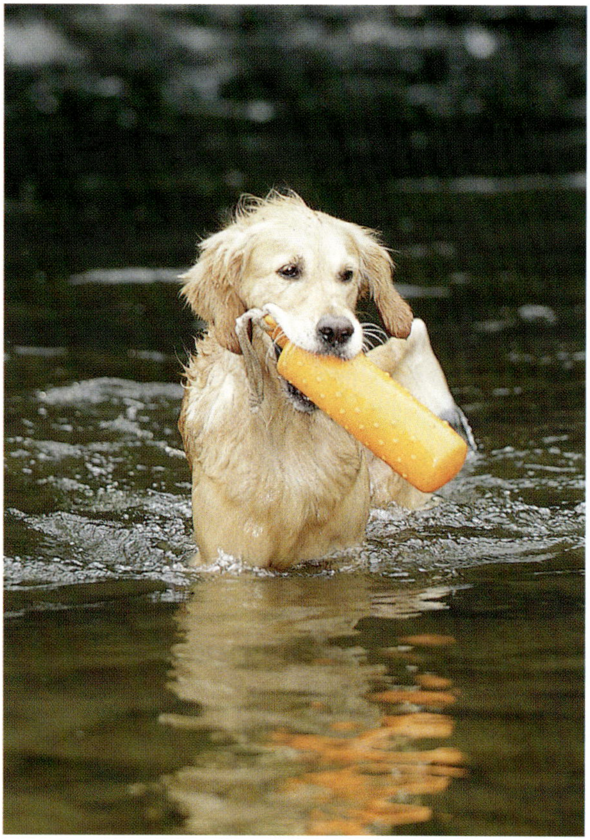

Wasser ist ihr Element: Phosphorhunde gehen für ihr Leben gern schwimmen.

Der Appetit ist gut oder wechselhaft. Sie mögen lieber Fleisch oder auch Gewürztes. Phosphorhunde haben viel Durst auf große Mengen Wasser, die manchmal erbrochen werden.
Krankheiten verlaufen oft sehr akut, auch mit hohem Fieber innerhalb von Stunden oder einem Tag. Das Allgemeinbefinden ist dabei erstaunlich gut. Sie neigen zu fieberhaften Atemwegserkrankungen und zu Erkrankungen von Magen-Darm, Leber oder Niere.

Junghunde: Hartnäckige Knochenentzündung (Panostitis), die immer wieder kommt oder gar nicht weichen will, bei jungen, sehr agilen Hunden, die dem Phosphor-Bild entsprechen. Sie können Fieber haben und treten kaum auf oder liegen auf dem Rücken und halten die Beine nach oben.
Auch alle Wachstumsstörungen, Osteochondrose, Chips, auch wenn nach OP die Heilung am Knorpel verzögert ist und die Lahmheit nicht weichen will, kann Phosphor wirklich Besserung bringen, wenn die Arznei zum Hund passt.

Lokalsymptome, Organbelastungen

Auch bei lokalen Erkrankungen ist es wichtig, dass das Mittel insgesamt zum Hund passt. Phosphor-Hunde brauchen fast immer ihre Arznei, auch bei akuten Krankheiten beziehungsweise entwickeln Symptome, die am besten zu Phosphor passen.

Magen-Darm

Erbrechen und wässriger, auch schleimiger oder blutiger Durchfall. Der Kot kann auch grünlich oder grau aussehen.
Beim Hund treten die Beschwerden meist nach Erregung, Aufregung, Schreck oder Schock auf. Die Hunde erscheinen momentan sehr geschwächt, erholen sich dann aber sehr schnell wieder und es geht in ihrem gewohnten Tempo weiter.

Leber-Niere

Phosphor hat auch Bezug zu Leber und Niere; besonders bei degenerativen Veränderungen, die nach Vergiftungen, nach schweren Erkrankungen oder auch im Alter auftreten, kann man Phosphor sehr gut einsetzen.

Atemwege

Akute Bronchitis, auch Lungenentzündung mit Nasenflügelatmung und Husten, der im Freien in kalter Luft schlimmer ist oder abends oder nachts. Auch das „Hüsteln" durch Erregung oder Freude bei sehr temperamentvollen Hunden kann zu Phosphor passen.

Haut

Die Symptome sind nicht sehr auffällig; leichte Kontaktallergien oder Juckreiz an den Pfoten bei Erregung können zu Phosphor passen.

Bewegungsapparat

Phosphor hat mehr Bezug zu Knochen und Gelenkknorpeln als zu Bändern und Sehnen. Phosphor kann daher ein Mittel bei gestörter Frakturheilung sein und nach OP am Knochen oder Gelenk, s. Jungtiere.

Verhalten

Hunde, die Phosphor brauchen, sind zwar auf den ersten Blick sehr fröhlich und liebenswert, aber nicht leicht zu erziehen und zu halten. Erziehungsfehler, Tierheimaufenthalt oder Besitzerwechsel können zu sehr massiven Verhaltensproblemen führen. Dazu gehören übermäßige Ängste und Schreckhaftigkeit, Zerstörungssucht, wenn sie allein bleiben müssen, nerviges Fiepen, Jaulen, Kläffen, aber auch Aggressionen gegen andere Hunde oder fremde Menschen usw. Mit Phosphor fühlen sich diese Hunde „wohler", sind ausgeglichener und es ist leichter, mit ihnen umzugehen.

Modalitäten

Verschlimmerung nachts, Atemwegssymptome an kalter Luft, Alleinsein.

Dosierung

Phosphor, Gelber Phosphor

Phosphor D6, D8, 2 x täglich 1 Tablette, 5–8 Tropfen Dilution oder 5–8 Globuli bei lokalen Erkrankungen wie Leber- oder Nierenfunktionsstörung, eventuell Durchfall und Erbrechen.

Phosphor D30 oder C30, bei akuten Atemwegserkrankungen einige Tage 1–3 x täglich.

Phosphor D30 oder C30, bei Verhaltensproblemen einige Tage 1 x täglich 5–8 Globuli oder 5–8 Tropfen Dilution, dann 1–2 x pro Woche.

Phosphor ist ein Mittel für sehr agile Hunde, sie verbrauchen es recht schnell. Bei deutlicher Besserung muss die Arznei reduziert bzw. abgesetzt werden.

Phosphor D200, Einzelgaben alle 2–3 Monate.

Pulsatilla

Pulsatilla pratensis, Wiesenküchenschelle, Kuhschelle

Pulsatilla ist eine Arznei für weibliche Tiere, wobei es auch Rüden geben kann, die Pulsatilla brauchen. Die Hündinnen sind auffallend freundlich, suchen sehr ausgeprägt den Kontakt zum Menschen, lassen sich auch von fremden Menschen gern anfassen und wollen gestreichelt werden. Sie sind richtige „Schmusetiere“. Sie sind äußerst gutmütig, eher nachgiebig, ordnen sich gern unter, beim Menschen und auch bei Artgenossen.

Wenn man sie zu sehr in die Enge treibt, dann kann allerdings auch eine Pulsatilla-Hündin ungeduldig werden und die Zähne zeigen. Sie würde aber nie zubeißen.

Sie sind etwas „eifersüchtig“, wenn man mit anderen Hunden oder Menschen Kontakt aufnimmt, drängen sich dann dazwischen, wollen wieder selbst im Mittelpunkt der Zuwendung stehen. Auch anderen Hunden gegenüber suchen sie Kontakt und spielen gern, ziehen sich aber sofort zurück, wenn der andere Hund nicht darauf eingehen will. Sie sind im Körperbau eher kräftig, neigen gern zum Dickwerden, haben leicht einen Hängebauch.

In fremder Umgebung sind sie zwar eher neugierig, aber auch immer vorsichtig und etwas ängstlich. Sie schauen gern, wie der Besitzer reagiert, und richten sich danach. Auch Pulsatilla ist sehr aufmerksam und nimmt alle Reize aus der Umgebung auf. Bei Pulsatilla ist es jedoch weniger die Überempfindlichkeit der Sinne als die Vorsicht, die sie so reagieren lässt.

Pulsatilla-Hunde sind leicht zu erziehen. Sie wollen gern alles richtig machen, widersetzen sich nicht oder nur sehr selten. Sie sind nicht so leistungsfähig wie Phosphor, aber sie arbeiten

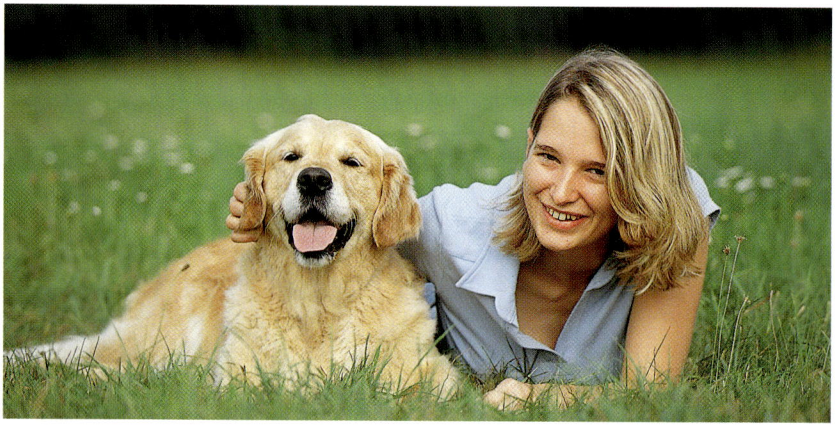

Pulsatilla-Hündinnen sind sehr anschmiegsam und lieben die Nähe zum Menschen.

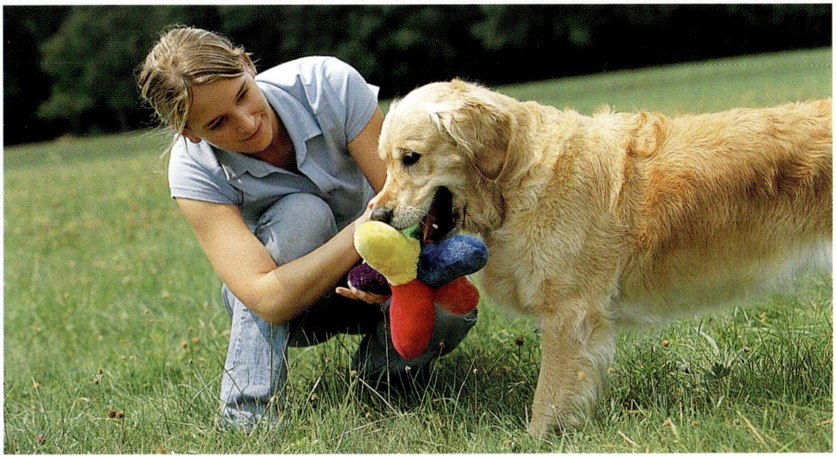

Pulsatilla-Hunde sind leicht zu erziehen, da sie immer alles richtig machen wollen.

freudig und sehr zuverlässig. Es sind ideale Familienhunde, weil sie auch Kinder sehr lieben und sich alles von ihnen gefallen lassen. Man kann sie herumtragen, anziehen, in einen Puppenwagen legen usw. Wenn es wirklich zu viel wird, dann ziehen sie sich kurz zurück.

Pulsatilla ist jedoch sehr sensibel: Streit in der Familie kann Pulsatilla nicht ertragen, sie „leidet" sofort darunter oder versucht zu beschwichtigen. Pulsatilla reagiert auf jede Bewegung, jeden Blick, jedes leise Wort: Wenn man laut wird oder sie massiv zu etwas zwingen will, dann verkriecht sie sich oder wird hektisch und man kann nichts mehr mit ihr anfangen.

Pulsatilla ist als Mutterhündin sehr geeignet, da sie sich ständig um ihre Welpen kümmert. Sie hat in der Regel sehr viel Milch und genießt das „Muttersein" sehr.

Auch bei fremden Welpen und Junghunden zeigt sie sich immer gutmütig und umsorgt sie. Sie lässt sich aber auch von Junghunden drangsalieren, zeigt ihnen nicht die Grenzen, und manchmal muss man ihr helfen.

Die Arznei hat ihre Schwerpunkte im weiblichen Genitale: Läufigkeit, Geburt, Säugezeit oder hormonelle Imbalanzen, z.B. nach Kastration.

Pulsatilla ist gern an der frischen Luft, Wärme und Hitze kann sie nicht so gut vertragen.

Der Appetit ist sehr gut, sie verträgt kein Fett und reagiert darauf mit Durchfall.

Pulsatilla ist immer auffallend durstlos.

Bei Entzündungen der Schleimhäute ist das gelbliche oder gelblich grünliche, milde Sekret charakteristisch für Pulsatilla (Nase, Ohren, Scheide, Gebärmutter).

Lokale Symptome, Organbelastungen

Magen-Darm

Durchfall nach fetthaltiger Nahrung, nach sehr kaltem Wasser, aber auch nach Diätfehlern. Der Kot ist eher hell, gelblich, breiig.

Durchnässung beziehungsweise wenn sie auf kalter Unterlage liegen.

In der Trächtigkeit fühlen sie sich sehr wohl. Die Geburt kommt etwas zögerlich in Gang, kann auch lange dauern. Nach der Geburt hat die Hündin in

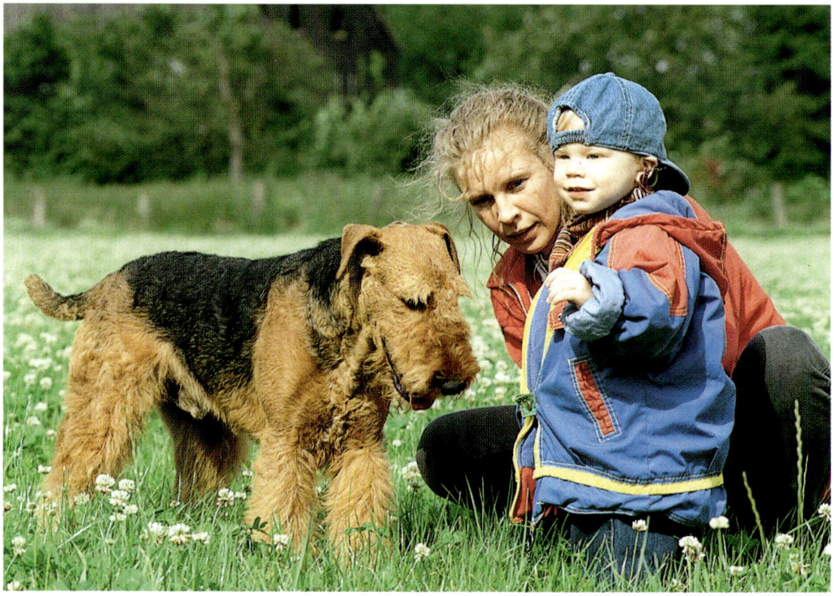

Hunde, die zu Pulsatilla passen, sind sehr kinderlieb und lassen sich fast alles gefallen.

Weibliche Genitale

Die erste Läufigkeit ist meist sehr spät, die Hündin blutet meist sehr lang, eher 3 Wochen, der Abstand zwischen den Läufigkeiten ist oft unregelmäßig: meist 1–2 Monate später, kann aber auch verkürzt sein.

Nach der Läufigkeit tritt gern ein gelblicher oder gelblich grünlicher Scheidenausfluss auf.

Die Hündinnen neigen zu Blasen- und Scheidenentzündung nach

der Regel viel Milch, es sei denn die Geburt war schwierig oder sie hat eine Gebärmutterentzündung. Der Ausfluss ist auch hier gelblich grünlich, rahmig und die Menge relativ viel.

Man kann Pulsatilla gut bei Milchmangel geben, wenn das Mittel insgesamt zur Hündin passt. Scheidenentzündung mit gelblich grünlichem Fluor junger Hündinnen vor der ersten Läufigkeit oder auch nach der ersten Geburt ist häufiger zu beobachten.

Scheinträchtigkeit

Pulsatilla-Hündinnen werden immer scheinträchtig. Das Gesäuge bildet sich an und sie sind dann noch anhänglicher als sonst. Sie neigen dazu, die letzten Zitzen anzusaugen, und dann schießt dort viel Milch ein. Die Scheinträchtigkeitsphase verlängert sich von Läufigkeit zu Läufigkeit. Kastrierte Hündinnen: Sie neigen sehr zum Dickwerden, können dünn behaarte Stellen symmetrisch rechts und links der Wirbelsäule bekommen. Auch leichtes Harnträufeln kann zu Pulsatilla passen, besonders wenn es durch Kälte oder Nässe ausgelöst wird.

Ohren

Die mehr linksseitige (das heißt eher hormonell bedingte) oder beidseitige Gehörgangsentzündung mit mildem, gelblich grünlichem, rahmigem Sekret kann gut zu Pulsatilla passen.

Verhalten

Die übermäßige Nachgiebigkeit oder auch Unsicherheit mancher Pulsatilla-Hündinnen oder auch -Rüden kann man mit Pulsatilla sehr gut stützen. Auch Ängstlichkeit, die immer nach der Läufigkeit auftritt, kann Pulsatilla sein. Pulsatilla neigt etwas zu „erlernter" Ängstlichkeit, weil sie sich so leicht beeindrucken lässt. Mit Ruhe und Gelassenheit von Herrchen oder Frauchen – und Pulsatilla – ist diese meist leicht abzubauen.

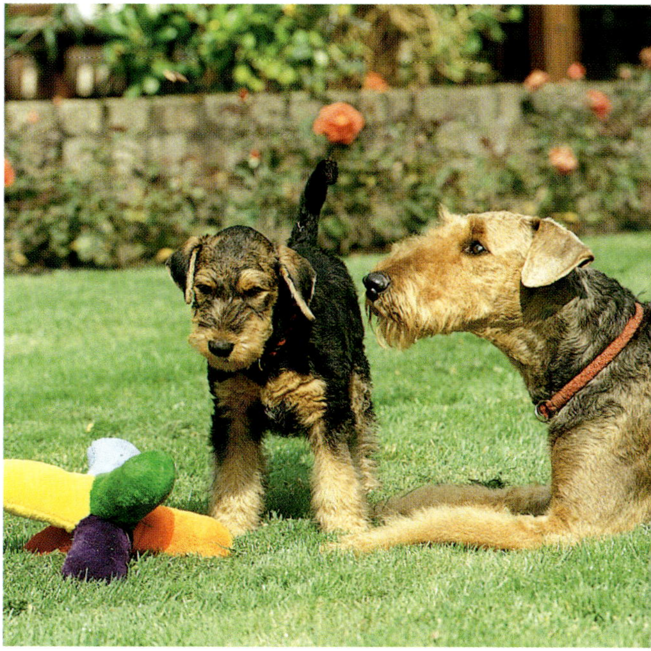

Pulsatilla-Hündinnen sorgen gern und gut für ihre Welpen.

Modalitäten

Besserung an der frischen Luft, Verschlimmerung durch Wärme.

Dosierung

Pulsatilla praensis, Wiesenküchenschelle, Kuhschelle

Pulsatilla D4, D6, 2 x täglich 1 Tablette oder 5–8 Tropfen Dilution oder 5–8 Globuli bei lokalen Symptomen wie Diarrhoe, Scheidenentzündung, nach der Geburt usw.

Pulsatilla D30, C30, 1–2 x pro Woche, wenn das Mittel zur Hündin insgesamt passt.

Pulsatilla D200, Einzelgaben.

Sepia

Sepia officinalis, Tintenfisch

Sepia ist ebenfalls eher ein Mittel für weibliche Tiere, wobei es auch Sepia-Rüden gibt.

Hündinnen, die Sepia brauchen, gibt es in verschiedenen Altersstufen.

Junge Hündinnen: Sie sind sehr selbstbewusst und dominant, fast rüdenhaft, gegenüber anderen Hunden aber auch gegenüber dem Menschen. Es sind sehr leistungswillige und leistungsfähige Hündinnen. Sie sind eher schlank, groß und kräftig. Bei der Erziehung können sie etwas stur sein, sich auch mal auflehnen. Sie sind sehr an einen Hundeführer gebunden, aber keineswegs verschmust. Eine kurze Berührung, ein kurzes Streicheln reicht, sie lieben den Abstand.

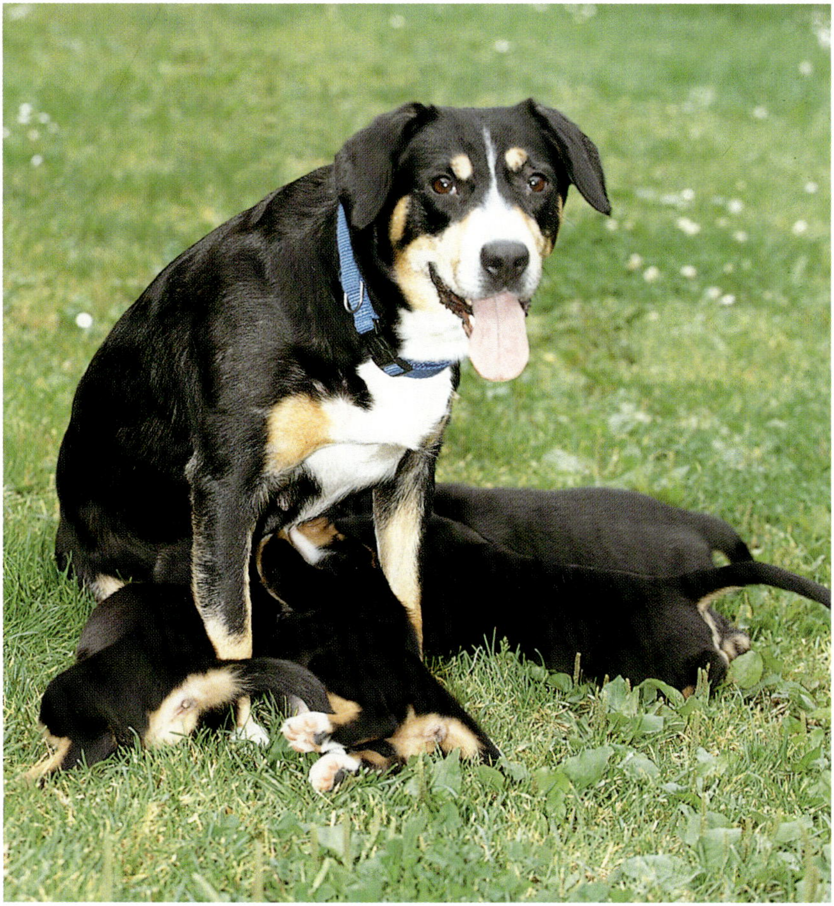

Bei einer Sepia-Hündin muss das Saugen Ordnung haben. Das wilde Gewusel der Welpen nervt sie schnell.

Ältere Hündinnen: Sie wirken oft schlaff, matt und lustlos. Aus der einst selbstbewussten, eher dominanten Leistungshündin ist eine ausgelaugte, fast „depressive", traurige Hündin geworden, die Resignation ausstrahlt und grantig wird, wenn andere Hunde mit ihr spielen wollen oder man sie zu Übungen zwingen will.

Das Bindegewebe ist insgesamt schlaff, sie können einen Senkrücken und durchgetretene Gelenke an den Vorderpfoten bekommen oder hinten x-beinig werden.

Lokale Symptome, Organbelastungen

Weibliche Genitale

Die Läufigkeitsblutung ist eher schwach und kurz, meist nur 10–12 Tage. Die Hündinnen neigen zu bräunlichem Ausfluss vor und nach der Läufigkeit. Die Läufigkeitsblutung riecht auch intensiv.

Soll eine junge Hündin gedeckt werden, so erweist sie sich oft als „zickig". Sie lässt sich keineswegs von jedem Rüden decken und nimmt auch nicht so leicht auf. Hat sie dann Welpen, gibt sie meist wenig Milch. Sie kümmert sich nicht sehr intensiv um die Welpen, was das Lecken und Putzen betrifft. Die Welpen nerven sie schon früh, und sie verlässt die Wurfkiste so bald und so oft wie möglich. Andererseits „erziehen" diese Hündinnen die Welpen: Sie müssen sich zum Säugen so hinlegen wie es die Hündin mag, sie weist sie sehr frühzeitig zurecht, wenn sie aufdringlich mit ihr spielen wollen.

Nach Geburten erholen sich ältere Hündinnen nicht so gut. Das Gesäuge hängt. Die Läufigkeit kommt verspätet, sie bluten nur schwach, zuerst kommt bräunlicher Ausfluss. Die Eisprünge sind eher schwach ausgeprägt. Hatten sie schon Welpen, so lassen sie sich meist schon ganz früh in der Läufigkeit decken. Sie haben immer wieder Bakterien in der Scheide und nehmen schlecht auf. Man benötigt eine intensive Kontrolle von Bakterienbefall und Hormontest oder Zellabstrich und ein Gesamtmanagement, um sie noch einmal tragend zu bekommen.

Sepia-Hündinnen neigen zu starkem Haarausfall oder auch symmetrischen kahlen Flecken am Rücken nach der Läufigkeit.

Harninkontinenz kann bei älteren Hündinnen auftreten.

Modalitäten

Verschlimmerung durch Kälte und Nässe, Besserung durch Wärme, Besserung durch Bewegung.

Dosierung

Sepia officinalis, Tintenfisch

Sepia D8, 2 x täglich 1 Tablette oder 5–8 Tropfen Dilution oder 5–8 Globuli.

Sepia D30, 1 x pro Woche 5–8 Globuli für einige Wochen.

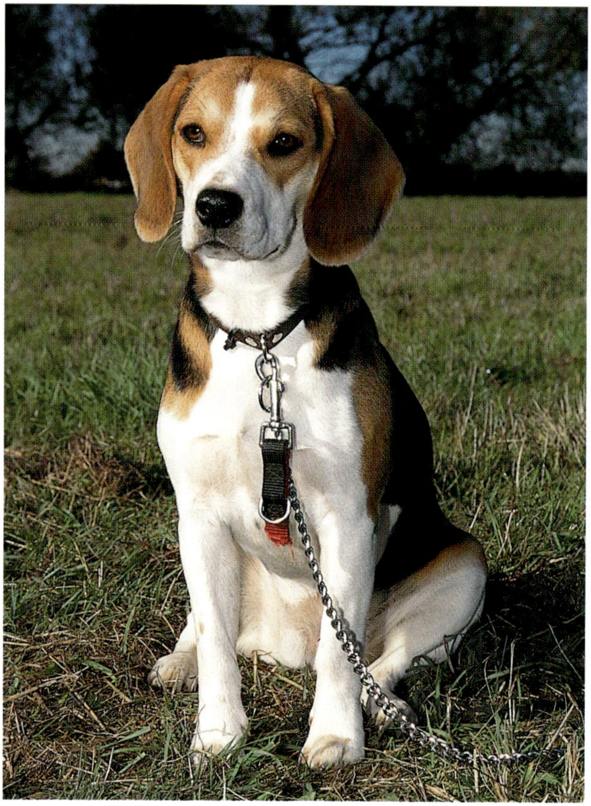

Silicea-Hunde haben einen eher zierlichen Körperbau. Sie suchen und brauchen den Halt ihrer Besitzer.

Silicea

Acidum silicicum, Kieselsäure

Silicea-Hunde sind eher klein, mit zartem, zierlichem Körperbau. Die Bänder sind schwach, die Gelenke lose. Ihre Haare sind dünn und fein, sie sind dünnhäutig in jeder Beziehung: Die Haut ist dünn und fein, das Ballenhorn ganz zart. Sie haben sehr wenig Selbstbewusstsein, suchen immer Halt beim Besitzer. In Stresssituationen reagieren sie mit Angst und Zittern, schmiegen sich eng an ihren Besitzer oder verkriechen sich gleich. Auch gegenüber anderen Hunden sind sie ängstlich und nachgiebig und in der Rangordnung meist ganz unten. Ihre Leistungsfähigkeit ist begrenzt. Mit viel Geduld und „Halt" durch den Besitzer können sie jedoch erstaunlich viel lernen und gewinnen dadurch an Selbstbewusstsein. Sie lernen, Situationen wie vorbeifahrende Lkws oder Aufzugfahren zu meistern. In der Hundeschule sind sie sehr bemüht und können ihre Übungen gut und zuverlässig. Wenn man ihre Anfälligkeit für erlernte Ängste durch eigene Sicherheit und Gelassenheit überwinden kann, so sind es ganz liebe, anhängliche Tiere, wenn auch nicht so verschmust wie Pulsatilla. Silicea kann jedoch durchaus auch ungeduldig reagieren, wenn man diesen Hund zu etwas zwingen will.
Junge Hunde sind Spätentwickler. Sie wachsen sehr spät, wirken immer klein, zierlich und schwächlich. Man möchte ihnen immer helfen, sie stützen.
Sie sind anfällig für Erkältungen, die nicht sehr dramatisch, aber hartnäckig verlaufen.
Auch die Heiltendenz ist insgesamt verzögert: Kleine Wunden entzünden sich fast immer und heilen sehr zögerlich ab, die Narben sind gern etwas wulstig und dick.
Schwäche der Bänder und Gelenke fällt auf, die Kniescheibe ist oft lose.

Lokalsymptome, Organbelastung

Magen-Darm

Silicea-Hunde können anfällig für Durchfallerkrankungen sein, vertragen nicht, wenn man das Futter häufig wechselt, beziehungsweise entwickeln frühzeitig Unverträglichkeiten. Folgen von hartnäckigem Wurmbefall können zu Silicea passen.

Bewegungsapparat

Hartnäckige Chondrosisherde, Chips, die nach OP schlecht verheilen, allgemeine Bänderschwäche, durchtrittige Gelenke, X-Beinigkeit, lose Kniescheibe gehören zu Silicea. Auch wenn die Kieselsäure mehr Bezug zu Bandapparat und Bindegewebe hat, ist sie doch auch wichtig für den Knorpelaufbau.

Haut

Sehr hartnäckige, immer wiederkehrende Ekzeme, besonders bei jungen Hunden, für die keine andere organische Ursache gefunden werden kann. Es sind schwächliche Hunde, deren Haut sich sehr schnell entzündet. Es können kleine rote Pünktchen (Papeln) auftreten, die sich weiter entzünden, auch eitern oder kleine Krusten bilden. Die Hunde haben Juckreiz und kratzen sich immer wieder auf. Die Heiltendenz ist sehr zögerlich und dauert Wochen, manchmal Monate. Sie entwickeln vorzeitig Allergien und Futterunverträglichkeiten.

Verhalten

Silicea-Tiere können sehr ängstlich und überaus empfindlich sein. Ist der Besitzer sehr forsch und streng, werden es ganz scheue, verängstigte Tiere, mit denen man nichts anfangen kann. Hat man erst einmal erkannt, dass der Hund „Halt" braucht, und gibt man auch mit Silicea Halt, so lassen sich viele erlernte Ängste sehr schön abbauen und wir bekommen einen treuen und sehr lieben Hund.

Modalitäten

Verschlimmerung durch Kälte und Nässe, Besserung durch Wärme.

Dosierung

Acidum silicium, Kieselsäure

Silicea D6, D12, 2 x täglich 1 Tablette oder 5–8 Tropfen Dilution oder 5–8 Globuli für 2–4–6 Wochen bei infizierten, schlecht heilenden Wunden, bei Bänderschwäche.
Silicea D30, C30, 1 x pro Woche 5–8 Globuli.
Silicea D200, Einzelgabe 5 Globuli.
Silicea LM VIII oder LM XII, 1–2 x pro Woche 5–8 Globuli oder 5–8 Tropfen bei hartnäckigen Ekzemen oder Verhaltensproblemen.
Silicea ist ein Mittel, was sehr langsam, aber nachhaltig wirkt.
Man muss die Wirkung mit etwas Geduld abwarten, sie zeigt sich oft erst nach 2–3–4 Wochen!

Sulfur

Sulfur, Gereinigter Schwefel

Hunde, die Sulfur brauchen, erscheinen auf den ersten Blick meist kräftig und robust, sind oft relativ groß, haben einen kräftigen Kopf und Körper. Sie wirken in den Proportionen manchmal nicht so harmonisch. Die Haut ist oft trocken, die Haare fühlen sich fettig an, man findet viele Schuppen. Auffällig ist der starke Eigengeruch der Hunde, besonders wenn es draußen feucht ist. Die Hunde sind in der Regel sehr, sehr selbstbewusst, kräftig, aber nicht sehr elegant. Sie gehen auf jeden Menschen und auch auf andere Hunde zu. Sie wollen dann selbst bestimmen, ob sie gestreichelt oder nur angesprochen werden. Sie können etwas grob im Umgang sein, besonders wenn es große Hunde sind: Sie bringen ihren Ball oder ihr Holzstück und stupsen einen, damit man mit ihnen spielt. Macht man nicht gleich, was sie wollen, wird man auffordernd angebellt. Rüden raufen gern spielerisch mit ihren Besitzern und grollen dann voller Genuss. Sulfur-Hunde sind nicht leicht zu erziehen, sie können stur sein und wollen gern ihren eigenen Kopf durchsetzen. Sie sind grundsätzlich sehr gutmütig, aber sie leben am liebsten ihr eigenes Leben. Ständige Gehorsamkeitsübungen und Wiederholungen sind ihnen zuwider. Man muss immer wieder ein Spiel einbauen, sonst sind beide Partner am Ende genervt und frustriert. Sulfur versucht gern, die Rangordnung zu übernehmen, und ist dabei sehr ideenreich: Man fiept, wenn Herrchen und Frauchen beim Spazierengehen zu lange stehen bleiben, um sich zu unterhalten. Wenn das nicht hilft, wird gekläfft und zwar laut. Dann schupst und knapst man ein

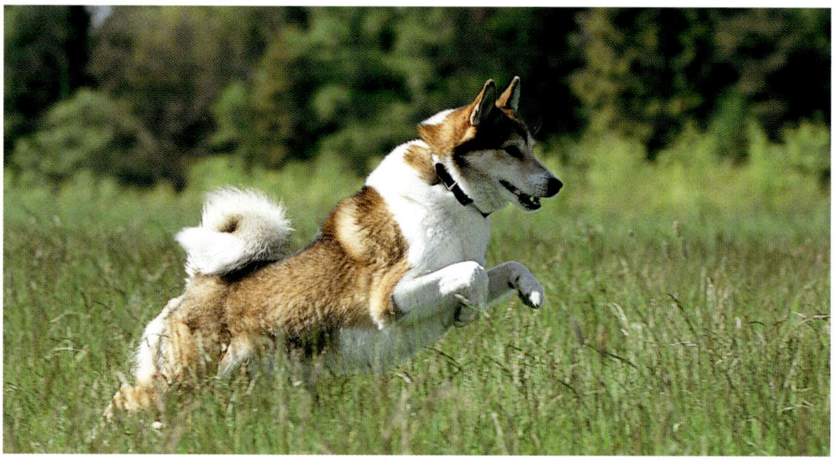

Sulfur-Hunde haben Temperament und erkunden ihre Umgebung.

bisschen. Wenn ein Sulfur-Rüde gerufen wird, hebt er gern erst mal sein Bein, um Dominanz zu zeigen. Beim zweiten Rufen kommt er dann, er ist ja willig und gutmütig. Sulfur-Hunde betteln leicht beim Essen, überhaupt sind sie für jede Unart gut. Sehr peinlich: Rüden pinkeln manchmal ihre Besitzer an oder tun dies, wenn jemand Fremdes mit ihnen laufen will. Sulfur reagiert nicht sehr empfindlich auf Reize von außen: Geräusche, Knallen, Gewitter, macht ihm nichts aus. Auch wenn man mit ihm schimpft, wird es bei ihm keinen großen Eindruck hinterlassen.

Sulfur findet sich überall zurecht: bei einem Individualisten und Einzelgänger, in der Familie, in einer Hundegruppe. Er weiß sein aufmunterndes, aktives Wesen geschickt einzusetzen und aus jeder Situation das Beste zu machen. Selbst im Tierheim scheint er wenig zu leiden: Schnell weiß er, dass man Zuwendung bekommt, wenn man freundlich ist. Er findet auch leichter neue Besitzer, bei denen sie sich schnell einleben. Man muss allerdings eine gewisse Selbstständigkeit und ein Eigenleben des Hundes akzeptieren!

Wenn man Sulfur nicht überzeugen kann, sondern zu etwas zwingen will, wird er bockig und kann auch zuschnappen.

Er mag nicht besonders gern gebürstet und gepflegt werden, Baden ist ihm zuwider. Sulfur ist es egal, ob er schmutzig ist, er putzt sich nur sehr wenig. Er geht zwar durch jede Pfütze und jeden Schlamm, aber das Wasser selbst liebt er nicht so sehr.

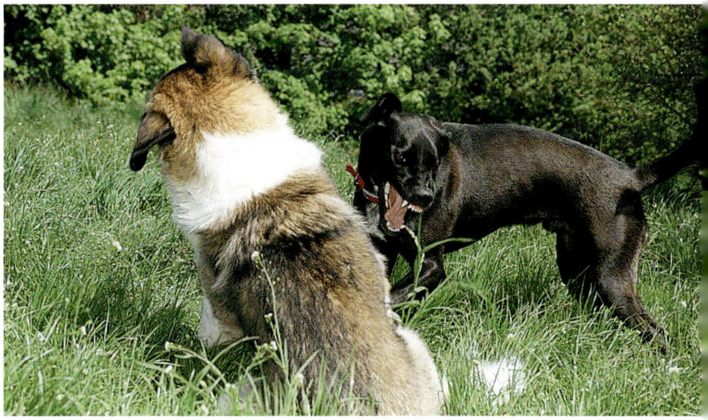

Sulfur-Hunde vertragen sich gut mit Artgenossen und spielen gern.

Meist ist er mit anderen Hunden verträglich. Rüden untereinander rangeln schon mal ganz gern und wenn ihn ein anderer angreift, wird er den Kampf annehmen. Sonst spielt er lieber.

Der Appetit ist immer gut. Er nimmt jede Nahrung auf, allerdings auch Kompost, Kot, alles, was sich draußen findet, auch wenn es verdorben ist. Es bekommt dem Hund jedoch nicht so gut, er reagiert mit Durchfall oder mit Erbrechen. Sulfur mag gern Süßes, was er aber leider nicht so gut verträgt. Morgendliche Durchfälle sind charakteristisch für Sulfur.

Wer so viel Energie verbraucht, hat auch viel Durst.

Sulfur-Hunde haben fast immer Hautsymptome oder Hautprobleme. Man muss mit dem Futter aufpassen, sonst riechen sie sehr stark!

Lokalsymptome, Organbelastungen

Sulfur ist ein sehr wichtiges Element im Stoffwechsel und wird fast überall im Organismus in kleinen Mengen als Schwefelverbindung gebraucht. Daher sind die lokalen Symptome von Sulfur sehr vielfältig. Sulfur ist die homöopathische Arznei mit den meisten Symptomen im Arzneimittelbild.
Sulfur ist auch ein wichtiges „Reaktionsmittel", wenn eine akute Erkrankung, z.B. Husten oder Durchfall, nicht abheilen will, wenn nach Antibiotika oder sonstigen Medikamenten ein starrer Zustand entstanden ist.

Magen-Darm

Wässriger Durchfall, gleich frühmorgens, aber auch wenn der Kot im Laufe des Tages immer dünner wird.
Sulfur hat Bezug zur Leber: Der Kot ist oft gelblich und riecht sehr stark. Durchfall nach Süßigkeiten, nach Aufnahme von Kompost, wenn gleichzeitig Hautsymptome wie Juckreiz, Schuppen oder fettiges Fell auftreten. (Nux vomica: nur Magen-Darm-Symptome.)

Haut

Ekzeme aller Art, meist eher trockene Haut, schuppig, fettige Haare.
Es können einzelne Ekzemstellen sein oder überall kleine Rötungen auftreten. Die Stellen können auch stark gerötet sein oder etwas nässen.
Die Ekzeme können durch Allergien aller Art ausgelöst werden, meist steht jedoch der gestörte Stoffwechsel im Vordergrund, und man muss herausfinden, was der Hund verträgt und was nicht.
Juckreiz und Ekzem im Haarwechsel, verzögerter Haarwechsel, bei dem sich die Unterwolle nicht lösen will, ist ein wichtiges Symptom für Sulfur.
Sulfur hat immer Juckreiz. Auch ohne Ekzem jucken sich die Hunde.
Vorsicht mit Sulfur bei sehr akuten Ekzemen und vor allem akuten Allergien, es kann zu starker Erstreaktion kommen.

Verhalten

Sulfur macht wenige wirkliche Probleme im Verhalten. Ausnahme: Das Fiepsen, Kläffen, Stupsen, um etwas zu erreichen, besonders bei sehr nachgiebigen, gutmütigen Besitzern. Auch sonstige erlernte Unarten können nervig sein. Mit Sulfur kann man den Hund leichter beeinflussen, er hat seine Eigenwilligkeiten dann nicht mehr so nötig. Grobe Erziehungsfehler müssen allerdings abgestellt werden, sonst wird Sulfur die Situation auf Dauer wieder zu seinen Gunsten ausnutzen.

Modalitäten

Besserung durch frische Luft, Verschlimmerung durch Zimmerwärme. Sulfurhunde sind am liebsten draußen.

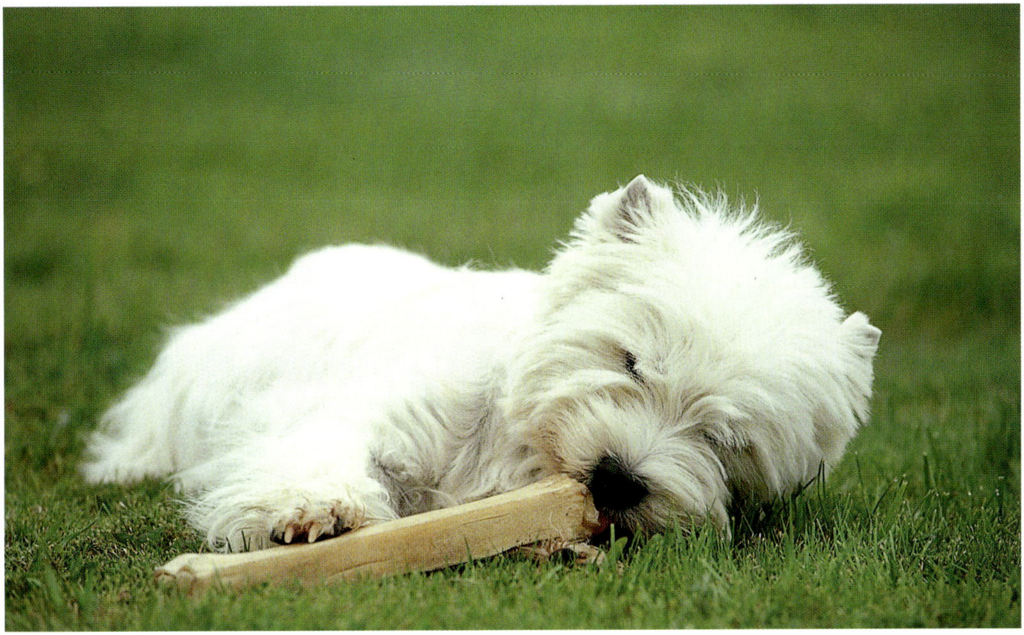

Ekzeme, trockene Haut und Juckreiz sind typisch für Sulfur-Hunde. Der Juckreiz kann auch durch Futtermittelallergien ausgelöst werden.

Dosierung

Sulfur, gereinigter Schwefel

Sulfur D6, 3 x täglich 1 Tablette oder 5–8 Tropfen Dilution oder 5–8 Globuli für 2–3 Tage als Reaktionsmittel nach Infektionen.

Sulfur D12, 2 x täglich 1 Tablette oder 5–8 Tropfen Dilution oder 5–8 Globuli für 5–7 Tage bei verzögertem Haarwechsel.

Sulfur D30, C30, 1 x pro Woche 5–8 Globuli, 2–3 x insgesamt, dann abwarten oder Sulfur LM VIII oder LM XII, 1 x täglich, 5–8 Globuli oder 5–8 Tropfen für einige Tage, dann 1–2 x pro Woche bei chronischen Ekzemen oder auch Verhaltensproblemen oder Stoffwechselstörungen.

Thuja

Thuja occidentalis, Abendländischer Lebensbaum

Hunde, die Thuja brauchen, sind nicht leicht zu erkennen. Sie sind im Verhalten oft unauffällig und wenig markant.

Äußerlich unterscheidet man 2 Typen: Es gibt schlanke, eher magere Hunde und eher aufgeschwemmte, fettleibige Hunde.

Das Verhalten ist häufig sehr gut angepasst: Diese Hunde sind weder besonders dominant noch besonders ängstlich. Sie sind meist ruhiger im Temperament, wirken oft etwas matt, manchmal auch traurig oder inaktiv (fettleibige Hunde).

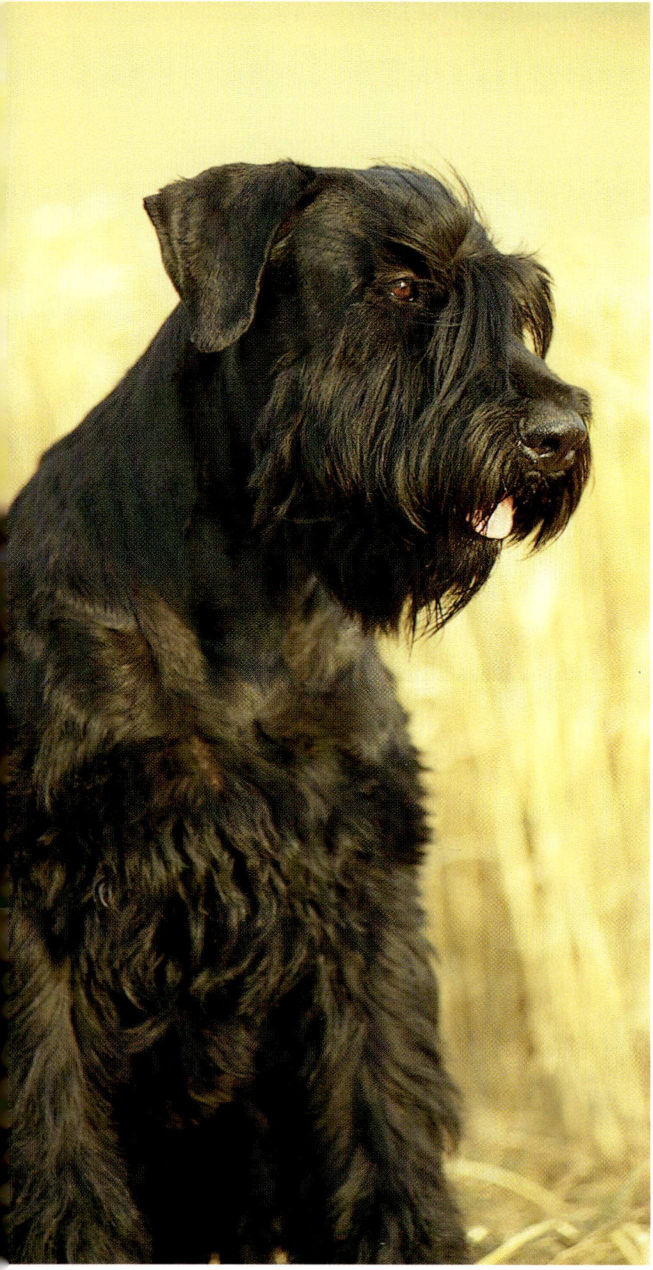

Appetit und Durst sind unauffällig. Es sind mehr die lokalen Veränderungen und Symptome der Haut, die uns einen Hinweis auf das Mittel geben. Schwarze oder dunkelhaarige Hunde scheinen öfter zum Thuja-Bild zu passen als hellhaarige.

Lokalsymptome, Organbelastungen

Haut

Die Haut ist oft mehr dunkel pigmentiert, oder veränderte Hautbezirke verfärben sich längerfristig dunkel.
Die Haut verhornt leicht an alten Verletzungen, Ekzemstellen, vor allem aber an den Körperöffnungen: Lefzenränder, um die Augen, an der Nase, an den Ohren, am After, um die Scheidenöffnung und Penisöffnung. Es bilden sich Schrunden, so genannte Rhagaden, die oft auch etwas schmierig sind, weil sich dort vermehrt Talg bildet.
Thuja-Hunde haben sehr oft Warzen, im typischen Fall schwarz, mit höckriger Oberfläche, „blumenkohlartig", etwas schmierig. Alle „knotigen" Veränderungen der Haut passen häufig zum Thuja-Bild, z.B. gutartige Hauttumore, Verhärtungen oder Tumore des Gesäuges (Mammatumore), Lipome (harmlose Fettgeschwulste), knotige Zubildungen in der Mundhöhle (Epuliden).

Thuja-Hunde sind oft dunkel pigmentiert und im Verhalten unauffällig.

Man kann Warzen und Tumore nicht einfach mit Thuja wegbehandeln. Sie sind Ausdruck einer Reaktionsweise im Organismus, und diese Reaktionsweise kann man homöopathisch behandeln. Nicht alles, was knotig ist, passt zu Thuja.

Magen-Darm
Durchfall wässrig, „wie aus einem Spundloch", ist ein charakteristisches Symptom von Thuja. Die Arznei sollte beim Hund bei Verdauungsstörungen immer nur dann eingesetzt werden, wenn das Mittel insgesamt zum Hund passt.

Blase-Niere
Thuja hat Symptome bei chronischen Blasenentzündungen, besonders wenn bei Rüden gleichzeitig eine Prostatavergrößerung vorliegt und Beschwerden macht oder gemacht hat, mit blutigem Urin beziehungsweise passiv austretendem Blut infolge Prostatareizung oder Prostatazysten. Hier kommen allerdings auch noch andere Arzneien infrage.

Immunsystem
Thuja hat einen großen Bezug zum Immunsystem und zu Erkrankungen des Immunsystems, der sich sogar vom Vergiftungsbild her nachweisen lässt. So hat sich die Arznei zur Nachbehandlung chronischer Infektionen wie Borreliose, Leischmaniose oder Ehrlichiose bewährt. Auch leichtere Formen von Autoimmunkrankheiten wie Pemphigus können mit Thuja oft gut gelindert werden, wenn das Mittel insgesamt passt. Die Arznei wird über längere Zeit gegeben. Bei/nach Borreliose, Ehrlichiose oder Leischmaniose kann Thuja durch ein Leber- oder Nierenmittel ergänzt werden.
Ob Thuja bei Tumoren, bei Erkrankungen des Immunsystems angezeigt ist und in welcher Potenz und Dosierung es beim jeweiligen Tier anzuwenden ist, sollte allerdings ein erfahrener Homöopath, möglichst ein Tierarzt mit Zusatzausbildung entscheiden, da es wichtig ist, auch die klinische Seite genau abzuklären.

Modalitäten
Verschlimmerung durch Kälte und Nässe sind bei Thuja ganz ausgeprägt.

Dosierung
Thuja occidentalis, Abendländischer Lebensbaum
Thuja D6, 2 x täglich 1 Tablette oder 5–8 Tropfen Dilution oder 5–8 Globuli, meist über längere Zeit für 4–6 Wochen.
Thuja D15, 1 x täglich 1 Tablette oder 5–8 Tropfen Dilution oder 5–8 Globuli für 4–6 Wochen.
Thuja D30, 1 x pro Woche 5–8 Globuli (Tierarzt).
Thuja LM VIII oder LM XII 1–2 x pro Woche 5–8 Globuli oder 5–8 Tropfen.

Service

Zum Weiterlesen

Abrantes, Roger: Hundeverhalten von A–Z. Kosmos 2004.

Bär, M., G. Pfeiffer, B. Rakow, A. L. Seyfield, A. Westhuis: Arzneimittellehre in der Homöopathie Bd. I. Aude sapere Fachbuchverlag 2002.

Boericke, W. : Homöopathische Mittel und ihre Wirkungen. Verlag Grundlagen und Praxis 1986.

Eichelberg, Dr. Helga: Hundezucht. Kosmos 2006.

Feddersen-Petersen, Dr. Dorit: Hundepsychologie. Kosmos 2004.

Feltmann-v. Schroeder, Gudrun: Welpentraining mit Gudrun Feltmann. Kosmos 2000.

Feltmann-v. Schroeder, Gudrun: Die Kunst, mit dem Hund zu reden. Kosmos 2003.

Jones, Renate: Aggressionsverhalten bei Hunden. Kosmos 2003.

Jones, Renate: Aggressiver Hund – Was tun? Kosmos 2005.

Lausberg, Dr. Frank: Erste Hilfe für Hunde – für unterwegs. Kosmos 2003.

Rakow, Dr. Barbara und Dr. Miachael Rakow: Homöopathie in der Tiermedizin. Aude sapere Fachbuchverlag 1999.

Schöning, Dr. Barbara: Hundeverhalten. Kosmos 2008.

Spangenberg, Dr. Rolf: Der ältere Hund. Kosmos 2006.

Nützliche Adressen

Bundestierärztekammer e. V.
Oxfordstr. 10
53111 Bonn
www.bundestieraerztekammer.de

Gesellschaft für Ganzheitliche Tiermedizin e. V. (GGTM)
Gartenstr. 7
79189 Bad Krozingen
www.ggtm.de

Deutsche Homöopathie-Union
Postfach 410 280
76202 Karlsruhe
www.dhu.de

Register

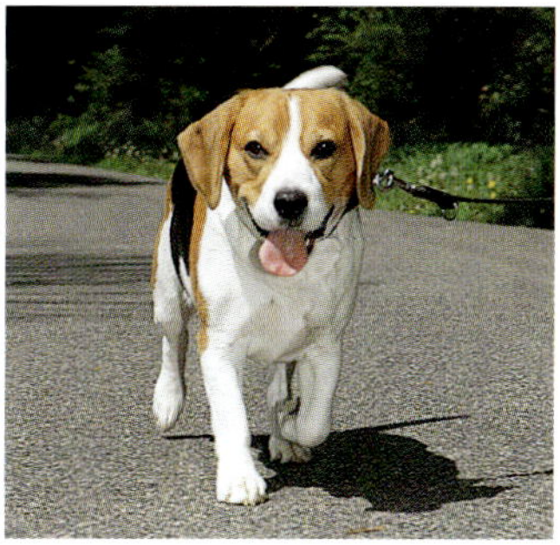

Register homöopathischer Arzneien

Bildnachweis

Farbfotos von B. Banduhn (3; S. 149, 155, 168), H. Erdmann/Kosmos (5; S. 98, 175, 206, 207, 216), T. Höller/ Kosmos (3; S. 53, 110, 208), M. Pforr (25; S. 34, 35 o., 37, 38 o., 43, 44, 46, 60, 61, 71, 74, 87, 103, 107, 117, 142, 143, 144, 145, 148, 150, 151, 162, 184 o., 186 o.), G. Pritsch (2; S. 119, 131), M. Rühl/Kosmos (5; S. 14, 73, 112, 197, 215), C. Salata/Kosmos (33; S. 5, 12, 15, 18, 22, 27, 28, 29, 45, 49, 58, 66, 68, 85, 91, 104, 105, 108, 129, 132, 139, 157 beide, 163, 180, 181, 182, 183, 186 u., 187, 188, 198 beide), S.-O. Stange/Kosmos (1; S. 62), H. Streitferdt/ Kosmos (17; S. 1, 9, 10, 21 alle 3, 24, 80, 82, 152, 159, 161, 177, 178, 184 u., 185 beide),S. Stuewer/Kosmos (2; S. 38 u., 56), V. Theby/Kosmos (8; 89, 121, 122 beide, 123, 126, 127, 165) und alle übrigen 38 Bilder von K.-H. Widmann/Kosmos.
Schwarzweiß-Zeichnungen von M. Golte-Bechtle (1; S. 153), M. Krautmann (1; S. 36 o.) und Schwanke & Raasch (2; S. 36 u. und 79).

Impressum

Umschlag von eStudio Calamar unter Verwendung von Farbfotos von Ulrike Schanz (Vorderseite) und Sabine Stuewer/Kosmos (Rückseite)

Mit 147 Farbfotos und 4 Schwarzweißzeichnungen.

Gedruckt auf chlorfrei gebleichtem Papier

zweite, aktualisierte Auflage

ISBN: 978-3-440-11883-2
Redaktion: Alice Rieger
Gestaltungskonzept: Isabell Schart
Gestaltung: TypoDesign, Kist bei Würzburg
Produktion: Eva Schmidt
Printed in The Czech Republic / Imprimé en République Tchèque

FSC www.fsc.org MIX Papier aus verantwortungsvollen Quellen FSC® C005833

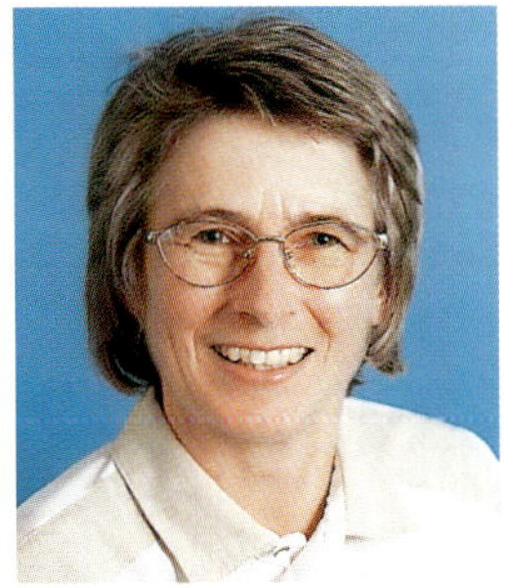

Dr. Barbara Rakow

Dr. Barbara Rakow lebt mit ihrer Familie, Pudel-Mix Josy und Kater Balu in Zeil am Main und betreibt dort seit fast 30 Jahren eine eigene Kleintierpraxis. Sie hat in Gießen Tiermedizin studiert und befasst sich seit 1977 intensiv mit der homöopathischen Therapie bei Tieren. 1982 erhielt sie die Zusatzbezeichnung Homöopathie. Ihr Ziel ist die Weiterverbreitung der Homöopathie in der Veterinärmedizin. Daher gibt Dr. Barbara Rakow seit 20 Jahren ihr Wissen und ihre Erfahrungen als Leiterin in Fort- und Weiterbildungskursen an andere Tierärzte weiter, schreibt Fachartikel, Fachbücher und Ratgeber und hält zahlreiche Vorträge auf Kongressen.

Dank ihrer homöopathischen Kenntnisse konnte sie vielen vierbeinigen Patienten wieder auf die Pfoten helfen. In den letzten Jahren gehörte dazu auch vermehrt die Behandlung von Verhaltensproblemen.

Danke

Dank an meinen Ehemann, Dr. Michael Rakow, für seine Geduld, mit der er auch im Urlaub die Arbeit an diesem Buch toleriert und unterstützt hat!

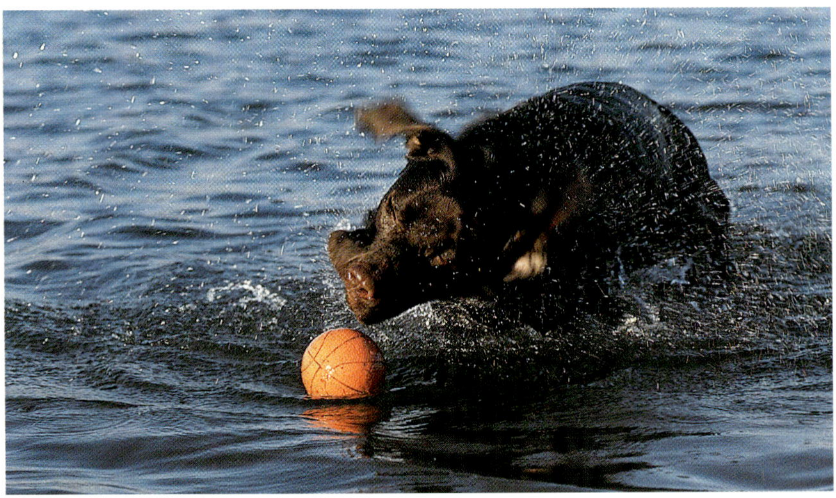